Jens Waschke

Mensch – einfach genial

Jens Waschke

Mensch –
einfach genial

Die Anatomie zwischen Locke und Socke

Unter Mitarbeit von Angelika Dietrich

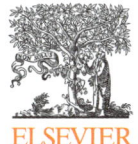

ELSEVIER

Elsevier GmbH, Hackerbrücke 6, 80335 München, Deutschland
Wir freuen uns über Ihr Feedback und Ihre Anregungen an books.cs.muc@elsevier.com

ISBN 978-3-437-41482-4
eISBN 978-3-437-05914-8

Alle Rechte vorbehalten
1. Auflage 2020
© Elsevier GmbH, Deutschland

Wichtiger Hinweis für den Benutzer
Ärzte/Praktiker und Forscher müssen sich bei der Bewertung und Anwendung aller hier beschriebenen Informationen, Methoden, Wirkstoffe oder Experimente stets auf ihre eigenen Erfahrungen und Kenntnisse verlassen. Bedingt durch den schnellen Wissenszuwachs insbesondere in den medizinischen Wissenschaften sollte eine unabhängige Überprüfung von Diagnosen und Arzneimitteldosierungen erfolgen. Im größtmöglichen Umfang des Gesetzes wird von Elsevier, den Autoren, Redakteuren oder Beitragenden keinerlei Haftung in Bezug auf jegliche Verletzung und/oder Schäden an Personen oder Eigentum, im Rahmen von Produkthaftung, Fahrlässigkeit oder anderweitig, übernommen. Dies gilt gleichermaßen für jegliche Anwendung oder Bedienung der in diesem Werk aufgeführten Methoden, Produkte, Anweisungen oder Konzepte.

Für die Vollständigkeit und Auswahl der aufgeführten Medikamente übernimmt der Verlag keine Gewähr.
Geschützte Warennamen (Warenzeichen) werden in der Regel besonders kenntlich gemacht (®). Aus dem Fehlen eines solchen Hinweises kann jedoch nicht automatisch geschlossen werden, dass es sich um einen freien Warennamen handelt.

Bibliografische Information der Deutschen Nationalbibliothek
Die Deutsche Nationalbibliothek verzeichnet diese Publikation in der Deutschen Nationalbibliografie; detaillierte bibliografische Daten sind im Internet über http://www.d-nb.de/ abrufbar.

21 22 23 24   5 4 3 2

Für Copyright in Bezug auf das verwendete Bildmaterial siehe Abbildungsnachweis

Um den Textfluss nicht zu stören, wurde bei Patienten und Berufsbezeichnungen die grammatikalisch maskuline Form gewählt. Selbstverständlich sind in diesen Fällen immer alle Geschlechter gemeint.

Planung: Dr. Katja Weimann
Projektmanagement: Dr. Andrea Beilmann
Redaktion: Angelika Dietrich, Starnberg
Satz: abavo GmbH, Buchloe
Layout Abschnittsseiten: Nicola Kerber, Olching
Grafik Abschnittsseiten: Martin Hoffmann, Neu-Ulm
Druck und Bindung: Drukarnia Dimograf Sp. z o. o., Bielsko-Biała/Polen
Umschlaggestaltung: Nicola Kerber, Olching; SpieszDesign, Neu-Ulm
Titelfotografie: Simon Schneider, Geretsried

Aktuelle Informationen finden Sie im Internet unter **www.elsevier.de**.

für meine Familie und Freunde

Inhaltsverzeichnis

Anatomisches Inhaltsverzeichnis

Darf ich vorstellen?

Sie halten hier ein Buch in Händen, das Ihnen ein Grundverständnis für den eigenen Körper vermitteln soll. Und zwar von Kopf bis Fuß – eben von der Locke bis zur Socke. Diesen Teil des Buches habe ich mit „Anatomie für alle" überschrieben. So gegliedert, dass Sie gezielt etwas nachschlagen können, wenn Sie das Gefühl haben, irgendetwas im Körper funktioniert nicht mehr so richtig. Oder wenn Sie schon immer mal wissen wollten, was es mit einem bestimmten Organ auf sich hat. Damit Sie schnell finden, was Sie suchen, habe ich eine anatomische Gliederung eingefügt – von der Zelle bis zu den Geschlechtsorganen. Außerdem gibt es ein anatomisches und ein medizinisches Stichwortverzeichnis. Sie müssen also das Buch nicht mal ganz lesen, wenn bei Ihnen eher die Socke zwickt als die Locke drückt.

Zum anderen soll **Mensch – einfach genial** aber kein rein anatomisches Sachbuch sein, da es davon schon mehr als genug gibt. Deshalb gibt es einen Rahmen aus Prolog und Epilog, in dem ich über den Tellerrand des Anatomie-Körper-Kosmos hinausschauen will. Hier erkläre ich, was alles passieren muss, bis ein Körper bei uns in der Anatomischen Anstalt der Ludwig-Maximilians-Universität oder in anderen anatomischen Instituten im deutschsprachigen Raum seziert werden kann. Und Sie erfahren, was das Fach Anatomie für mich persönlich ausmacht.

Ach ja, und für alle, die es am Titel noch nicht gemerkt haben sollten: Dieses Buch ist kein wissenschaftliches Buch. Tonfall und Formulierungen sind immer mit einem Augenzwinkern geschrieben. Daher ist nicht jede Redewendung und jede Kapitelüberschrift sachlich-langweilig, manche Denkanstöße sind bewusst provokativ. Trotzdem möchte ich betonen, dass mein Anliegen ganz ernsthaft ist: Das Ziel, die Anatomie anschaulich und nahbar zu machen. Die Absicht, ein Bewusstsein für das Wunderwerk unseres Körpers zu schaffen.

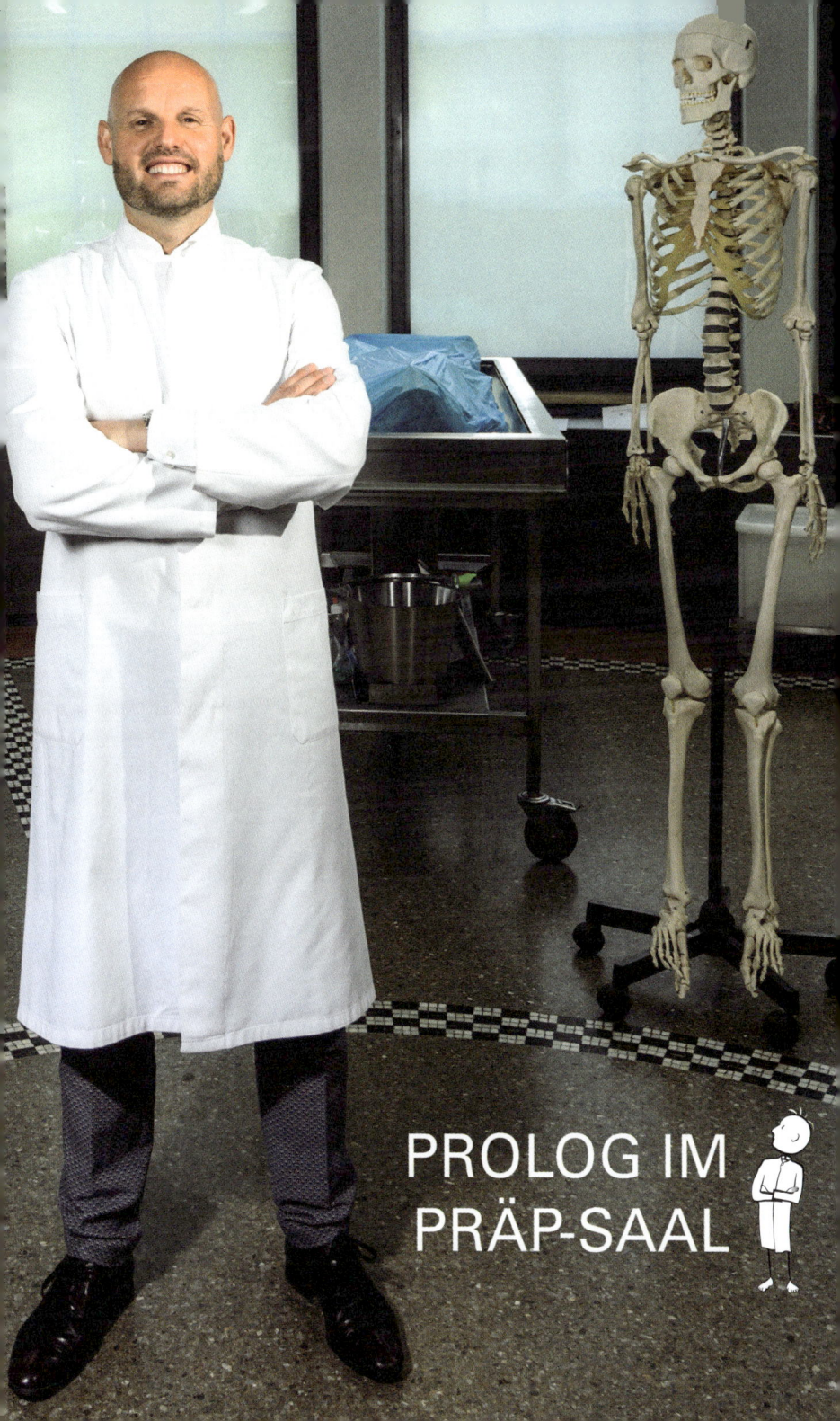

PROLOG IM
PRÄP-SAAL

Wie viel Anatomie braucht der Mensch?

Ich sage immer, eigentlich sollte jeder ein Medizinstudium sowie eine Lehre zur Automechanikerin und zum Bankkaufmann durchlaufen, um halbwegs auf das Leben vorbereitet zu sein. (Eine Zeitlang dachte ich, ein Informatikstudium müsste man auch noch haben – aber inzwischen bin ich mir nicht mehr so sicher.) Da dies nicht geht und der Automechaniker alleine schon meine Fähigkeiten übersteigen würde, scheitert diese Idee wie viele an ihrer praktischen Umsetzung. So bin ich halt nur Anatom geworden, komme damit aber auch ganz gut durchs Leben. Und kann mit Ihnen jetzt eine Reise durch den Körper antreten.

Erfolgreiche Bücher wie „Darm mit Charme" von Giulia Enders zeigen eindrucksvoll, wie groß das Interesse am Aufbau des eigenen Körpers ist und wie gering das Wissen darüber. Auch in Zeiten des Internets, in denen man schnell und einfach an alle möglichen relevanten und irrelevanten Informationen gelangt, hat sich dies offensichtlich nicht wesentlich geändert. Ganz im Gegenteil: Unter so manchem #Hashtag kann man jederzeit checken, wie man im Vergleich zum Rest der Welt gebaut ist. Allerdings geht es hier meist um Oberflächlichkeiten und um gerade angesagte Schönheitsideale, die jedem über 35 wenig nachvollziehbar sind. Zusammen mit den virtuellen Errungenschaften der Fitness-Industrie, die jederzeit den Körper vermisst, stellt sich zunehmend ein mangelndes Gefühl für den eigenen Body ein. Wenn man gerade nicht online ist oder gar das Smartphone versagt, hat man keine Rückmeldung mehr, wie es einem selbst geht, da der Körper nur als Spiegelbild der medialen Präsenz existiert. Zwar lernt man viele Dinge in der Schule (von denen der Großteil auch seine Berechtigung hat), aber über den eigenen Körper erfährt man wenig. Oder es werden im Gegenteil in intensivierten Kursen der Biologie manche Dinge sehr detailliert gelehrt. Der große Überblick aber fehlt. Dabei könnte der einem vielleicht helfen, wenn mal der „Magen drückt". Das Thema Körper – ein „Nullsummenspiel".

Also fangen wir auch bei Null an: Anatomie ist die Lehre vom Bau des Körpers und damit die Urmutter der Medizin. Der Begriff „Anatomie" kommt aus dem Griechischen und bedeutet so viel wie Aufschneiden. Anatomen sind daher nichts anderes als „Aufschneider". Seit ihren Anfängen um 300 vor Christus war das Ziel, Krankheiten zu heilen, immer mit der Notwendigkeit gekoppelt, die Struktur und Bauweise des menschlichen Körpers besser zu verstehen. Auch deshalb ist die „Körperwelten"-Ausstellung von Gunther von Hagens mit wohl über 45 Millionen Schaulustigen die angeblich meistbesuchte Wanderausstellung aller Zeiten. Bei allen möglichen Kritikpunkten kann man nur anerkennen, dass es hier gelungen ist, die Anatomie des Menschen anschaulich und unterhaltsam zu zeigen und sogar ein bisschen Gesundheitserziehung einzubeziehen.

Inzwischen blicken wir in der westlichen Welt auf über 2300 Jahre Medizingeschichte zurück. Eine jahrtausendealte Wissenschaft also. Das erste komplette Anatomiebuch ist so gesehen relativ jung: Der Anatom Andreas Vesal schrieb es im 16. Jahrhundert – es gilt als eine der bedeutendsten Publikationen der Medizin. Erst kürzlich wurde es, knapp 500 Jahre nach der Erstveröffentlichung, aus dem Lateinischen ins Englische übersetzt. Damit ist es zumindest für mehr Interessierte lesbar. Doch im Allgemeinen hat der Laie relativ wenig anatomisches Wissen – wenn er sich damit nicht in einem medizinischen Beruf näher beschäftigen muss. Ein Grund dafür mag immer noch sein, dass man sich das anatomische Wissen früher und heute am besten durch die Präparation von Leichen aneignen kann – was aber jeden Überwindung kostet und für manche vielleicht unvorstellbar ist. Damit auch andere Menschen die Anatomie begreifen können, wollte übrigens schon der Maler, Bildhauer, Anatom und Philosoph Leonardo da Vinci Anatomiebücher verfassen – und zwar schon 50 Jahre vor Andreas Vesal.

Aber denken Sie nicht, dass die Anatomie des Menschen heute vollständig erforscht ist und wir Anatomen folglich nichts mehr zu entdecken hätten. Wie der Mensch grob zusammengesetzt ist, wissen wir zwar mittlerweile. Aber immer noch nicht, wie er im Detail gebaut ist.

In unserer Forschung arbeiten wir Anatomen meist mit Zellen oder Molekülen, also den kleinsten Baueinheiten des Körpers, und versuchen dann in komplizierteren Modellen herauszufinden, ob die neuen Erkenntnisse auch für den ganzen menschlichen Körper gültig sind. Wir verwenden dabei die gleichen Techniken wie Biologen, Biochemiker, Physiologen und alle anderen Mediziner. Unser Ziel ist es, den Körper besser zu verstehen und die Grundlagen für neue Therapieansätze herauszuarbeiten. Der Anatom nutzt dabei oft zusätzlich hochauflösende Mikroskopiertechniken. Damit können wir nachvollziehen, wo etwas in einer Zelle passiert. Das ist zwar sehr kleinteilig, und der wahre Wert von neuen Beobachtungen lässt sich häufig erst viele Jahre später bewerten. Spannend ist es aber trotzdem.

In unserem anatomischen Unterricht geht es dagegen immer ums große Ganze: Nämlich um den ganzen Körper eines Menschen. Über den könnten wir monatelang reden und lehren. Weil aber auch im Studium der Medizin und Zahnmedizin – wie wohl überall im Leben – die Zeit immer knapp ist, müssen wir uns genau überlegen, was wir Studierenden über den Körper beibringen wollen. Und zu Beginn jedes Semesters stelle ich mir immer wieder die Frage: Was ist wirklich relevant?

Das heißt, die Frage nach der Relevanz zeichnet eine moderne Anatomie nicht nur in der Forschung aus, sondern vielleicht mehr als jedes andere Fach auch in der Lehre. Ich denke, dieser Unterschied zu den anderen Fächern ist im Alter der anatomischen Disziplin begründet. Anatomen haben über Jahrhunderte die Anatomie als Selbstzweck zelebriert. Denn wegen der begrenzten medizinischen Möglichkeiten waren viele anatomische Details nicht wichtig für das ärztliche Handeln. Die Anatomie war also zu einem guten Teil „Aufschneider"-Wissen. Das hat sich heute grundlegend geändert: Denn die operativen Eingriffe und die Möglichkeiten der modernen Bildgebung in der Medizin erfordern in manchen Disziplinen ein anatomisches Detailwissen, das das Fachwissen eines Anatomen übersteigt. Dabei müssen wir als Anatomen auch abschätzen, wo dieses Detailwissen beginnt, und uns immer wieder vor Augen führen, dass wir die Grundlagen für eine medizinische Ausbildung vermitteln möchten und nicht den Facharztkatalog medizinischer Spezialfächer. Daher ist für mich die zweite spannende Frage, ob man in unserem Fach letztlich in der Ausbildung von Ärztinnen und Ärzten doch mehr bewirkt als in der Forschung. Trotzdem vermitteln wir als Anatomen das Fachwissen nur angehenden Medizinern und Medizinerinnen und damit einem kleinen Teil der Allgemeinheit. Und manchmal verlieren wir vielleicht aufgrund unserer Forschung selbst den Überblick für die wirklich wichtigen Aspekte der Anatomie.

Weil mir die Lehre immer schon großen Spaß gemacht hat, freue ich mich jetzt wie ein Schnitzel, die Frage nach der Relevanz noch mal neu stellen zu können: Wie viel Anatomie braucht der Mensch? Spannend waren dabei für mich die Diskussionen mit der Journalistin Angelika Dietrich, da sie mir aufgezeigt haben, dass man manche Sachverhalte alleine deswegen nicht richtig vermitteln kann, weil einem gerade das Gefühl fehlt, wo man sein Gegenüber im Gespräch abholen muss.

Wenn es Ihnen jetzt nicht so gegangen ist wie meiner Frau, die bei der ersten Lektüre des Manuskripts an dieser Stelle eingeschlafen ist und danach meinte, man hätte einiges kürzen können, wünsche ich viel Spaß bei der Reise durch den eigenen Körper! Die Reise ist in Kapiteln nach Körperteilen und Organsystemen gegliedert, aber wie so oft, wenn man unterwegs ist, nimmt man nicht den direkten Weg, sondern biegt unvorhergesehen irgendwo ab oder lässt sich treiben, weil es gerade schön ist. Da aber nicht jede Reise eine Weltreise sein kann und man manchmal auch gezielt ankommen möchte, müssen Sie nicht alles von vorne bis hinten lesen, sondern können auch schnurstracks eine Stippvisite in jene Region des Körpers unternehmen, die Sie gerade besonders interessiert – oder ärgert. Man nimmt ja wie gesagt seinen Körper meist leider erst dann richtig wahr, wenn er nicht funktioniert, wie er soll.

Zur Vereinfachung haben wir die großen Organsysteme dabei einem Körperteil zugeordnet, auch wenn sich die Öffnungen zu diesen Organsystemen häufig an gegenüberliegenden Enden des Körpers befinden. Vielleicht sind Sie auch verwundert, warum wir so viele Abbildungen verwenden. Aber auch hier muss ich noch mal auf Leonardo da Vinci zurückkommen, der als Erster erkannt hat, dass man Anatomie nicht ohne Abbildungen erklären kann. Deshalb verwenden wir auch Originalabbildungen aus „echten" Anatomiebüchern, da nur „echte" Abbildungen die Anatomie wirklich gut erklären können, während vereinfachte Abbildungen oft groteske Fehler enthalten. Fehler, die Sie zwar vermutlich nicht bemerken, die mich dafür aber schlecht schlafen lassen würden. Allerdings haben wir bewusst Bilder ausgesucht, die eher einfach gehalten sind und nicht zu viele Details oder komplizierte Ansichten von Körperregionen zeigen. Man wirft übrigens neuerdings auch dem Anatomie-Klassiker von Andreas Vesal vor, er hätte die Leser damals mit seinen Abbildungen überfordert. Das wollen wir natürlich nicht. Deshalb haben wir die Beschriftungen und Bildlegenden so angepasst, dass sie allgemein verständlich und nicht zu ausführlich sind.

Bevor wir uns aber den Details der menschlichen Anatomie widmen, sollten Sie erst einmal unser Fachgebiet kennenlernen.

Was ist eigentlich alles Anatomie?

Wir wollen uns hier nicht mit der Anatomie von Toten beschäftigen, Sie wollen ja schließlich wissen, wie Ihr (noch ziemlich lebendiger) Körper aufgebaut ist und wie er funktioniert. Und wenn Sie das wissen, bekommen Sie auch ein Gefühl dafür, wenn er einmal nicht so funktioniert, wie er soll. Wenn eine Fehlfunktion zu einer dauerhaften Schädigung des Körpers führt oder das Leben beeinträchtigt, spricht man von einer Krankheit. Aber keine Sorge, nicht jede Fehlfunktion ist gleich krankhaft. Die Übergänge sind fließend. Und das ist der Knackpunkt. Viele Menschen können nicht beurteilen, wann sie einen Arzt aufsuchen sollten. Einige Menschen gehen zu früh und zu oft zum Arzt. Das macht nicht nur das Leben der Betroffenen schwierig, sondern ist auch für das Gesundheitssystem eine Belastung, da dann andere Patienten keine Termine bei Ärzten bekommen, obwohl sie diese dringend bräuchten. Besonders junge Eltern, die zum ersten Mal einen Sohn oder eine Tochter oder beides gleichzeitig bekommen haben, sind oft überfragt, ob es sich bei den Beschwerden des Kindes um eine behandlungswürdige Erkrankung handelt. Man kann die Kinder ja noch nicht einmal fragen, wo die Socke zwickt. Ich erinnere mich noch gut, welche Gedanken man sich macht, wenn es dem eigenen Kind offensichtlich nicht gut geht und es leidet. Auch ich war, trotz meiner Ausbildung zum Arzt, bei meinem ersten Sohn oft unsicher. Beim zweiten Sohn waren wir als Eltern aufgrund unserer Erfahrung dagegen viel entspannter, und ich denke, dass sich diese Entspannung auch auf den Kleinen übertragen hat. Zumindest gab es verschiedene Wehwehchen und nächtliche Schreiattacken gar nicht.

Andere Menschen vermeiden es, einen Arzt aufzusuchen oder Vorsorgeuntersuchungen in Anspruch zu nehmen. Manchmal sogar dann, wenn (oder gerade weil) sie selbst die Symptome einer Krankheit deutlich wahrnehmen und Angst vor den Veränderungen haben, die eine Krankheit für ihr Leben mit sich bringen kann. Das ist verständlich – aber nicht wirklich klug. In meinen Augen liegt der

Grund für die Unsicherheit, wann man professionelle medizinische Hilfe braucht, in dem Mysterium, das der eigene Körper und dessen Erkrankungen für die meisten Menschen darstellen.

Die Lehre von den Krankheiten mit ihrer Diagnostik und Therapie ist die **Medizin**. Die Grundlage für die Medizin aber ist die **Anatomie,** die Lehre vom Bau des menschlichen Körpers. Ich übertreibe nicht, wenn ich die Anatomie die „Urmutter der Medizin" nenne. Natürlich ist die Anatomie heute schon viel weiter als zu den Zeiten, als die Begründer der Medizin wie Hippokrates (460–370 v. Chr.) und der Philosoph Aristoteles (384–322 v. Chr) und ihre Schüler die ersten Werke zur Krankheitslehre und Naturphilosophie verfassten. Die Fortschritte sind gewaltig, und die meisten Erkenntnisse werden heute auf dem Gebiet der Zellbiologie und Molekularbiologie gewonnen – also in einer Größenordnung, in der wir nichts mit bloßem Auge nachvollziehen können. Mit dem nackten, unbewaffneten Auge kann man den groben Bau von Muskeln, Knochen und Organen nachvollziehen. Um den Feinbau von Muskel- und Knochengewebe und auch der einzelnen Organe verstehen zu können, benötigt man ein Mikroskop. Und um den Körper noch weiter ergründen zu können (etwa in der Zell- und Molekularbiologie die Zusammensetzung der einzelnen Zellen mit ihren Eiweißen, Fetten und Kohlenhydraten und der DNA als Erbsubstanz), braucht man dann zum einen hochauflösende Mikroskopie-Techniken, zum anderen biochemische und molekularbiologische Analysen. Trotzdem ist am Ende ALLES ANATOMIE.

Der große Dichter Johann Wolfgang von Goethe (1749–1832) soll gesagt haben, dass die Technik der *„Zergliederung mehr Erkenntnisse über den Bau des Körpers ermöglicht als jede andere Betrachtungsweise".* Das gilt heute nicht mehr, da die makroskopische Anatomie – also alles, was man mit dem bloßen Auge sehen kann – weitgehend bekannt ist. Goethe war übrigens leidenschaftlicher Anatom und hat für seine anatomischen Studien auch einen medizinischen Ehrendoktortitel erhalten. Den hatte Leonardo da Vinci (1452–1519) zwar nicht, aber auch er war Anatom und hat

Leichen seziert, um für seine Kunst den Körper besser zu verstehen. Er wäre zusätzlich zu seinen herausragenden Leistungen als Künstler, Ingenieur und Architekt vermutlich auch als einer der Begründer der modernen Anatomie bekannt, hätte er sein Ziel erreicht, die von ihm geplanten 100 Anatomiebücher zu schreiben. Das ist wohl neben seinem Perfektionismus auch daran gescheitert, dass er offenbar kein Latein konnte. Tja, das wäre ihm heute nicht passiert – heute kann man auch ohne Latein seine medizinischen Erkenntnisse publizieren. Trotzdem ist es interessant, dass früher die Philosophen und Ärzte, Künstler und Ingenieure, Dichter und Denker auch Anatomen waren. Warum eigentlich heute nicht mehr? Wohl kaum, weil wir heute alles über unseren Körper wissen.

Vor der Anatomie

Wir Anatomen sind nicht so smart und nicht so skurril wie viele Kollegen aus der Rechtsmedizin und verfügen auch nicht über den morbiden Humor der Pathologen. Über uns werden keine Serien gedreht wie etwa die US-amerikanische Serie CSI (Crime Scene Investigations). Und auch die Serie Grey's Anatomy dreht sich am wenigsten um die Anatomie, höchstens um die der Hauptdarsteller. Wenn die Anatomie mal in einem Film vorkommt, dann ist sie meist nur Kulisse für Verbrechen, oder die Anatomen sind die Verbrecher und wenden ihre Präparationstechniken an Lebenden an wie in den beiden „Anatomie"-Thrillern von 2000 und 2003. Natürlich gibt es auch Ausnahmen wie das Filmprojekt Tisch No. 6 von Carola Hauck aus dem Jahr 1998: Im Gegensatz zu den Präpschockern „Anatomie" spielt das nicht an der Uni Heidelberg, sondern hat eine echte Gruppe von Studierenden an der Universität Freiburg während ihres Präparierkurses begleitet.

Daher möchte ich erst einmal mit ein paar Klischees aufräumen, die der ein oder andere mit der Anatomie verbindet. Auch auf die Gefahr hin, dass Sie am Ende feststellen, dass unser Beruf weniger morbide und abgefahren ist, als Sie vielleicht gedacht haben. Neben uns Anatomen gibt es genau genommen noch zwei weitere medizinische Fächer, zu deren Aufgabe das Aufschneiden (in der Fachsprache: die Sektion) von Leichen gehört. Das sind die Pathologie und die Rechtsmedizin. Wenn Sie bislang dachten, „Anatomie-Pathologie-Rechtsmedizin", das ist alles irgendwie eins, dann kann ich Ihnen das nicht übel nehmen.

Wenn unsere Kollegen in der Pathologie eine Leiche aufschneiden, dann deshalb, weil sie wissen wollen, welche Krankheit zum Tode geführt hat. In der Rechtsmedizin dagegen wird immer dann seziert, wenn eine unnatürliche Todesursache nicht ausgeschlossen werden kann. Hier muss es nicht um Mord und Totschlag gehen, auch Unfälle mit Todesfolge sind ein Grund, dass ein Leichnam in die Rechtsmedizin gebracht wird. Angehörige können gegen diese

Sektion keinen Einspruch erheben – denn in all diesen Fällen kann ja auch ein Verbrechen der Grund für den Tod sein. Und da will man natürlich sichergehen, was die Todesursache ist. Logisch, dass die Rechtsmedizin daher viel spektakulärer ist als die Anatomie.

Wir Anatomen sezieren einen Körper nur zu Unterrichtszwecken. Wir wollen unseren Studierenden vermitteln, wie ein menschlicher Körper aufgebaut ist. Wir finden dabei zwar auch immer wieder Hinweise auf Erkrankungen und können dann auch immer wieder vermuten, dass diese Krankheit zum Tod geführt haben kann. Genau wissen wir das aber nie, und darum geht es auch in unserem Unterricht nicht. Trotzdem sind solche Zufallsbefunde für unsere Studierenden der Humanmedizin und Zahnmedizin immer besonders spannend. Und jede anatomische Sektion ist daher einzigartig. Auch wenn sich der ein oder andere vielleicht genau das erhofft hat, will ich hier keine spektakulären Sektionsbefunde beschreiben. Das überlasse ich lieber den Kollegen aus der Rechtsmedizin.

Es gibt einen Witz über einen Chirurgen, einen Internisten und einen Pathologen. Er geht so: Der Chirurg kann alles, weiß aber nichts. Der Internist weiß alles, kann aber nichts. Der Pathologe kann alles und weiß alles, aber dann ist es eh schon zu spät. Wir können getrost noch den Anatomen dazufügen: Man könnte jetzt annehmen, der Anatom könnte auch alles und wüsste auch alles. Aber selbst wenn es so wäre, interessiert es keinen! Zumindest im medizinischen Alltag, weil wir nichts mit Patienten zu tun haben. Auch das ist ein Unterschied zu unseren Kollegen in der Pathologie und der Rechtsmedizin: Wir sezieren Körperspender. Also die Leichen von Menschen, die ihren Körper der Forschung freiwillig überlassen haben.

Seit den 1960er Jahren gibt es überall im deutschsprachigen Raum und auch in den meisten anderen Ländern Europas ein Körperspendewesen. Das heißt, jeder, der seinen Körper nach dem Tod in der Anatomie für die Aus- und Weiterbildung von Ärzten zur Verfügung stellen möchte, muss dies zu Lebzeiten schriftlich tun. Dazu schließt man mit einem bestimmten anatomischen Institut ein Vermächtnis ab, nachdem man dort über alles informiert wurde, was nach dem Tod mit dem eigenen Körper passiert. Man nennt das „informierte Einwilligung". Für uns und unseren Zeitgeist, in dem man für sich und seinen Körper alles entscheiden kann, und das über den Tod hinaus, ist das völlig normal. Das war aber nicht immer so. Manchmal möchten Angehörige den Körper eines Toten in der Anatomie abgeben – ohne Einwilligung des Verstorbenen. Solche Anfragen müssen wir ablehnen, wenn der Verstorbene kein Vermächtnis bei uns, das heißt mit unserem Institut, abgeschlossen hat. Die Angehörigen sind dann oft enttäuscht, da helfen uns auch die Beteuerungen nicht, dass dies ein großer Wunsch des Verstorbenen gewesen ist. Wir empfehlen auch jedem Körperspender, seine Angehörigen über sein Vermächtnis zu informieren – nicht dass diese dann im Todesfall erschrecken, wenn sie einen Körperspendeausweis finden, der von uns für diesen Fall ausgestellt worden ist. Für die Angehörigen ist es nicht immer einfach, eine solche Entscheidung mitzutragen. Das ist uns bewusst, und bei der jährlichen Gedenkfeier für unsere Körperspender in unserem Institut bringe ich dies auch immer zum Ausdruck.

Die Körperspender wollen meist der Medizin einen Dienst erweisen, indem sie ihren Körper für die Aus- und Weiterbildung guter Ärzte und Ärztinnen zur Verfügung stellen. Und meiner Meinung nach hat man kaum eine bessere Möglichkeit, der Menschheit nach seinem Tode einen Dienst zu erweisen – abgesehen von der **Organspende,** bei der man anderen tatsächlich das Leben retten kann. Für die Angehörigen bedeutet eine **Körperspende** jedoch, dass der Körper des Verstorbenen etwa zwei Jahre lang nicht beigesetzt werden kann, sondern in der Anatomie verweilt. Wie die zwei Jahre zusammenkommen, erkläre ich gleich noch.

Was auch nicht jeder weiß, ist, dass man für diesen Dienst, den man der Gesellschaft erweist, kein Geld bekommt. Ganz im Gegenteil, man muss in vielen anatomischen Instituten sogar zu Lebzeiten eine Zuzahlung leisten. Das mag paradox erscheinen, wird aber verständlich, wenn man sich vor Augen führt, dass mit dem Tod Kosten verbunden sind: für die Leichentransporte der Bestatter, für das Krematorium sowie für die Urnenbestattung auf dem Friedhof und die Grabpflege. Diese Kosten sind regional sehr unterschiedlich und zum Beispiel in München besonders hoch – wie für alles andere auch. Die Bildzeitung hat vor ein paar Jahren mal errechnet, dass „Sterben in München" ungefähr 3.000 Euro kostet. Verglichen damit sind die Zuzahlungen, die die anatomischen Institute erheben, gering.

Jetzt werfen wir erst mal einen Blick zurück – in die durchaus etwas rauere Vergangenheit: Körper werden ja nicht erst seit den 1960er Jahren zerlegt, seit die schriftliche Einwilligung nötig ist. Davor hat man kurzerhand Leichen vom Rande der Gesellschaft in die Anatomie gebracht: Obdachlose, zum Tode verurteilte Verbrecher oder auch Verstorbene ohne Angehörige. Und das bereits seit den Anfängen der Anatomie im Jahre 300 vor Christus. In vielen Ländern mit geringerem medizinischem Standard ist das auch heute noch so: Man spricht dort von „unclaimed bodies", also Körpern, auf die niemand einen Anspruch erhebt, weil keine Angehörigen vorhanden oder auffindbar sind. Mein Kollege Desalegn Tadesse Egu, der zur Zeit als Spezialist für Elektronenmikroskopie in unserem Institut arbeitet, hat in seiner Heimat Jimma in Äthiopien die Anatomie aufgebaut. Da es in Äthiopien kein Körperspendewesen gibt, hat er damals selbst diese „unclaimed bodies" abgeholt und in das anatomische Institut der Universität gebracht.

In der Vergangenheit war die Ausbeute an Leichen oft aber äußerst mager. So gab es beispielsweise zur Zeit von Mondino dei Luzzi (ca. 1275–1326), der erstmalig Lehrsektionen durchgeführt hat, oder zur Zeit von Andreas Vesal (1514–1564), dem Begründer der modernen Anatomie, in manchen Jahren nur eine einzige Körperzergliederung. Das muss man im Kopf haben, wenn der Künstler Leonardo da Vinci (1452–1519) – der ja fast ein Zeitgenosse von Vesal war – behauptet, in seinem Leben 30 Leichen seziert zu haben. Das war damals enorm viel!

Andreas Vesal hat fast hundert Jahre nach da Vinci mit seinem berühmtem Anatomiebuch eine richtige Welle von Anatomiegründungen und anatomischen Entdeckungen ausgelöst. Um den

Bedarf an Körpern zu decken, entwickelte es sich in England (und nicht nur dort) sogar zur Profession, auf den Friedhöfen die Körper frisch Verstorbener wieder auszugraben und an die Anatomen zu verhökern. Einen traurigen Höhepunkt erreichte die Leichenbeschaffung bei dem Serienmörder William Burke in Edinburgh zu Beginn des 19. Jahrhunderts: Er hat Menschen zum Zweck einer anstehenden Anatomisierung mit einer speziellen Erstickungsmethode umgebracht, die seither „Burking" heißt.

Man kann sich vorstellen, dass all diese Vorgänge unserem Fach sehr geschadet haben und die Leute damals sogar Angst hatten, nach ihrem Tode den Anatomen zum Opfer zu fallen. Abgesehen von diesen Auswüchsen funktionierte die Praxis, nur „unclaimed bodies" in die Anatomie zu bringen, aber ganz gut. Die meisten Institute haben heute noch Leichenbücher, in denen vor Einführung des Körperspendewesens ganz sorgfältig die Leicheneingänge aus den umliegenden Krankenhäusern protokolliert wurden.

Mit dem Regime des Nationalsozialismus im Dritten Reich allerdings geriet das System der Leichenrekrutierung komplett aus den Fugen. Bis dahin wurden, wie gesagt, immer schon die Leichname hingerichteter Verbrecher für anatomische Studien verwendet. Nun aber wurde nach und nach die Rechtsprechung so ausgehöhlt, dass Menschen auch wegen Bagatellverbrechen wie dem Stehlen von Lebensmittelmarken hingerichtet wurden und dann in die Anatomie kamen. Wie wir heute wissen, gab es wohl keine Ausnahmen, und in jede Anatomie in Deutschland wurden auf Erlass auch die Leichen Hingerichteter gebracht. Ich denke, es ist Aufgabe jedes einzelnen Instituts, das zu dieser Zeit bestand, die eigene Vergangenheit im Dritten Reich aufzuarbeiten.

Nach dem Ende des Zweiten Weltkriegs führte letztlich der eklatante Mangel an Körpern, die nötig waren, um Mediziner auszubilden, zur Einführung des Körperspendewesens. Das hat sich in all den politischen Systemen durchgesetzt, die die Rechte und Wünsche des Individuums respektieren.

In der Anatomie

Wir wissen jetzt also, dass man nur dann zu uns in die Anatomie kommt, wenn man zu Lebzeiten ein Vermächtnis mit dem Institut abgeschlossen hat und eines natürlichen Todes gestorben ist. Also nicht durch Gewalt oder Unfall, da man sonst nebenan in der Rechtsmedizin landet. Was passiert jetzt aber, bevor eine anatomische Sektion beginnen kann?

Wir machen nun eine Art virtuellen Rundgang und durchlaufen die Anatomie, wie jeder Körperspender, der zu uns kommt. Wenn ein Bestattungsunternehmen einen Verstorbenen bringt, nehmen ihn unsere Präparatoren und Präparatorinnen an. Danach wird der Körper haltbar gemacht. Bevor chemische Möglichkeiten der Konservierung entdeckt worden waren, war es nahezu unmöglich, einen geregelten Anatomieunterricht zu organisieren, da man ja nie wusste, wann eine Leiche für den Unterricht vorhanden sein würde. Und wenn es dann so weit war, musste die Sektion an einem Stück stattfinden – das konnte dann durchaus mal eine Woche lang dauern. Eben so lange, bis es die Verwesung auch den Abgehärtetsten unserer Zunft unmöglich machte, weiter an einem Körper zu präparieren.

Heute nimmt man eine sogenannte Perfusionsfixierung vor. Das heißt, der Körper wird über das eigene Blutgefäßsystem von innen konserviert, indem ein Chemikalien-Cocktail eingebracht wird. Dazu legen die Präparatoren die Schenkelarterie frei und schließen einen Kanister an, der unter der Decke angebracht ist und aus dem über mehrere Stunden hinweg etwa zwölf Liter Perfusionslösung in den Körper strömen. Diese Lösung breitet sich über die Blutgefäße aus. Das stoppt Fäulnis und Verwesung. Bis dahin zersetzen körpereigene Enzyme und die in und auf uns beheimateten Bakterien und Pilze (die man als Mikrobiom zusammenfasst), das Gewebe. Das geht unterschiedlich schnell. Am schnellsten zerstört sind Gehirn und enzymreiche Drüsen wie die Bauchspeicheldrüse. Bei Muskeln dauert es schon sehr viel länger, und Knochen brauchen bekanntlich ewig, bis sie verwesen. Deswegen sind Skelette, die den gesamten Knochensatz eines Körpers darstellen, auch nach Jahren noch auffindbar. (Mein zweijähriger Sohn sagte übrigens zu jedem Bild von einem Skelett „Dinosaurier" – auch wenn es sich um Menschenknochen handelt – weil die ersten Skelette, die er gesehen hat, Bilder von Dino-Knochen waren.) Von der unterschiedlichen Verwesungsgeschwindigkeit wussten auch die alten Anatomen. Deshalb gingen sie bei einer mehrtägigen Anatomie nach einem guten Plan vor und haben sich erst das Gehirn und am Ende die Muskeln und die Knochen angesehen.

Wenn die Perfusionslösung in den Körper geflossen ist, ist der Leichnam für die Präparation aber noch nicht fertig vorbereitet. Bislang ist er nur von innen konserviert, aber nicht komplett durchdrungen. Deshalb wird der Körper für mehrere Monate in Konservierungsflüssigkeit oder -dampf eingelegt oder damit berieselt. So werden auch die Haut und das Gewebe darunter durch den Chemikalien-Cocktail haltbar gemacht.

Wenn man jetzt bedenkt, dass unsere Studienjahre immer im Oktober beginnen und wir mit den Studierenden zusammen für die Präparation eineinhalb Semester und damit bis in den Mai des folgenden Jahres benötigen, dann versteht man auch, warum die meisten Körper ungefähr zwei Jahre bei uns bleiben, bevor sie bestattet werden können.

Wem die Formulierung „Cocktail" vorhin unangenehm aufgestoßen ist oder wer sich jetzt fragt, was in der Lösung zur Fixierung enthalten ist, dem muss ich sagen, dass die Rezepte tatsächlich so vielfältig sind wie in einer gut bestückten Cocktailbar. Allerdings hat jede Anatomie ihr Hausrezept, das über meist viele Jahrzehnte optimiert wurde und von den Präparatoren und Präparatorinnen genau befolgt wird. Die meisten Rezepte enthalten gelöstes Formaldehyd, das nach derzeitigem Kenntnisstand die geeignetste Substanz für eine Präparierung ist. Allerdings hat Formaldehyd auch einen Nachteil: Es ist giftig und steht im Verdacht, beim Menschen Krebs der oberen Atemwege verursachen zu können, wenn man sehr große Mengen davon einatmet. Ich kann hier nur einen Chemiker der Unfallversicherer zitieren: Er meinte, eine Substanz, die zuverlässig Verwesung stoppen und auch alle Krankheitserreger killen soll, sei wohl kaum mit dem Lebensmittelgesetz in Einklang zu bringen. Inzwischen haben wir Anatomen eine Vielzahl von Vorschlägen erarbeitet, mit der man die Formaldehyd-Belastung im Anatomie-Unterricht so weit reduzieren kann, dass für die Studierenden und die Mitarbeiter keine Gefahr davon ausgeht. Da wir hier sehr gut mit den Unfallversicherungsgesellschaften zusammenarbeiten, haben wir von ihnen auch konkrete Angaben erhalten, mit welcher Belüftungstechnik man am besten präpariert.

Wenn die Körper der Verstorbenen nun nach mehreren Monaten Vorbereitung für einen Präparierkurs zur Verfügung stehen, werden sie in den Präpariersaal gebracht. In diesem stehen Tische aus Metall, die an ein Absaugsystem angeschlossen sind. Damit werden aus dem Körper freigesetzte Formaldehyd-Reste sofort beseitigt – wie von einem großen Staubsauger. Daher sind die meisten Studierenden und auch Ehemalige, die als fertige Ärzte für Fortbildungen zu uns kommen, sehr erleichtert, dass es bei uns gar nicht so nach Konservierungsmitteln riecht, wie man gemeinhin annimmt.

Bevor unsere Studierenden dann mit der Sektion beginnen, hören sie all das, was ich Ihnen bis jetzt auch über das Leichenwesen und die Anatomie berichtet habe (und noch ein paar weitere organisatorische Details), von mir in der Vorlesung. Das heißt, alle wissen Bescheid, haben das Wichtigste noch einmal in einem Kursskript nachgelesen und gegengezeichnet, dass sie die ärztliche Schweigepflicht einhalten und keine Fotos von den Körpern machen. Die Trennung vom Smartphone über mehrere Stunden hinweg ist für unsere Studierenden im ersten Semester oft eine echte Herausforderung!

Nach dieser Theorie folgt dann die Praxis: An jedem Körper präpariert eine Gruppe aus circa zehn Studierenden zusammen mit einem Dozenten und einem studentischen Helfer. Dies bedeutet, dass an allen Körperregionen gleichzeitig präpariert wird und nicht jeder Studierende einen ganzen Körper bearbeitet, sondern nur eine Körperregion. Da wir aber rotieren und außerdem vor jeder Zwischenprüfung gemeinsam besprechen, was genau die Studierenden freigelegt haben, sehen alle Kursteilnehmer auch alle Regionen und haben genügend Zeit, selbstständig alles nachzuvollziehen und zu „begreifen".

Da wir wissen, dass die Auseinandersetzung mit dem Tod für die Studierenden anspruchsvoll ist und es jeden zunächst Überwindung kostet, einen toten Körper anzufassen und in diesen hineinzuschneiden, bespricht jede Gruppe ihre Eindrücke zusammen, nachdem das Abdecktuch auf dem Körper entfernt wurde. Außerdem haben wir zum Glück auch unser wirklich phänomenales Gespann aus einem Hochschulseelsorger und einer Hochschulseelsorgerin am ersten Kurstag dabei, die die Gedenkfeier am Kursende ermöglichen. Im Übrigen erfahren die Studierenden keine Details über den Körperspender: keinen Namen, keinen Wohnort, keine Krankengeschichte. Alles bleibt anonym – schließlich geht es rein um die Ausbildung.

Im Präparierkurs legen wir als Erstes Hautschnitte – das heißt, wir schneiden in die Haut und zeigen den Kursteilnehmern, wie man die Haut entfernt, ohne darunterliegende feinste Hautnerven zu verletzen. Danach geht es kontinuierlich nach Körperschichten vorwärts, zumindest an den Armen und Beinen und den beiden Rumpfwänden: also Bauch- und Brustwand und am Rücken. Die Körperhöhlen und die Schädelhöhle werden in separaten Schritten eröffnet.

Damit wird noch ein weiterer Unterschied zur Sektion in der Pathologie oder Rechtsmedizin deutlich. Während dort sofort die Körperhöhlen eröffnet werden, um die lebenswichtigen Organe zu begutachten und Proben für die feingewebliche Auswertung zu entnehmen, entfernen wir in der Anatomie möglichst wenig. Im Gegenteil, wir versuchen alle Muskeln mit ihren Nerven und Gefäßen und auch die Organe mit ihren versorgenden Leitungsbahnen freizulegen und zu erhalten. Da die Substanzen, die bei der Fixierung verwendeten wurden, auch die Gewebe stabilisieren, erleichtert uns das die Präparation. Nur die Knochen und die Gelenke legen wir nicht komplett frei, sondern nur vereinzelt. Denn sonst müssten wir alle umliegenden Strukturen entfernen und damit zerstören – und das widerspricht unserem Anspruch. Damit unsere Studenten und Studentinnen Knochen und Gelenke trotzdem im Wortsinne „begreifen" können, haben wir Modelle aus Hartgummi. Die kann man ohne Angst, sie kaputt zu machen, in die Hand nehmen. Die Knochen sehen so realistisch und echt aus wie das Schädelmodell auf dem Titelbild, das natürlich auch kein Teil eines echten Skeletts ist, sondern nur ein sehr gut gemachtes Modell.

Nach der Präparation werden alle Körperteile und Organe eines Körperspenders zusammen mit Haut, Körperfett und Bindegewebe, die wir für jeden Körper einzeln sammeln, bestattet.

Während der anderthalb Semester, die der Präparierkurs dauert, nehmen wir bei jedem Studierenden fünf mündliche Prüfungen ab: sogenannte Testate. In diesen müssen die angehenden Mediziner direkt am Körper ihr anatomisches Wissen beweisen. Nicht zuletzt deshalb ist der Präparierkurs meist der aufwändigste und anspruchsvollste Kurs eines Medizinstudiums. Und obwohl ich mir inzwischen auch schon ein paar hochgelobte Modellstudiengänge und Medizinstudiengänge an Privatuniversitäten angesehen habe, muss ich sagen, dass mich bisher kein Unterrichtssystem, in dem die Anatomie gleich zusammen mit den klinischen Fächern wie Innere Medizin, Chirurgie oder Orthopädie abgehandelt wird, überzeugt hat. In keinem dieser Ausbildungssysteme hat man genügend Zeit, um die anatomischen Details zusammen mit allen zugehörigen Krankheitsbildern eingehend zu behandeln. Unter anderem deshalb denke ich, dass die Medizinerausbildung in Europa unschlagbar und zum Beispiel dem oberflächlichen, sehr anwendungsbezogenen System in den USA weit voraus ist.

Nun wissen Sie, wie die Körper vorbereitet werden und wie wir Anatomie unterrichten. Doch Anatomen haben noch mehr Aufgaben: Wir schreiben auch Lehrbücher und entwickeln Computerprogramme, damit der Unterricht in der Vorlesung und im Kurs möglichst umfassend vor- und nachbereitet werden kann. Als Ergänzung zur Lehre nutzen wir zusätzlich virtuelle Anatomiesysteme – da kann man sozusagen am Bildschirm einen Leichnam öffnen. Trotzdem ist nichts mit einem Präparierkurs vergleichbar. Denn die dreidimensionale Struktur des Körpers und ein Gefühl für die Lagebeziehungen der Strukturen zueinander, die wir als Topografie bezeichnen, kann nur in der direkten Erfahrung mit den eigenen Händen und Augen erlebt und erlernt werden. Und das ist gut so!

Nun verlassen wir unseren virtuellen Rundgang. Jetzt geht es an die Substanz, und zwar zunächst an die, die man nicht sehen kann.

ANA
TOM
IE
FÜR

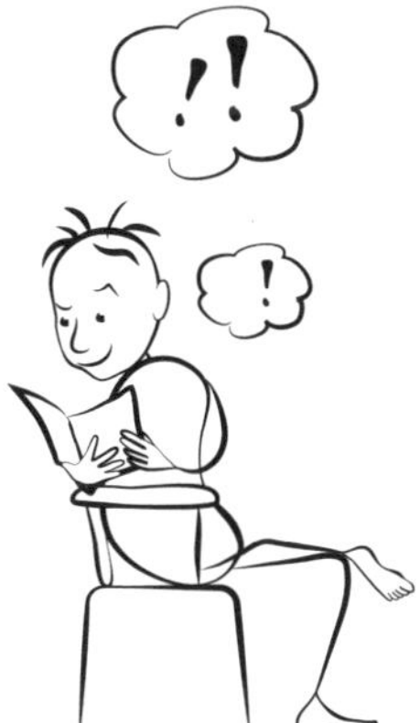

ALLE

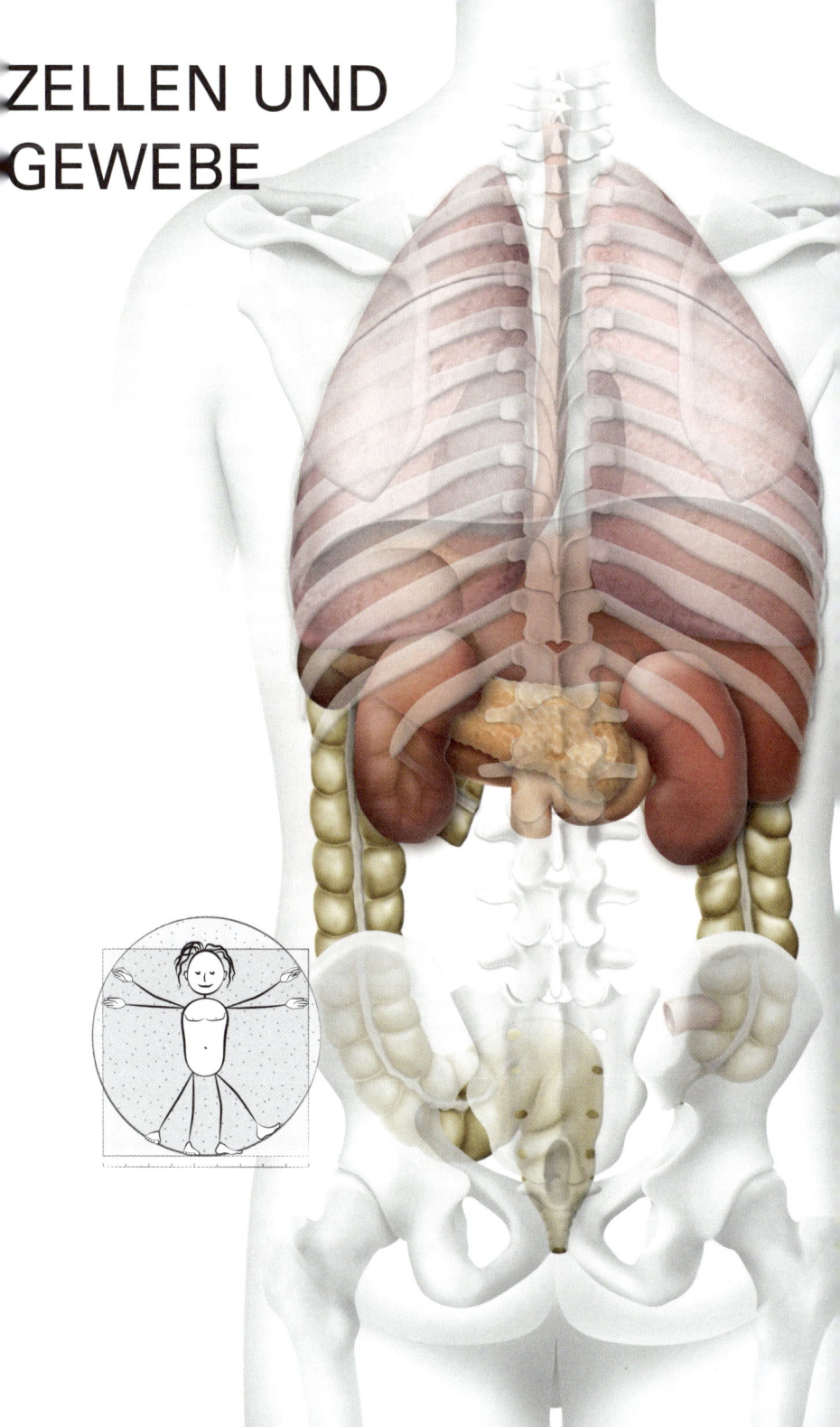

ZELLEN UND GEWEBE

Unsterblich: Was sind Stammzellen und wann entstehen Tumore?

Toll, denken Sie jetzt bestimmt – da will ich was über den Aufbau des Körpers erfahren und dann geht es gleich mit dem Thema Tumore los. Typisch Professor! Nun ja, das hat schon seinen Sinn, glauben Sie mir. Denn auch wenn wir uns nur auf das für uns Sichtbare konzentrieren wollen, dürfen wir nicht vergessen, dass letztlich der ganze Körper aus über hundert verschiedenen Zelltypen besteht. Und diese vielen Zelltypen setzen sich unterschiedlich zusammen und bilden unsere Organe.

Wenn sich gleichartige **Zellen** zusammenfinden, nennt man das **Gewebe**. Knochen und Muskeln sind aus Knochengewebe beziehungsweise Muskelgewebe aufgebaut. Ich denke, das reicht als Grundwissen. Wenn wir versuchen würden, die ganze Zellbiologie und mikroskopische Anatomie hier zu besprechen, würde das die Sache unnötig verkomplizieren. Trotzdem ist mir der Punkt, dass letztlich jedes Organ und jeder Körperteil aus einem Satz verschiedener Zelltypen besteht, wichtig: Denn eine Zelle hat immer eine bestimmte Lebenszeit und kann nur durch Teilung aus einer anderen Zelle entstehen – und nicht aus dem Nichts. Das hat der Pathologe Rudolf Virchow (1821–1902) erkannt, der eine der medizinischen Lichtgestalten an der Charité in Berlin war. Aber die meisten Zellen können sich nicht unendlich oft teilen. Irgendwann ist auch ein Zellen-Leben zu Ende. Deshalb braucht jedes Gewebe zusätzlich **Stammzellen,** um genug Nachschub für die abgestorbenen Zellen zu liefern. Stammzellen sind nämlich unsterblich.

Das ist ein bisschen so, wie bei diesem Hefekuchen Hermann, den man immer wieder teilt und Mehl, Zucker und Milch dazugibt. Und schon hat man einen neuen Teig, und der Kuchen geht nie zu Ende. So ähnlich ist das auch mit dem Gewebe: Sind genügend Stammzellen vorhanden, kann sich jedes Gewebe immer wieder von selbst regenerieren, also wiederherstellen. Haut kann nach Verletzungen wieder heilen, und das Knochenmark kann alle Blutzellen wieder nachliefern. Leider funktioniert dies aber nicht bei allen Organen gleich gut. Dummerweise haben ausgerechnet Herz und Hirn, also zwei ziemlich zentrale Stellen unseres Körpers, nicht genügend Stammzellen.

Das wäre nicht weiter schlimm, wären Herz und Hirn unverwundbare Organe. Aber leider sind sie genauso anfällig für Krankheiten wie der Rest des Körpers. Infarkte treffen Herz und Hirn besonders gerne: knapp eine halbe Million mal pro Jahr allein in Deutschland. Ein Hirninfarkt wird Schlaganfall genannt, weil er einen so unvermittelt trifft wie ein Schlag. Nach einem Infarkt bleibt ein Defekt zurück, der meist durch ein anderes Gewebe ersetzt wird wie zum Beispiel Narbengewebe. Zumindest wenn der Schaden durch das abgestorbene Gewebe nicht so groß ist, dass man sofort daran stirbt. Jetzt ist auch klar, warum sich viele Hoffnungen in der Medizin auf die Stammzellforschung richten, da man mit Stammzellen im Prinzip Krankheiten wie Schlaganfälle und Herzinfarkte heilen könnte. Dazu müsste man nur die Stammzellen an den Ort der Schädigung bringen (also zum Beispiel ins Herz oder Hirn) und sie dazu veranlassen, dort auch zu bleiben und zu den benötigten Zelltypen auszureifen.

Aber Unsterblichkeit hat auch ihre Schattenseiten. Wenn nämlich eine normale Körperzelle unsterblich wird, wird sie zu einer **Tumorzelle.** Sie hört dann nicht mehr auf sich zu teilen und bildet einen **Tumor,** der entweder das Organ direkt zerstört oder sich im ganzen Körper ausbreitet, indem er **Metastasen** bildet. Diese Vorgänge bezeichnet man zusammenfassend als **Krebs.** Wenn das Organ, aus dem der Krebs kommt oder in das er metastasiert, lebensnotwendig ist und einen nichtreparablen Schaden nimmt, stirbt der Mensch. Den Begriff „Krebs" hat Hippokrates, der Urvater der Medizin, schon vor fast zweieinhalbtausend Jahren geprägt: Er verwendete den griechischen Begriff „karkinos", was Krebs bedeutet. Wohl weil sich ein Tumor manchmal so hart anfühlt wie ein Krebs mit seinem Panzer. Hippokrates wusste natürlich nichts über Zellen und weshalb eine Zelle zur Tumorzelle entartet. Er hat auch nicht erkannt, wo der Krebs seinen Ausgang nimmt. Daher handelte es sich bei Krebs für ihn vermutlich um eine einzige Erkrankung. Für unser allgemeines Verständnis ist die Bezeichnung Krebs heute ein großes Problem, da viele denken, Krebs ist gleich Krebs. Das war oft auch das erste Missverständnis, das ich früher auf der Tumorstation aus der Welt schaffen musste. Die Patienten hatten in diesen Gesprächen öfters Beispiele aus der Presse oder aus dem Bekanntenkreis parat, die belegen sollten, dass andere Menschen den Krebs ja auch „besiegt" hätten. Bevor man aber über die Behandlung und die Prognose einer Krebserkrankung sprechen kann, muss man immer zuerst klären, aus welchem Organ der Krebs kommt, und noch genauer, von welchem Zelltyp er abstammt. Das heißt, ein Hirntumor verhält sich anders als ein Hauttumor, und Dickdarmkrebs ist anders als Brustkrebs.

Eine Sonderform ist die **Leukämie.** Hier sind die (eigentlich ja unsterblichen) Stammzellen unseres Blutes bösartig verändert. Manchmal sind auch die Abwehrzellen des Immunsystems bösartig verändert, dann spricht man von einem **Lymphom.** Diese beiden Diagnosen sind besonders fies, denn Blut- und Abwehrzellen sind nicht sesshaft und auch nicht praktischerweise nur in einem Organ zusammengefasst. Sondern sie schwimmen in unserem Körper herum, sodass Leukämien und Lymphome oft an verschiedenen Stellen auftreten. Deshalb kann man Leukämie auch nicht einfach heilen, indem man diesen Krebs in einer Operation entfernt.

Jetzt haben wir gerade von bösartig gesprochen, was im Zusammenhang mit Krebs plausibel erscheint. Das Gegenteil davon, nämlich gutartig, würden Sie dagegen eher nicht mit einem Tumor in Verbindung bringen. Jetzt müssen wir noch mal auf unseren Hefekuchen Hermann zurückkommen: Stellen Sie sich vor, Sie teilen den Hermann und der eine Kuchen schmeckt lecker, der andere dagegen ist ungenießbar. Ohne dass Sie etwas dafür können. So ähnlich ist das auch bei den Zellen: Aus ein und demselben Zelltyp kann in einem Organ entweder ein rasant wachsender Tumor entstehen (ein „bösartiger" Tumor) oder ein langsam wachsender Tumor, der keine Metastasen bildet. Das wäre dann ein „gutartiger" Tumor. Tumor heißt nämlich zunächst mal einfach nur Schwellung. Der Medizinschriftsteller Aulus Cornelius Celsus (ca. 25 v. Chr. bis 50 n. Chr.) hat damit ursprünglich ein Kennzeichen von Entzündung beschrieben. Heute ist der Begriff „Tumor" sehr gebräuchlich und wird umgangssprachlich fast gleichbedeutend mit Krebs verwendet. Wer „Krebs" sagt, meint aber eigentlich immer einen bösartigen Tumor.

Inzwischen hat man beobachtet, dass bösartige Tumore ganz unterschiedliche Prognosen haben – je nachdem, aus welchem Organ sie stammen, und je nachdem, wie genau die Zellen dieser Organe genetisch beschaffen sind. Prognose bedeutet dabei, dass es für jede Art von Krebs Erfahrungswerte gibt, wie er sich weiter entwickelt, welche Therapien am besten wirken und wie hoch die Chancen sind, ihn zu „besiegen". Ich sage das deshalb, weil wir noch ein paar Mal auf Tumore zu sprechen kommen werden. Sie sind schließlich in den reichen Industrienationen nach den Herz-Kreislauf-Erkrankungen und mit über 200.000 Todesfällen pro Jahr in Deutschland die zweithäufigste Todesursache. Eine der größten Herausforderungen für einen Patienten und seinen Arzt ist es, dass beide eine ähnliche Vorstellung von der Prognose entwickeln und gemeinsam klären, ob man diesen besonderen Krebs jetzt heilen kann oder ob es schon ein Gewinn ist, wenn man ihn eine gute Zeit in Schach halten kann. Das Problem dabei ist, dass man in der Medizin zwar viele Erfahrungswerte hat, wobei diese Statistik im Einzelfall jedoch nichts bringt. Denn es hilft ja keinem, wenn der Arzt sagt, dass 70 Prozent der Patienten die gleiche Erkrankung im gleichen Stadium überleben. Keiner weiß ja, ob er zu den glücklichen sieben von zehn Menschen gehört. Das Ziel der modernen Medizin, oder sagen wir der Medizin der Zukunft, ist es, als „Präzisionsmedizin" für jeden einzelnen Patienten mit einem Tumor vorherzusagen, welche Therapie die am besten geeignete ist, und auch die Prognose möglichst genau abzuschätzen. Bei einigen Tumoren wie zum Beispiel Brustkrebs ist man heute schon erstaunlich weit.

Krebs entsteht nicht **akut**, also plötzlich, durch eine Verletzung oder ähnliches. Krebs und viele andere Krankheiten entstehen über einen längeren Zeitraum – Mediziner sprechen daher von **chronischen Krankheiten**. Für viele davon gibt es Vorsorgeuntersuchungen, die von Ärzten angeboten und von allen Krankenkassen bezahlt werden. Schließlich soll die Krankheit entdeckt werden, bevor die Organfunktion unheilbar geschädigt ist. Falls Sie sich jetzt fragen, ob ich mich nun komplett im Thema verrannt habe und statt eines Anatomiebuchs einen Krankheitsratgeber schreibe, können Sie sich entspannen. Wir kommen gleich wieder zum Thema.

Doch wir schauen uns ja die Anatomie nicht zum Selbstzweck an, sondern weil wir verstehen wollen, warum es zu manchen häufigen Erkrankungen kommen kann und wie diese sich äußern. Auch diese medizinische Ausrichtung ist kennzeichnend für eine moderne Anatomie. Wenn wir also in diesem Buch über Krebs sprechen, dann geht es immer um einen speziellen Tumor, der aus einem bestimmten Organ oder Gewebe hervorgeht, und nicht um eine fortgeschrittene Krebserkrankung, die sich mit Metastasen im ganzen Körper ausgebreitet hat und in den verschiedenen Organen zu anderen Fehlfunktionen und Symptomen führen kann.

Jetzt reicht es aber erst einmal mit Zellen und deren Entartungen, und wir wenden uns ein paar erfreulicheren Dingen zu. Nämlich dem Anfang von allem.

Wie entsteht (m)ein Körper?

Ich vermute mal, dass dies das Kapitel ist, zu dem Sie schon am meisten wissen. Eizelle plus Samenzelle ergibt Schwangerschaft. Weiß ja eigentlich jeder. Aber das ist natürlich noch längst nicht alles. Schließlich ist auch die Lehre von der Entwicklung des Körpers eine Wissenschaft für sich: die sogenannte **Embryologie**. Ein äußerst komplexes Thema. Ich als Anatom denke jedesmal, ich könnte die Entwicklung des Körpers besser verstehen, wenn ich noch mehr dazu lesen würde und noch ausführlichere Erklärungen hätte. Wenn ich mir aber dann eine detailliertere Beschreibung reingezogen habe, bin ich nicht unbedingt glücklicher und schlauer. Sondern ich habe das Gefühl, ich bin immer noch unwissend. Ich glaube, einige Dinge weiß man einfach nicht oder kann sie nicht gut darstellen, oder das eigene Verständnis reicht schlicht nicht aus. Aber keine Sorge, für uns reichen hier schon die Basics.

Fangen wir von vorne an: Wie Sie schon wissen, entsteht der Körper durch die Verschmelzung einer weiblichen **Eizelle** mit einer männlichen Samenzelle, die auch **Spermium** (in der Mehrzahl: Spermien) genannt wird. Ort des Geschehens ist dabei der Eileiter der Frau. Diese Befruchtung kann nur einmal im Monat erfolgen, und zwar dann, wenn eine Eizelle aus dem Eierstock hüpft und vom Eileiter aufgefangen wird. Dieses Raushüpfen geschieht ungefähr nach der Hälfte des weiblichen Zyklus (das ist Tag 14 ab der Monatsblutung), man nennt es **Eisprung**. Ob es dann zu einer **Schwangerschaft** kommt, hängt vom Timing ab. Denn so eine Eizelle lebt meist nur ungefähr einen Tag, und Spermien halten meist nicht länger als drei Tage durch, wenn sie erst mal auf die Reise geschickt wurden. Das hat die Natur schlau eingefädelt – aber der Mensch hat natürlich begriffen, wie er die Natur kontrollieren kann. Und wie man damit Geld verdienen kann: Findige Geschäftsleute entwickeln Apps oder sonstige Testverfahren, mit denen man den fruchtbaren Zeitpunkt möglichst exakt bestimmen kann. Oder bestimmen können soll. Um entweder eine Schwangerschaft zu ermöglichen oder zu verhindern.

Wenn sich Eizelle und Spermium im Eileiter vereinigt haben, wandert die befruchtete Eizelle in die **Gebärmutter** und nistet sich in ihrer Schleimhaut ein. Zusammen mit der Schleimhaut bildet die Eizelle die **Plazenta,** die auch **Mutterkuchen** genannt wird. Und dieser Mutterkuchen ernährt das wachsende Kind. Nach der Befruchtung teilt sich die Eizelle mehrmals und bildet einen Zellhaufen. All diese kleinen Zellen haben zunächst noch die Fähigkeit, einen vollständigen Körper zu bilden. Wenn sich nun eine Eizelle oder der Zellhaufen frühzeitig teilt, können zwei Embryonen entstehen. Diese sind genetisch völlig identisch, haben das gleiche Geschlecht und auch weitgehend das gleiche Aussehen. Man spricht dann von **eineiigen Zwillingen.** Ganz anders entstehen **zweieiige Zwillinge.** Wie der Name schon sagt, sind in diesem Fall zwei Eizellen gleichzeitig gesprungen und wurden von verschiedenen Spermien befruchtet. Beide Kinder sind genetisch völlig unterschiedlich. Um zu erkennen, ob es sich bei Zwillingen um ein- oder zweieiige handelt, muss man kein Mediziner sein: Zweieiige Zwillinge sehen unterschiedlich aus und können auch unterschiedliche Geschlechter haben. Zwillingsgeburten sind vergleichsweise selten und machen ungefähr 1,5 Prozent aller Geburten aus.

Bei der Wanderung der befruchteten Eizelle kann natürlich auch einiges schiefgehen. Und das gar nicht mal so selten, da es bei 1–2 Prozent aller Schwangerschaften zu einer Einnistung außerhalb der Gebärmutter kommt, was man als **extrauterine Schwangerschaft** zusammenfasst. Wenn die befruchtete Eizelle nicht weit genug wandert, sondern im Eileiter stecken bleibt, handelt es sich um eine **Eileiterschwangerschaft.** Wenn sie sogar in die gegenüberliegende Richtung wandert und in die freie Bauchhöhle fällt, dann liegt eine **Bauchhöhlenschwangerschaft** vor. Das kommt aber nur in einem Prozent aller extrauterinen Schwangerschaften vor. In beiden Fällen geht dies meist nicht lange gut, da diese Orte keine Plazenta bilden können. Und die, das wissen Sie ja inzwischen, ist nötig, um das Kind zu ernähren. Deshalb enden derartige Schwangerschaften meist mit dem Absterben des kleinen Kindes. Das äußert sich meist in der 6.–9. Woche mit einer Abbruchsblutung und einem Anfall heftiger Bauchschmerzen. Manchmal fallen extrauterine Schwangerschaften auch erst durch eine plötzliche Ohnmacht der nichts ahnenden Mutter auf. Diese Ohnmacht kann Folge einer inneren Blutung in der Bauchhöhle sein. Das ist dann ein Notfall und muss so schnell wie möglich behandelt werden.

Aber jetzt gehen wir nicht vom Notfall, sondern vom Idealfall aus: Das kleine Lebewesen, das in der Gebärmutter heranwächst, heißt bis zur 12. Woche **Embryo** und danach bis zur Geburt **Fetus.** Dass man diese Grenze bei zwölf Wochen gezogen hat, liegt in der Natur der Sache: Nach zwölf Wochen Schwangerschaft sind alle Gewebe und Organe weitgehend angelegt. Auf die genauen Vorgänge der Organentwicklung will ich gar nicht eingehen. Sie sollten nur so viel wissen: Zu Beginn der Schwangerschaft entsteht erst mal eine sogenannte dreiblättrige **Keimscheibe.** Die sieht so aus, als hätten Sie ein kleines Surfbrett, das aus drei verschiedenen Schichten besteht. Aus den Blättern der Keimscheibe entstehen dann die verschiedenen Gewebe, die sich zu Organen verbinden.

Ab der 13. Woche, in der sogenannten Fetalzeit, wachsen Gewebe und Organe nur noch und bilden sich weiter aus. Das heißt, ein mit zwölf Wochen oder danach abgetriebener Fetus ist bereits ein kleiner Mensch. Damit will ich nicht vorschnell eine **Abtreibung** verurteilen. Es ist aber schon wichtig zu wissen, was abgetrieben wird, wenn man sich dafür entscheidet.

Nun habe ich oben ja schon erwähnt, dass es findige Geschäftsleute gibt, die Methoden entwickelt haben, mit denen man den genauen Befruchtungszeitpunkt jeden Monat mehr oder weniger exakt bestimmen kann. Aber der Mensch hat noch viel mehr ersonnen rund um das Thema Schwangerschaft. Zunächst mal die Verhütung: Am stärksten verbreitet ist hier die **Pille.** Sie verhindert den Eisprung – die sicherste Methode gegen eine unerwünschte Schwangerschaft. Mit einer **Spirale** unterbindet man die Einnistung einer befruchteten Eizelle in der Gebärmutter. Nun gibt es aber auch den umgekehrten Fall: Das Schwangerwerden klappt nicht so einfach, wie die Natur sich das ausgedacht hat. Auch hier kann der Mensch inzwischen nachhelfen. Man kann etwa den Eisprung gezielt auslösen, indem die Frau Hormone nimmt. Damit erhöht sich dann die Wahrscheinlichkeit einer Befruchtung. Um den Spermien ein bisschen auf die Sprünge zu helfen, kann man sie künstlich über die Scheide in die Gebärmutter spritzen, sodass sie es nicht mehr so weit in den Eileiter haben. Dann spricht man von **Insemination** – was ein bisschen besser klingt als die deutsche Übersetzung „Samenübertragung". Vielleicht haben Sie aber auch schon den Begriff **In-vitro-Fertilisation** oder kurz **IVF** gehört. Damit ist eine künstliche Befruchtung im Reagenzglas gemeint. Dafür entnimmt man vorher mehrere Eizellen aus dem Eierstock, indem man in ihn hineinsticht. Dann „verpaart" man die Eizellen in einem Reagenzglas mit Spermien – die der Mann natürlich auch vorher abgegeben hat. Nach der Befruchtung pflanzt man die Embryonen wieder in die Gebärmutter ein. Damit die künstliche Befruchtung auch Früchte trägt, um es mal so zu sagen, pflanzen Mediziner zur Sicherheit meist zwei oder mehrere Embryonen ein. Und Sie ahnen, was kommt: Genau, damit steigt die Wahrscheinlichkeit, dass es zu einer Geburt von zweieiigen Zwillingen, Drillingen oder sonstigen Mehrlingen kommt, was sonst bei einer natürlichen Befruchtung eher seltene Ereignisse sind. Und noch eine vierte Methode gibt es, um bei Schwangerschaften nachzuhelfen: die **ICSI**-Methode. Das steht für **intrazytoplasmatische Spermien-Injektion**. Hier werden Spermien direkt in die Eizelle hineingespritzt. Diese Methode kommt zum Einsatz, wenn sich die Spermien aufgrund einer Unfruchtbarkeit des Mannes nicht selbst fortbewegen können oder wenn man gezielt intakte Spermien auswählen muss.

Wenn man die Befruchtung im Reagenzglas vornimmt, können die dabei entstehenden Embryonen auch genetisch untersucht werden, um beispielsweise Erbkrankheiten oder Veränderungen der Chromosomen festzustellen, die zu Behinderungen führen. In diesen Fällen kann man entscheiden, ob man den jeweiligen Embryo wie geplant in die Gebärmutter einsetzt oder nicht. Und das macht das Thema ethisch schwierig. Denn die Entscheidung, was als krankhaft angesehen wird und was nicht, ist nicht immer eindeutig. Eigentlich wollte ich auf das Thema in diesem Buch auch gar nicht eingehen. Doch dann wurde im Herbst 2018 der Fall des chinesischen Wissenschaftlers He Jiankui publik: Er hat behauptet, durch eine genetische Manipulation im Reagenzglas habe er zwei Mädchen so verändert, dass sie gegen eine Infektion mit dem HI-Virus, kurz **HIV** und damit gegen die Immunschwäche **AIDS** immun seien. Deshalb komme ich an dem Thema nicht mehr vorbei.

Der Forscher hat dabei die sogenannte Gen-Schere „Crispr" benutzt, um ein bestimmtes Gen zu entfernen, sodass die Viren nicht mehr in die Zellen des Immunsystems eindringen können. Diese Technik, bei der man Gene gezielt mit Crispr bearbeitet, so wie sonst einen Text mit einem Textverarbeitungsprogramm, bezeichnet man als „**Genome Editing**" oder **Genom-Chirurgie**. Das suggeriert, dass die Technik so präzise arbeitet wie ein Chirurg mit einem Skalpell und gutem Anatomie-Wissen. Diese Annahme ist aber falsch. Für die Forschung ist Crispr sicher ein Durchbruch, der wohl sogar einen Nobelpreis wert ist, für die Medizin ist dieses Verfahren aber momentan in einem lebenden Organismus nicht so einfach nutzbar. Denn in der Forschung kann man Zellen oder Tiermodelle genetisch verändern und dann nur diese genetisch veränderten Organismen verwenden, bei denen der Eingriff auch erfolgreich war. Das heißt, das Gen ist durch den Eingriff plötzlich weg oder verändert, während die Zellen sich ansonsten noch so verhalten wie vor dem Eingriff. Streng genommen weiß man das aber gar nicht so genau, und sogenannte „Off-target-Effekte" sind gar nicht sicher auszuschließen – also solche Effekte, bei denen irgendwelche anderen Gene verändert wurden, ohne dass man es bemerkt oder gar gewollt hätte. Für die Medizin ist so etwas aber gar nicht tolerabel: Nämlich dass durch den Eingriff ein neugeborener Mensch gegen eine Krankheit immun gemacht wurde, die ihn vielleicht gar nicht ereilt hätte. Und gleichzeitig wurden ihm mit dem Eingriff möglicherweise andere genetische Schäden zugefügt. Das wäre so, als würde Ihnen der Chirurg bei einer „Blinddarmentzündung" nicht nur den Wurmfortsatz entfernen, sondern ohne es zu bemerken auch noch eine Niere und die Milz. Dass das dann die Präzisionsmedizin von morgen ist, ist unwahrscheinlich.

Nach diesem Ausflug in die Genforschung aber wieder zurück ins beginnende Leben. Auf welche Weise nun immer die Schwangerschaft zustande gekommen ist: Im Idealfall dauert sie neun Monate – oder 40 Wochen, wenn man ab dem ersten Tag der letzten Regelblutung rechnet. Dann setzen **Wehen** ein, indem sich die Muskelwand der Gebärmutter rhythmisch zusammenzieht. Diese Wehen können ein paar wenige Stunden oder leider auch ziemlich viele Stunden andauern, bis es zur **Geburt** kommt und das Kind über die Scheide das Licht der Welt erblickt. Wenn medizinische Gründe gegen diese natürliche Geburt sprechen, wird ein **Kaiserschnitt** gemacht: Der heißt übrigens so, weil schon der römische Staatsmann Gaius Julius Caesar (100–44 v. Chr) aus dem Leib seiner Mutter geschnitten worden sein soll – und Caesar war später ein Herrschertitel, der jedem Kaiser verliehen wurde. Deshalb heißt Kaiserschnitt in der Medizinersprache auch Sectio caesarea (also cäsarlicher oder kaiserlicher Schnitt). So viel „Aufschneider"-Wissen nur am Rande. Bei einem Kaiserschnitt werden Bauchwand und Gebärmutter eingeschnitten und das Kind wird durch den Bauch herausgeholt. Ein Grund für diese Operation kann sein, dass der zukünftige Stammhalter oder die frisch gebackene Prinzessin bereits in der Fruchthöhle wie auf einem Thron sitzt (in der Fachsprache: **Beckenendlage**), und nicht wie eigentlich vorgesehen, mit dem Kopf voran in der Gebärmutter liegt (in der Fachsprache: **Schädellage**). Oft wird heutzutage ein Kaiserschnitt aber auch ohne zwingende medizinische Gründe durchgeführt, da sich dadurch die Geburt für alle Beteiligten besser timen lässt. Trotzdem sollte man bedenken, dass es sich bei einem Kaiserschnitt trotz des majestätischen Namens um eine Operation handelt, bei der es wie (bei jedem operativen Eingriff) zu Infektionen mit Krankheitserregern und dann zu ernsthaften Entzündungen oder auch zu Verwachsungen in der Bauchhöhle kommen kann.

Auf beiden Geburtswegen wird die Plazenta mit entfernt und das Kind von der Mutter abgenabelt, indem die **Nabelschnur** durchtrennt wird. Aus deren Ansatz bildet sich dann der **Bauchnabel.**

So, jetzt ist das Kind quasi aus dem Brunnen gefallen, und wir können damit anfangen, den Bau des Körpers systematisch (von der Locke bis zur Socke) zu beschreiben.

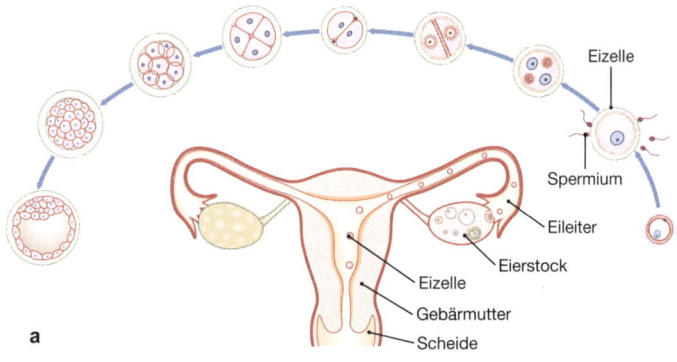

Eizelle

Spermium

Eileiter

Eierstock

Eizelle

Gebärmutter

Scheide

a

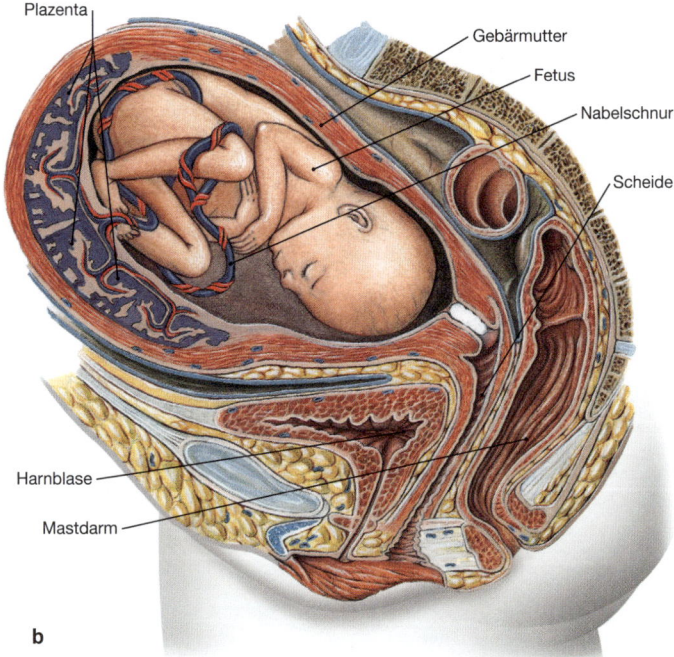

Plazenta

Gebärmutter

Fetus

Nabelschnur

Scheide

Harnblase

Mastdarm

b

■1 Entwicklung des Körpers von der befruchteten Eizelle (a) bis zum Fetus (b)

Muskel, Fett und Knochen – fertig ist der Jochen

Wer denn der Jochen ist, fragen Sie sich jetzt. Naja, ich gebe zu, das reimt sich so schön auf Knochen, ist aber sonst sinnfrei. Und um Muskeln, Fett und Knochen wird es in den folgenden Kapiteln gehen. Wenden wir uns mal Jochens Körperbau zu: Von außen betrachtet gliedert sich der Körper in den **Rumpf,** aus dem die Arme und Beine hervorgehen. Diese bezeichnet man als **obere und untere Extremitäten.** Nach oben erstreckt sich der **Hals,** auf dem immer ein (mehr oder weniger schlauer) **Kopf** sitzt. Die Körperhaltung auf der Abbildung ist nicht zufällig so gewählt. Es handelt sich um die Anatomische Normalstellung, bei der die Handflächen nach vorne gedreht sind. Auf diese Position beziehen sich alle Begriffe, mit denen die Lage eines Körperteils oder Organs im Körper beschrieben wird. Der Rumpf ist auf der Vorder- oder Bauchseite in drei Abschnitte gegliedert, die jeweils eine Körperhöhle mit Organen enthalten: **Brustabschnitt** mit Brusthöhle, **Bauchabschnitt** mit Bauchhöhle und **Beckenabschnitt** mit Beckenhöhle. Am **Rücken** sieht die Sache anders aus. Er wird nicht in verschiedene Abschnitte unterteilt. Als Rücken bezeichnet man die ganze Rückseite des Rumpfes und auch die Rückseite des Halses. Der **Nacken** wird dazugenommen. Schlicht deshalb, weil sich die gleichen Muskeln vom Beckenring bis zum Kopf erstrecken.

Nur, aus was genau besteht unser Jochen eigentlich? Jetzt gibt es wieder ein bisschen „Aufschneider"-Wissen für Sie: Sie haben ja schon erfahren, dass der Mensch aus einer einzigen Eizelle hervorgeht, die sich immer weiter teilt. Und diese Teilerei passiert natürlich nicht nur in den Wochen der Schwangerschaft, sondern auch noch später, während des gesamten Wachstums und darüber hinaus. Ein erwachsener Körper besteht aus ungefähr 100 Billionen Zellen. Das ist eine Eins mit 14 Nullen. Man muss vielleicht genauer sagen, aus 100 Billionen Körperzellen. Dazu kommt noch einmal die Masse an Mikroorganismen, vor allem Bakterien und Pilze, die unseren Körper auf der Haut und innen im Darm besiedeln (und die bestehen ja auch wieder aus Zellen). Diese winzigsten Organismen fasst man als **Mikrobiom** zusammen. Derzeit untersuchen Forscher, ob die Entstehung vieler Krankheiten womöglich durch das individuelle Mikrobiom beeinflusst wird. Die Zahl unserer Mitbewohner im Mikrobiom wird auf mindestens ebenso viele geschätzt wie die Zahl unserer Körperzellen; manche Forscher schätzen sie sogar zehn Mal höher. Das wären dann 1.000 Billionen Zellen – oder eine Billiarde. Man kann also sagen, wenn wir morgens aufwachen, sind wir in unserem eigenen Körper in der Unterzahl. Gut, dass das die AfD noch nicht mitbekommen hat. Diese Erkenntnis könnte bei den Mitgliedern die Überfremdungsangst noch einmal deutlich erhöhen.

Aber bleiben wir bei den Zellen: Aus ihnen bilden sich wie gesagt alle Gewebe und daraus dann die Organe. Es gibt in unserem Körper vier verschiedene Grundgewebe: Erstens das **Epithelgewebe.** Es dient als Deckschicht zur Abgrenzung nach außen. Man findet es in der Haut und in allen Hohlorganen, die eine direkte Verbindung zur Außenwelt haben: dem Verdauungstrakt, dem Atemsystem oder den Harnorganen. Dann gibt es zweitens das **Binde- und Stützgewebe.** Dieses bildet nicht nur Füllmaterial zwischen anderen Gewebetypen, sondern es kann auch hoch spezialisiert sein; es kommt dann als **Fettgewebe, Knorpel** oder **Knochen** daher und dient so als Stütze und Verankerung für andere Gewebe – wie etwa das Muskelgewebe. Als drittes gibt es noch das **Muskelgewebe,** ein Gewebe, das sich eigenständig zusammenziehen kann. Viertens gibt es noch das **Nervengewebe:** Das hat die einzigartige Funktion, dass es Informationen als elektrische Ladungen weitergeben kann. Diese Gewebetypen können jetzt Strukturen bilden: Manchmal bleiben die gleichen Gewebetypen unter sich – zum Beispiel bei einem Muskel oder einem Knochen (darauf gehen wir später noch genauer ein, keine Sorge). Manchmal mischen sich mehrere Gewebetypen und bilden eine abgeschlossene Funktionseinheit, die man als **Organ** bezeichnet. Das größte „Organ" schauen wir uns jetzt genauer an: die Haut.

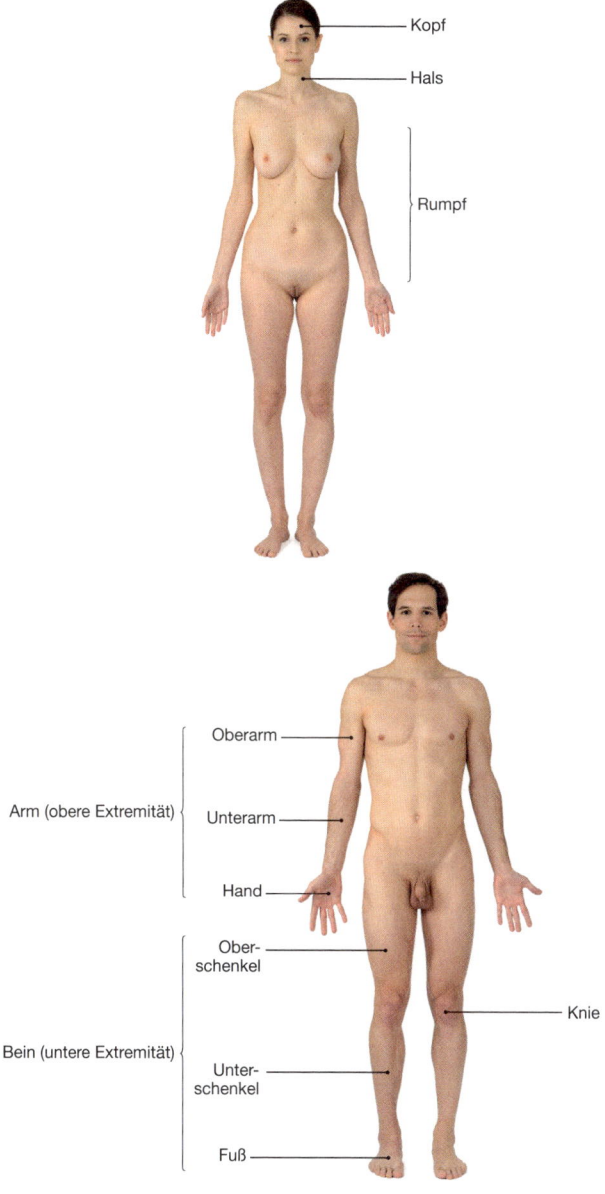

Kopf

Hals

Rumpf

Oberarm

Arm (obere Extremität)   Unterarm

Hand

Ober-
schenkel

Knie

Bein (untere Extremität)

Unter-
schenkel

Fuß

■2 Gliederung des menschlichen Körpers

Mit Haut und Haar

Unser ganzer Körper ist von **Haut** bedeckt, die eine natürliche Grenze zur Umgebung bildet. Ohne diese Barriere ist ein Leben nicht möglich. Wir brauchen sie, um ein körpereigenes Milieu aufzubauen, das sich von unserer Umgebung unterscheidet. Da unser Körper zu zwei Dritteln aus Wasser besteht (bei Säuglingen zu 75 Prozent und bei alten Menschen zu 55 Prozent), würde er sich ansonsten sofort der Umgebung anpassen. Wer schon mal in der Wüste war, kann sich vorstellen, dass wir dann sehr schnell nur noch ein Haufen Sand wären.

Haut hat eine Doppelfunktion: Sie verhindert nicht nur, dass von innen etwas nach draußen dringt, wir also austrocknen. Genauso verhindert sie, dass etwas von draußen in uns reinkommt: Sie schützt uns vor eindringenden Krankheitserregern. Daher wird die Haut auch zum unspezifischen Immunsystem unseres Körpers gezählt. Diese Bedeutung wird oft unterschätzt, da man bei Immunabwehr nur an das hochspezialisierte System in unserem Körper denkt, in dem Lymphozyten (eine bestimmte Art weiße Blutkörperchen) den Ton angeben. Und das auch Krankheitserreger abwehrt.

Die Haut wird durch die Deckschicht auf der Oberfläche gebildet, die als **Epidermis** oder Oberhaut bezeichnet wird. Auf dieser Oberhaut liegen mehrere Schichten platter Zellen aufeinander. Innerhalb von vier Wochen erneuern sich diese Schichten komplett. Das funktioniert nach einem ganz ausgeklügelten Prinzip: Die Zellen in der untersten Schicht teilen sich und werden dann bis zur Oberfläche durchgereicht. Dort kommen sie als tote Hornschuppen an und fallen ab. Das können Sie nach einem **Sonnenbrand** oder bei **Verbrennungen** gut beobachten, wenn sich die Haut in Blasen löst und dann wieder von der Tiefe aus nachwächst. Rein aus Forschungstrieb sollten Sie so etwas aber nicht ausprobieren. Denn dort, wo die Haut verbrannt ist, ist die Hautbarriere kaputt. Ausgedehnte Verbrennungen sind daher lebensbedrohlich. Beim Sonnenbrand werden durch das UV-Licht außerdem auch die Hautzellen selbst geschädigt, da ihre Erbsubstanz (**Desoxyribonukleinsäure; DNS** oder englisch **DNA**) zerbrochen und verändert wird. Diese Veränderungen nennt man Mutationen. Sie können zur Entartung und damit zu **Hautkrebs** führen. Wenn dieser Hautkrebs nicht aus den einfachen Deckzellen hervorgeht, sondern aus den Pigmentzellen, dann entsteht der besonders aggressive „schwarze Hautkrebs", den man als **Melanom** bezeichnet. Den kann man sogar sehen, und zwar als unregelmäßigen, wachsenden Pigmentfleck. So kann man das Melanom auch gut von einem normalen Leberfleck unterscheiden. Wenn Sie also einen merkwürdigen Pigmentfleck an sich entdecken, sollten Sie zum Hautarzt gehen, da dieser ziemlich genau sagen kann, ob es sich um einen verdächtigen Befund handelt, den man entfernen sollte. Nicht dass er noch zu einem Melanom wird, das Metastasen bildet und sich mit diesen im Körper ausbreitet. Damit uns nicht gleich jeder Sonnenstrahl gefährlich wird, bilden die Pigmentzellen das Pigment **Melanin**. Das wird in die umliegenden Deckzellen abgegeben und schützt die DNS im Zellkern wie ein Schirm.

Das hat sich die Natur alles gut ausgedacht. Aber leider läuft nicht immer alles nach Plan. Manche Menschen (zum Glück sehr wenige, gebe ich zu, nämlich etwa einer von 20.000) können aufgrund eines genetischen Defekts kein Melanin bilden. Man munkelt, der Sänger Heino gehört dazu. Diese Menschen nennt man **Albinos**. Sie haben komplett weiße Haut, helles Haar und blaue Augen – und dürfen nicht in die Sonne!

Apropos Haar: Verglichen mit anderen Primaten sind wir Menschen ja Nacktaffen. Das heißt, unser Fell hat sich bis auf das Kopf- und Schamhaar weitgehend zurückgebildet. Haare sind wie die Finger- und Zehennägel Anhänge der Haut und wachsen aus der Oberhaut hervor. Sie stecken dabei mit ihrer **Haarwurzel** in einer Hauttasche so wie ein Handy in einer Hülle. Unten, wo das Haar ernährt wird, vermehren sich die Zellen der Haarwurzel, sodass das Haar wächst. Dass manches Haar dicker ist und manches dünner, das eine lockig, das andere steckerlgerade, hat wohl mit bestimmten

Eiweißen der Haare zu tun. Diese Eiweiße vernetzen die einzelnen Horn-Bestandteile der Haare und stabilisieren sie dadurch unterschiedlich. Dass manches Haar fettig ist und das andere knochentrocken, liegt an den Talgdrüsen, die im Bereich der Haarwurzel münden. Sie geben bei dem einen mehr und bei dem anderen weniger Fett ab.

Überall auf der Haut, und damit auch zwischen den Haaren, münden **Schweißdrüsen.** Ist es recht warm, geben sie wässriges Sekret ab, nämlich den **Schweiß,** damit sich der Körper abkühlen kann. Wenn es dagegen kalt wird, versucht unser Körper, die von ihm erwärmte Luft wie eine Heizdecke festzuhalten, indem er die Haare mit Hilfe kleiner Muskeln aufstellt. Wären wir Affen, würde sich unser Fell sträuben und wir hätten es darunter schön warm. Bei uns Nacktaffen bringt diese Reaktion leider nicht sehr viel. Außer, dass wir sehen können, wie unser Körper sich abmüht, uns zu wärmen. Nämlich an der **Gänsehaut,** die sich bildet und uns wie eine gerupfte Gans aussehen lässt.

Nun noch ein leider etwas unerfreulicher Aspekt zum Thema Haar. Schauen Sie mich an: der ganze Schädel kahl. Kann man nichts machen. So ein Haarverlust, der bis zu einer **Glatze** führen kann, betrifft Männer deutlich häufiger als Frauen. Die Ursachen scheinen komplex zu sein und lassen sich nicht einfach mit einer Störung im Haushalt der männlichen Geschlechtshormone erklären. Haarverlust scheint ein genetisches Problem zu sein. Was für meine Söhne natürlich nicht gerade ein Trost ist. Man sieht also, dass Locken nicht immer zur menschlichen Anatomie gehören. Socken natürlich gleich gar nicht. Daher wird in diesem Buch ja auch die Anatomie *zwischen* Locken und Socken beschrieben!

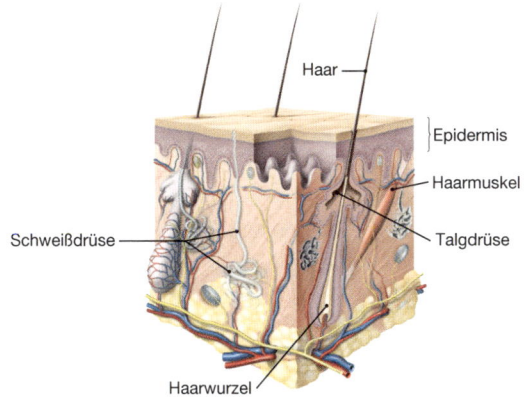

Haar

Epidermis

Haarmuskel

Schweißdrüse

Talgdrüse

Haarwurzel

3 Mikroskopischer Schnitt durch die Haut mit Haaren

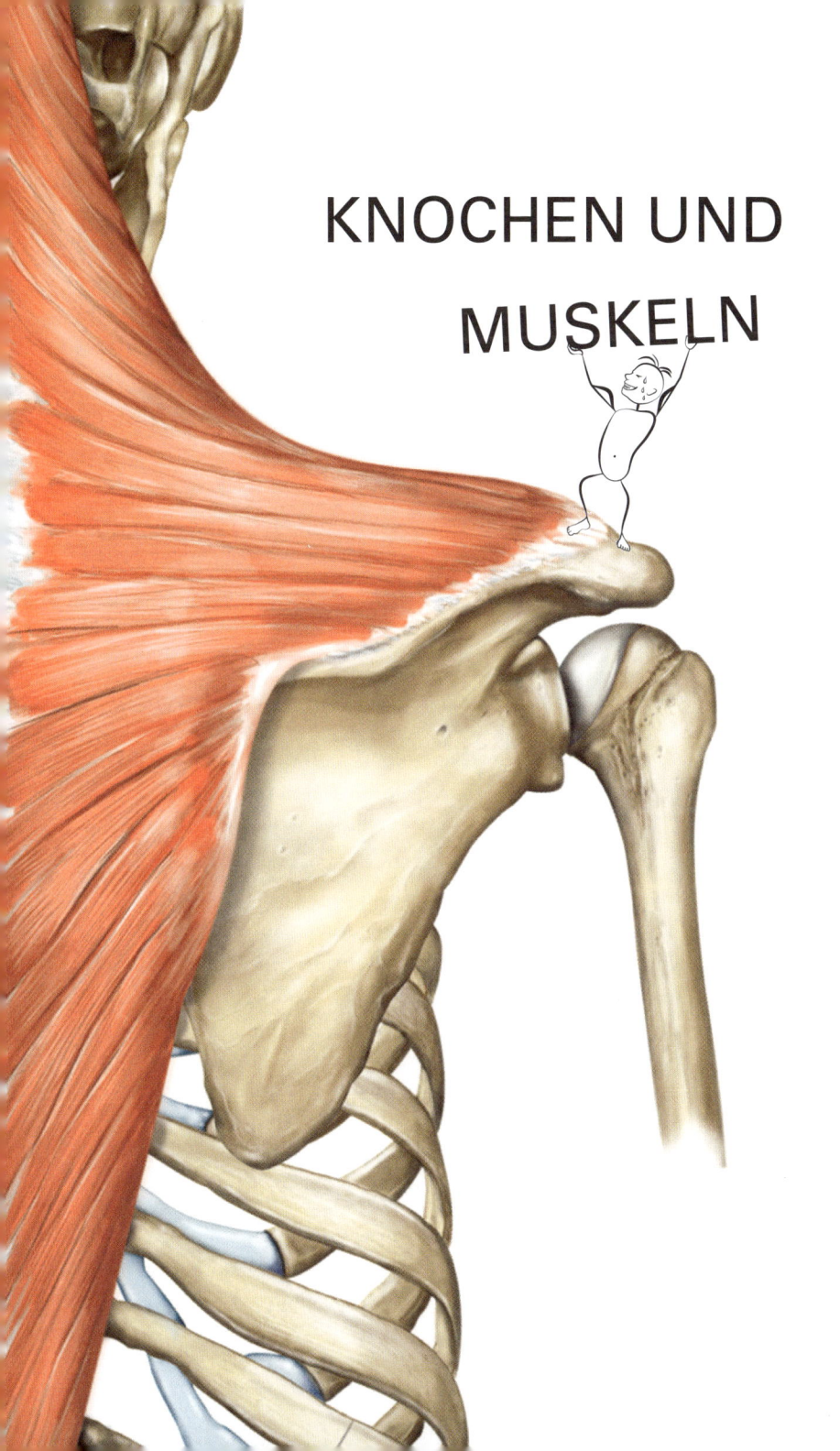

KNOCHEN UND

MUSKELN

Ach ja, der Jochen!

Nun bestehen wir ja nicht nur aus Haut, sondern auch aus Knochen (siehe oben, mein kleiner Reim). Wenn Sie nicht gerade ein Archäologe sind, kamen Sie bestimmt noch nie in die Verlegenheit, einen Haufen menschlicher Knochen sichten und sortieren zu müssen. Da käme nämlich ganz schön was zusammen. Ganze 210 Knochen sind es, die das **Skelett** eines Erwachsenen bilden und uns von innen heraus stützen. Bei Kindern gibt es noch ein paar Knochen mehr, da die Knochen des Schädels erst nach und nach miteinander verwachsen. Erst ab dem 40. Lebensjahr besteht der Schädel nur noch aus einem einzigen Knochen – wenn man den Unterkiefer nicht dazuzählt und auch nicht die Gehörknöchelchen, die im Schädel für die Schallübertragung wichtig sind. An dieser Stelle wieder ein bisschen „Aufschneider"-Wissen: Manchmal verknöchern diese Gehörknöchelchen teilweise miteinander, in der Fachsprache heißt das dann Otosklerose. Die Folge davon ist, dass man schwerhörig wird, wie Ludwig van Beethoven.

Jetzt aber wieder zu unserem eigentlichen Thema: Knochen können ganz unterschiedlich geformt sein. Am Schädel sind sie platt, an den meisten anderen Abschnitten des Skeletts dagegen röhrenförmig, weshalb man auch von Röhrenknochen spricht. Ein typischer Vertreter ist der Oberschenkelknochen, an dem man die Leichtbauweise gut erkennen kann. Außen sorgt eine kompakte Schicht, die tatsächlich „Compacta" heißt, für Stabilität und verhindert Brüche. Innen dagegen bilden feinste Knochenbälkchen ein schwammartiges Maschenwerk. Weil Schwamm auf lateinisch „spongia" heißt, nennt man dieses Maschenwerk auch „Spongiosa". Ohne diese Leichtbauweise wäre unser Skelett um ein Mehrfaches schwerer, und es würde uns an manchen Tagen morgens im Wortsinne noch schwerer fallen, in die Socken zu kommen. Solche luftgefüllten Hohlräume gibt es übrigens auch am Schädel – nämlich die Nasennebenhöhlen. Wenn Sie demnächst mal wieder jemand über „die Hohlköpfe" schimpfen hören, dann können Sie leise in sich hineinlächeln, in dem Bewusstsein, dass wir alle solche Hohlköpfe sind… Noch eindrucksvoller ist die Leichtbauweise übrigens am Schädel eines Tyrannosaurus Rex zu erkennen. Wenn hier nicht so große Hohlräume wären (von denen, anders als bei uns, eher der kleinste für das Gehirn ausgespart ist), hätte der T. Rex seinen Kopf wohl nicht erheben können und wäre dann eher weniger königlich dahergekommen.

Am Oberschenkelknochen können wir nicht nur gut sehen, wie Knochen gebaut sind, sondern auch, wie wir wachsen. Bei den meisten Knochen dauert dies bis zum 21. Lebensjahr. Dieses Wachstum sieht man an den Endabschnitten jedes Knochens, an den **Wachstumsfugen.** Hier vermehren sich Knorpelzellen, sodass der Knochen in die Länge wachsen kann. Den Befehl dazu gibt ein **Wachstumshormon,** das in der Hirnanhangsdrüse gebildet wird. Das Wachstum endet mit einer Verknöcherung der Wachstumsfugen. Manchmal spielen aber die Hormone nicht nur in der Pubertät verrückt, sondern wegen einer Krankheit. Hat sich an der Hirnanhangsdrüse ein gutartiger Tumor breitgemacht, kann dieser so viel Wachstumshormon bilden, dass die Wachstumsfugen länger offen bleiben. Die Folge ist ein nahezu unaufhörliches Wachstum, der **Riesenwuchs.** Der größte Mensch der Welt, laut Guinness-Buch der Rekorde 2,72 Meter groß, litt daran. In vielen Ländern dieser Erde fällt so etwas aber frühzeitig in den regelmäßigen Untersuchungen im Kindesalter auf, sodass man den Tumor rechtzeitig entfernen kann. Kurios wird es, wenn der Tumor erst entsteht, nachdem das Längenwachstum der Knochen abgeschlossen ist: Dann wachsen oft nur die Weichteile wie Ohren und Nase oder die Finger, oder der Schädel wird breiter. Manchmal sieht man dann erst auf alten Fotos, dass eine Zahnlücke zwischen den mittleren Zähnen früher noch nicht da war und auch das Gesicht heute insgesamt weniger grazil aussieht als in den guten alten Zeiten.

Als Gegenteil zum Riesenwuchs gibt es den **Zwergwuchs.** Eine der möglichen Ursachen ist, logisch, dass zu wenig von dem Hormon gebildet wird. Wenn Sie sich also Sorgen machen, ob Ihre Kinder kleinwüchsig bleiben, können Sie die Hände röntgen lassen. Wenn man dann das Fortschreiten der Verknöcherungen in den Handwurzelknochen mit Gleichaltrigen vergleicht, kann man daraus ableiten, wie groß die Kleinen mal werden. Sind Sie als Eltern aber auch eher kurz gewachsen, können Sie ruhig erst mal entspannt abwarten.

Die Knochen haben aber noch einen Job – einen echten Knochenjob, wenn man so will: Sie schützen die lebensnotwendigen Organe wie Gehirn, Herz, Lunge und auch die Leber. Das wusste schon unser Anatomen-Urvater Galen (ca. 129–216) etwa 150 Jahre nach Christus. Und der Begründer der modernen Anatomie Andreas Vesal hat im Jahr 1543 eindrucksvoll beschrieben, dass sich das Gehirn im Unterschied zu Herz und Lunge bei seiner Tätigkeit nicht ausdehnen muss und daher der Schädel eine geschlossene Knochenhülle bildet. Manchmal kommen einem allerdings auch Zweifel an dieser Konstruktion, weil man denkt, es platze einem der Schädel.

Die Rippen, die den Brustkorb um Herz und Lunge bilden, müssen dagegen beweglich sein. Dazu sind die Knochen durch **Gelenke** verbunden. Die Form der Gelenke kann sehr verschieden sein und hat Einfluss darauf, wie beweglich ein Gelenk ist. So ein Gelenk ist im Prinzip wie ein Scharnier aufgebaut, das Sie von Türen kennen. Damit man die Tür bewegen kann und sie nicht quietscht, muss sie gut geölt sein. So ähnlich ist das auch bei den Gelenken: Im Inneren der Gelenke ist ein Gelenkspalt mit **Gelenkschmiere** gefüllt. So können sich die miteinander verbundenen Knochen gut bewegen und nichts quietscht und klemmt. Damit die Schmiere nicht ausläuft, ist das Gelenk von einer **Gelenkkapsel** umgeben. Die haben Sie vielleicht schon mal bemerkt, wenn ein Gelenk verletzt oder entzündet war. Es kann sein, dass das Gelenk dann geschwollen ist, weil sich die Kapsel wie ein Ballon gedehnt hat. Das tut oft höllisch weh. Eine gängige Therapie bei Gelenkproblemen ist das Nachschmieren. So wie Sie bei einer quietschenden Tür vermutlich erst mal ein bisschen Öl in das Scharnier träufeln, neigen viele Mediziner dazu, bei unterschiedlichen Gelenkproblemen einfach Hyaluronsäure zu spritzen, die Hauptbestandteil der Gelenkschmiere ist. Meiner Meinung nach ist das zu kurz gedacht. Aber diese Diskussion will ich den Orthopäden überlassen, da das sicher nicht mein Spezialgebiet ist.

Wahrscheinlich sind Sie schon ganz erschlagen von unserem Multitalent Knochen. Was die alles können: wachsen, Organe schützen, den Körper stabilisieren, dafür sorgen, dass nicht nur wir uns bewegen können, sondern auch die wichtigen Organe Herz und Lunge. Und wissen Sie was? Das war noch nicht alles. Jetzt kommt es noch besser: Knochen machen sogar Blut! Solche Streber.

In einem 70 bis 80 Kilo schweren Körper fließen etwa vier bis fünf Liter **Blut**. Das sind vier bis fünf Flaschen Milch – oder wenn Ihnen dieser Vergleich lieber ist: acht bis zehn Flaschen Bier. Das klingt erst mal viel. Aber wehe, Sie verletzen sich und verlieren Blut: Fließt ein Liter davon raus, ist dies lebensgefährlich. Verlieren Sie gar die Hälfte Ihres Blutes, endet das meist tödlich.

Was aber ist Blut? Blut ist chemisch gesehen eine Flüssigkeit, in der Festkörper herumschwimmen. Schauen wir uns erst einmal die Flüssigkeit an: Sie wird **Blutplasma** genannt und besteht zu 90 Prozent aus Wasser und zu 10 Prozent aus darin gelösten Stoffen wie Eiweißen, Fetten und Zucker. Das klingt ein bisschen nach Backrezept. Aber diese Stoffe sind nicht nur reine Nährstoffe. Vor allem die Eiweiße haben besondere Funktionen: Sie sind Hormone, Gerinnungsfaktoren oder Stoffe der Immunabwehr. Das Blutplasma macht ungefähr die Hälfte des Blutvolumens aus. Die andere Hälfte sind die Festkörper, die in der Flüssigkeit herumschwimmen, nämlich die Blutzellen. Drei verschiedene Arten gibt es: die Roten, die Weißen und die Plättchen – wäre ja langweilig, wenn lauter gleiche Zellen herumschwimmen würden. Auf einem See schwimmen ja auch verschiedene Boote rum. Und jede dieser Bootsorten, pardon, dieser Blutzellensorten, hat ihre eigene Aufgabe – wie in einer Fabrik: Die **roten Blutkörperchen** transportieren den Sauerstoff, **weiße Blutkörperchen** sorgen dafür, dass die Immunabwehr funktioniert, und die **Blutplättchen** sind für die Blutgerinnung zuständig.

Und wo wird das Blut jetzt gebildet? Da kommen wir wieder auf unsere Streber zurück, die Knochen. Sie enthalten im Inneren eine Markhöhle. Diese Höhle ist mit Knochenmark ausgefüllt. Bei Kindern ist dieses Knochenmark rot. Dieses **rote Knochenmark** bildet die roten und weißen Blutkörperchen sowie die Blutplättchen. Und zwar aus den Stammzellen (die haben wir ganz am Anfang schon kennengelernt). Jetzt kommt wieder ein bisschen „Aufschneider"-Wissen: Obwohl die Blutplättchen **Thrombozyten** heißen, und damit auf Deutsch so viel wie „Klumpen-Zellen", sind sie eigentlich keine richtigen Zellen. Sondern sie entstehen eher durch Abschabung aus Vorläuferzellen im Knochenmark – wie Döner.

Bei Erwachsenen können nur noch die Enden der Röhrenknochen und die platten Knochen Blut machen. In den übrigen Knochen bildet sich **gelbes Knochenmark** aus, das überwiegend aus Fett besteht. Wie man an einem Skelett erkennen kann, gehören Rippen, Beckenknochen, Brustbein, Wirbel und Schädelknochen zu diesen platten Knochen. Das ist für uns deshalb interessant, weil man ihnen Knochenmark entnehmen kann. Wohlgemerkt, Knochenmark – nicht Rückenmark, wie viele Patienten irrtümlich denken. Warum so viele Knochenmark mit Rückenmark verwechseln, weiß ich auch nicht. Denn das Rückenmark besteht wie das Gehirn aus Nervenzellen und ihren Hüllen. Es ist extrem leicht verletzlich: Wenn das Rückenmark gequetscht oder durchtrennt ist, kommt es gleich zu einer Querschnittslähmung. Niemand würde daher auf die Idee kommen, das Rückenmark mit einer Nadel zu punktieren – man sticht ja schließlich auch nicht ins Gehirn!

Das Rückenmark … ooops, das Knochenmark kann man anstechen, wenn man den Verdacht hat, dass irgendetwas mit der Blutbildung nicht stimmt. Dazu nimmt man eine sehr lange Nadel mit einem Durchmesser von circa drei Millimetern und holt eine Probe des Knochenmarks heraus. So eine Punktion kann sinnvoll sein, wenn bei einer Blutentnahme herauskam, dass einzelne Blutzellen fehlen oder stark verändert sind. Das kann ein Hinweis darauf sein, dass das Knochenmark bösartig verändert sein könnte und eine **Leukämie** oder ein **Lymphom** vorliegt. Dieses Knochenmark muss dann ein Pathologe untersuchen. Nur so kann man eine Leukämie feststellen. Wenn dagegen alle Blutzellen fehlen, weil Blut einfach bei einer **Blutung** verloren gegangen ist, kann man sich die Punktion sparen.

Jetzt ist natürlich die Frage, welchen der blutbildenden Knochen kann und will man denn nun anstechen? Schauen wir noch mal nach oben, welche Knochen Blut bilden: Wirbel und Schädelknochen fallen aus, wie wir schon besprochen haben, da eine versehentliche Rückenmarks- oder Hirnpunktion die Situation eher nicht verbessert. Rippen sind ziemlich dünn und außerdem gekrümmt, wie jeder weiß, der schon mal „Rippchen" oder neudeutsch „Spareribs" gegessen hat: Da kann man leicht danebenstechen oder mit der Nadel abrutschen. Tja, und so kam man erst mal auf das Brustbein, das vorne die Rippen miteinander verbindet. Solche Brustbein-Punktionen hat auch mein Vater als Arzt für Innere Medizin durchgeführt. Wenn Sie aber mal ein Brustbein gesehen haben, werden Sie feststellen, dass auch das ziemlich dünn ist und außerdem direkt über dem Herz liegt. Insgesamt also klar, dass es nicht so schön ist, wenn man mit richtig Wumms eine zehn Zentimeter lange Nadel über dem Herz ansetzt, um diese ins Brustbein zu bohren. Manchmal haben Brustbeine auch Löcher. Stellen wir uns lieber nicht vor, was passiert, wenn so eine lange Punktionsnadel durch ein Loch im Brustbein hinten wieder raussticht …

Trotzdem hat man solche Brustbein-Punktionen bis vor gar nicht allzu langer Zeit gemacht. Bis man noch mal in die Anatomiebücher geschaut und eine andere Stelle gefunden hat: die **Spina iliaca posterior superior.** Klar, sagen Sie, hätten Sie auch als Nächstes vorgeschlagen! Sie können Ihrer Spina mal guten Tag sagen oder diese im Spiegel anschauen. Spiegel deshalb, weil „posterior" „hinten" heißt und damit schon mal den Vorteil mit sich bringt, dass man sich dem Patienten mit der Nadel von hinten nähert, was das Ausmaß der aufkeimenden Sorge schon mal reduziert. „Spina" heißt „Dorn" und beschreibt in der Anatomie einen spitzen Fortsatz, in diesem

Fall am hinteren Ende des Beckenkamms. Sie tasten also direkt unterhalb der „Love handles", wie der Fettwulst über dem Beckenknochen auch zärtlich genannt wird, weil man sich daran so schön festhalten kann, den oberen Rand des Beckens. Dann fahren Sie mit der Hand so weit nach hinten, bis unter der Haut ein Knubbel tastbar wird. That's it: Spina iliaca posterior superior! Falls Sie jetzt denken, so wollte ich meine Tochter schon immer nennen, denken Sie dabei an mich und überlegen Sie sich die Sache noch mal. Sie wird es Ihnen danken, also die Tochter, nicht die Spina!

Man kann die Spina auch sehen, weil die beiden Dorne rechts und links zwei Ecken einer Raute bilden, der sogenannten M-Raute. Nein, nicht Merkel-, sondern **Michaelis-Raute.** Die Rautenspitze oben markiert der unterste Lendenwirbel, die Rautenspitze unten (schon auf dem Weg Richtung Poporitze) bildet das Steißbein. Warum ich Ihnen so begeistert von der M-Raute erzähle? Weil sie noch zwei tolle Sachen kann, außer dass sie perfekt zum Herausziehen des Knochenmarks ist: An ihr kann man sehen, ob beide Beine gleich lang sind und ob das Becken schief ist. Ein Super-Ding, diese M-Raute – trotz der zunächst etwas mathematisch anmutenden Bezeichnung.

Jetzt verrate ich Ihnen aber noch was: So eine Knochenmarkspunktion ist keine Einbahnstraße! Und das macht die Knochen als Orte der Blutbildung so interessant. Ich kann also zum einen aus dem Knochen was herausziehen, zum anderen aber auch was hineinspritzen. Jetzt wird der ein oder andere zu Recht sagen, dass ich ja dazu erst mal einfach auch ein Blutgefäß anstechen kann und nicht erst den Umweg über einen Knochen mit seiner Markhöhle gehen muss. Stimmt meist. Stellen Sie sich aber jetzt mal vor (vielleicht nicht allzu detailliert, je nachdem wie hart Sie im Nehmen sind), Sie haben jemanden vor sich, der bei einem Unfall große Mengen Blut verloren hat. In der Folge davon hat er auch das Bewusstsein verloren, ist also ohnmächtig. Man spricht dann von **Schock.** Dann sind alle Blutgefäße kollabiert, also platt in sich zusammengefallen, weil ja kein Blut mehr drin ist. Dann hat der Notarzt Probleme, hier schnell einen großen „Zugang" zu legen: also eine Nadel mit einem ordentlichen Durchmesser in das Blutgefäß zu stechen, durch die schnell Flüssigkeit in großer Menge verabreicht werden kann. In dieser Situation kann man auch einen Knochen anstechen. Knochen haben den Vorteil, dass sie nicht „weglaufen" können oder wegrollen wie gelegentlich Venen bei der Blutentnahme. Zumindest ist das die Ausrede, die man sich als Arzt immer wieder zurechtlegt, wenn es mit der Blutentnahme mal nicht auf Anhieb klappt. Knochen bleiben als Skelett sogar noch schön ruhig beieinander liegen, wenn sich alle anderen Gewebe schon aufgelöst haben. Wenn der Notarzt nun hoffentlich beschließt, dem Vorgang der Gewebezersetzung nicht in Ruhe bis zur vollständigen Skelettierung zuzuschauen, dann legt er einen Knochenzugang. In diesem Fall aber nicht in die Spina. Denn das dauert zu lange, und die Stelle ist im Notfall oft nicht gut zugänglich (zum Beispiel wenn das Unfallopfer im Fahrzeug eingeklemmt ist). Da gibt es zwei andere Stellen. Und als ich mir die zusammen mit Notfallmedizinern angesehen habe, dachte ich zum ersten Mal, ich hätte vielleicht auch Notarzt werden können. Ist mir aber zu aufregend! Jedenfalls kann man am besten unterhalb der Kniescheibe vorne ins Schienbein stechen. Das kann ein Blinder, und wie man bei einem Griff ans eigene Knie feststellen kann, kann man da nichts kaputt machen. Kommt man nicht ans Bein ran, kann man auch vorne in den oberen Abschnitt des Oberarmknochens piksen.

Warum man auch bei einer Knochenmarksuntersuchung nicht gleich diese Knochen nimmt? Wenn es doch viel unkomplizierter geht als die M-Raute im Rücken zu suchen? Das hat damit zu tun, dass Sie zwar an Oberarm und Schienbein zuverlässig eine Markhöhle mit Anschluss an den Blutkreislauf antreffen. Aber an dieser Stelle schwächt man einen Knochen auch schnell, wenn man ihm Knochenmaterial entnimmt. Beim Beckenknochen passiert das nicht so schnell.

Während man für so eine Knochenmarkspunktion eine sehr lange, dicke Nadel braucht – was auch nicht gerade angenehm ist –, wird es bei solchen Notfallzugängen eine Spur brutaler. Aber hier geht es wirklich ums Überleben, und da darf man nicht zimperlich sein (als Arzt und als Patient – aber der ist in so einem Fall meist eh bewusstlos): Notärzte haben dafür entweder einen kleinen Bohrer in ihrem Arztkoffer, etwa so groß wie ein Akku-Schrauber. Oder eine **BIG – bone injection gun**. Die heißt wirklich so. Knochen-Spritz(e)-Pistole. Macht Spaß, hat aber bei falscher Anwendung den Nachteil, dass man sich die Nadel selbst in die Handfläche schießt, womit dem Patienten nicht geholfen ist. Echte Soldaten, zumindest amerikanische GIs, bevorzugen eine mit mehreren Nadeln versehene Platte, die sie sich gegenseitig nur so zum Spaß in das Brustbein rammen. Damit schließt sich der Kreis! So viel erst mal allgemein zu den Knochen. Sonst wird's zu trocken, selbst für Jochen.

Erinnern Sie sich noch, dass ich zu Anfang des Kapitels vermutet habe, Sie seien vermutlich keine Archäologen, die schon mal ein Skelett zusammengesetzt haben? Jetzt tun wir mal so, als hätten Sie einen Knochenbaukasten vor sich und sollten am Ende nicht nur ein starres Skelett zusammenschrauben, sondern die Knochen so miteinander verbinden, dass sie sich auch bewegen können. Wir stehen ja auch nicht stocksteif in der Gegend rum. In Ihrem Knochenbaukasten hätten Sie dafür jetzt alle möglichen Scharniere und Gummibänder. Im Baukasten des menschlichen Körpers entsprechen die Scharniere dem Gelenk, die Gummibänder wären die Muskeln. Denn ohne Muskeln können Sie keine Bewegung ausführen.

Die Muskulatur an unseren Armen und Beinen bezeichnet man als **Skelettmuskulatur**. Die Bauanleitung geht im Prinzip so: Sie verbinden zwei Knochen mit einem Scharnier (dem Gelenk), das wir uns ja schon angeschaut haben. Dann befestigen Sie ein Gummiband (einen Muskel) an beiden Knochen. Fertig ist ein Hebel, und der weiter weg vom Körper gelegene Skelett-Teil bewegt sich. Sie können also die Unterarmknochen vom Oberarm weg oder auf ihn zu bewegen. Sie können das Spiel natürlich auch umdrehen und die Unterarmknochen fixieren: Zum Beispiel, indem Sie sich an eine Reckstange hängen und dann den Oberarm mit dem Rumpf dran bewegen. Nennt man Klimmzüge, und falls es bei Ihnen nicht klappt, heißt das nicht, dass meine Beschreibung hier falsch sein muss! Im Grunde gilt also: Der Muskel zieht sich zusammen und zieht den entsprechenden Körperteil mit sich mit.

Nur wenige Muskeln wirken anders: Etwa ein kleiner Muskel im Kehlkopf, den wir zum Sprechen brauchen, der sogenannte Vocalis-Muskel. Der zieht sich zwar auch zusammen, zieht aber dadurch nicht den Kehlkopf wesentlich zusammen. Sondern dieser Muskel macht sich nur ein bisschen klein und dick und verschließt dabei die Stimmritze so, dass die Luft beim Ausatmen die Stimmfalten schwingen lässt wie die Saiten einer Harfe. So entsteht der Klang – nur nicht bei jedem eben so harfengleich schön!

Jetzt aber geht es ans Eingemachte. Also wirklich an die Innereien. Die Arm- und Beinmuskulatur unterscheidet sich von Muskelgewebe in unserem Herzen und in der Wand unseres Darms. Und zwar dadurch, dass man Arm- und Beinmuskeln ja willkürlich bewegen kann, also wie man gerade lustig ist. Dem Darm können Sie nicht sagen, mach mal schneller oder schwappe mal nach rechts. Also, sagen können Sie es schon, er macht's halt nur nicht. Skelettmuskeln machen alles, was Sie wollen. Und zwar deshalb, weil Nerven vom Rückenmark aus zu den Muskeln ziehen und die Signale vom Gehirn über Verknüpfungen (sogenannte **Synapsen**) auf die Muskeln übertragen. Die Muskeln können verschiedene Formen haben. Gucken Sie mal die Gummibänder in Ihrem Baukasten genauer an: Da gibt es Gummibänder mit zwei Enden, mit drei oder sogar vier Enden. So können Sie ein Gummiband gleich an mehreren Knochen befestigen. Fertig ist der Bizeps, Trizeps oder Quadrizeps!

Sogar einen Sechsfach-Muskel haben Sie – den geraden Bauchmuskel. Der zeigt sich bei manchen gleich als sechs kleine Bäuche und wird gern „**Six-Pack**" genannt. Diese sechs Bäuche kann man durch die Haut sehen, wenn man zu wenig isst oder zu viel Sport macht. Sieht schlimm aus, kann man aber zum Glück entweder durch das Trinken von Six-Packs oder mehr Essen einfach beheben. Und dieser Muskel ist immer da – nicht nur in jedem „Waschbrett-", sondern auch im „Waschbärbauch". Kommen Sie mir also nicht mit der Ausrede, der Six-Pack-Muskel sei bei Ihnen vergessen worden!

Und jetzt gibt es in Ihrem Baukasten auch noch Gummiringe. Für die ringförmigen Muskeln. Die findet man an verschiedenen Öffnungen des Körpers. Sie verhindern, dass unbedacht etwas rausfällt – aus Mund, Auge oder Anus. Wenn ein Muskel dabei richtig dicht machen kann, wie beim Anus, spricht man von einem **Schließmuskel**. Wenn Sie all diese Gummiringe verbastelt haben, gibt es auch noch ein paar platte Gummistränge und einen Gummihubbel. Die platten Gummistränge bauen Sie als Bauch- und Rückenmuskeln ein – wo genau welcher Muskel hinkommt, erkläre ich Ihnen später noch, wenn wir uns Arme und Beine genauer anschauen. Der kuppelförmige Muskel bildet das Zwerchfell. Wenn die Kuppel abflacht, werden die Lungen größer. Deshalb ist das Zwerchfell auch der wichtigste Atemmuskel. Eigentlich ist die **Atmung** ein gutes Beispiel dafür, dass man in der Anatomie scheinbar komplexe Aufgaben ganz einfach löst. Über Gelenke (im Baukasten wären es die Scharniere) sind die Rippen an der Wirbelsäule und vorne am Brustbein befestigt. Durch Atemmuskeln können sie so angehoben werden wie der Griff eines Eimers. Der Brustkorb wird dadurch in seinem Durchmesser größer, die Lungen blähen sich auf und nehmen die Luft auf, die der Mund eingesaugt hat. Das nennt man **Brustatmung**, während das Zwerchfell die **Bauchatmung** macht. Ausatmen dagegen kann man rein passiv: Die Muskeln erschlaffen, und die Rippen sinken wieder in ihre normale Stellung zurück.

Trotzdem muss ich natürlich zugeben, dass der Vergleich eines Muskels mit einem Gummiband mindestens auf einem Bein hinkt. Gummibänder können sich nur passiv zusammenziehen, nachdem man sie vorher gedehnt hat. Muskeln dagegen können sich aktiv, das heißt unter Verbrennung von Energie, zusammenziehen. Das passiert, weil im Inneren der Muskelfasern streifenförmige Eiweißscheiben aneinander vorbeilaufen. Wie eine ausgefahrene Feuerwehrleiter, deren Abschnitte durch einen Motor wieder eingeholt werden. Die Totenstarre entsteht dadurch, dass dem Motor in den Muskelzellen nach dem Tod der Saft ausgeht und die Eiweißleitern in dem Zustand blockiert bleiben, in dem der Tod eingetreten ist. Genau genommen ist die Energie erst nach einiger Zeit aufgebraucht, sodass die Totenstarre erst ab drei Stunden nach dem Tod eintritt. Daher kann der smarte Kollege aus der Rechtsmedizin am Ausmaß der Totenstarre auf den Todeszeitpunkt schließen. Nach etwa einem Tag nimmmt die Totenstarre wieder ab, da dann die Fäulnis beginnt und die „Leitern" schlabbrig werden. Nach etwa drei Tagen ist sie gänzlich verschwunden.

Wollen Sie noch ein bisschen mehr über die Muskeln bei uns Lebenden wissen? Damit sich die Muskeln zusammenziehen können, müssen sie unter der Haut gleiten können – wie auf einem Förderband. Dazu hat jeder Muskel und auch jede Muskelgruppe noch mal eine eigene Hülle aus straffem Bindegewebe eine Art Strumpf: eine sogenannte **Faszie**. Haben Sie vielleicht schon mal gehört, Faszientraining ist ja gerade recht angesagt. Diese Faszien sorgen dafür, dass die Haut nicht jedesmal Falten wirft, wenn sich ein Muskel zusammenzieht oder auseinanderdehnt. Besonders schön kann man das beobachten, wenn sich der Bizeps zusammenzieht. Das sieht dann aus wie eine Maus, die unter der Haut herumläuft. Und Achtung, jetzt kommt wieder „Aufschneider"-Wissen: Raten Sie mal, was Maus auf lateinisch heißt? Genau: „musculus". Deshalb heißen unsere Muskeln heute Muskeln. Zugegeben, bei anderen Muskeln wie dem geraden Bauchmuskel, vor allem wenn er nicht als Six-Pack zu sehen ist, ist von Maus nicht mehr viel übrig. Da sieht es eher aus wie eine La-Ola-Welle.

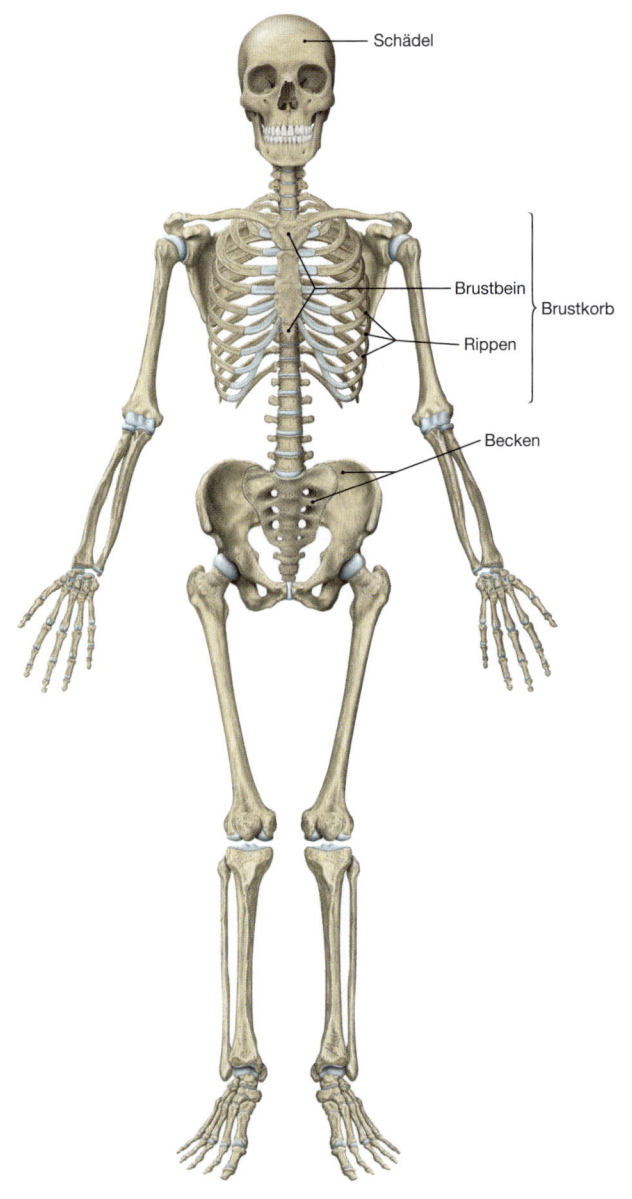

Schädel

Brustbein

Rippen

} Brustkorb

Becken

■4 Das menschliche Skelett

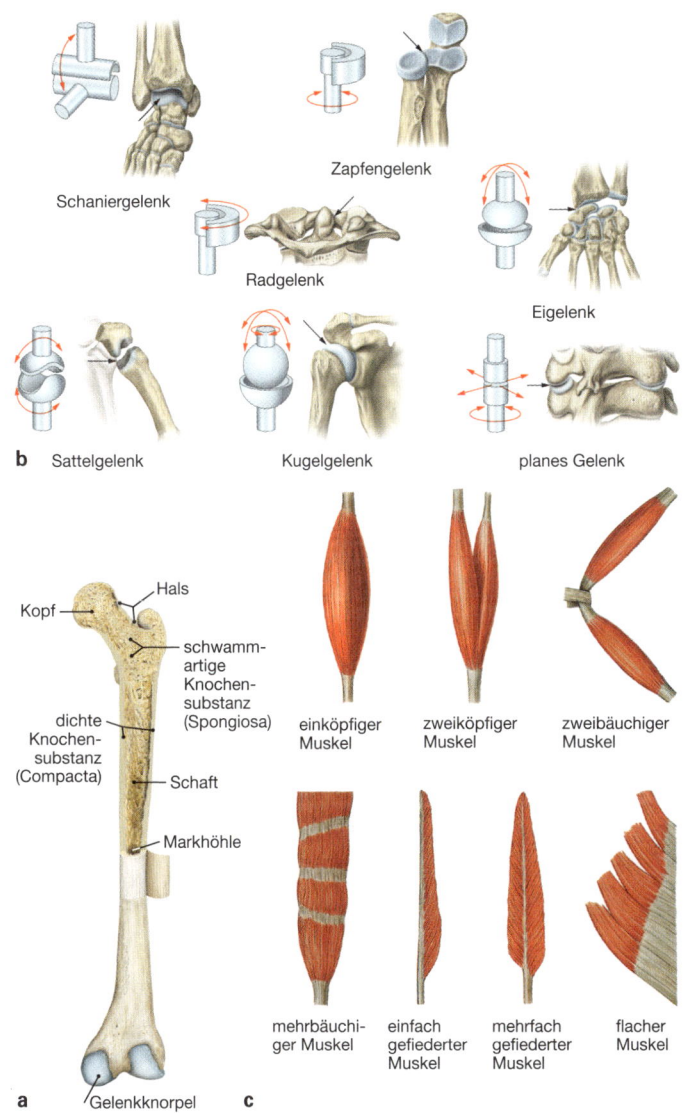

Schaniergelenk

Zapfengelenk

Radgelenk

Eigelenk

b Sattelgelenk Kugelgelenk planes Gelenk

Kopf

Hals

schwamm-artige Knochen-substanz (Spongiosa)

dichte Knochen-substanz (Compacta)

Schaft

Markhöhle

einköpfiger Muskel

zweiköpfiger Muskel

zweibäuchiger Muskel

mehrbäuchi-ger Muskel

einfach gefiederter Muskel

mehrfach gefiederter Muskel

flacher Muskel

a Gelenkknorpel **c**

5 Bau eines Röhrenknochens am Beispiel des Oberschenkelknochens (a), verschiedene Formen von Gelenken (b), verschiedene Muskeltypen (c)

61

FUNKTIONELLE SYSTEME

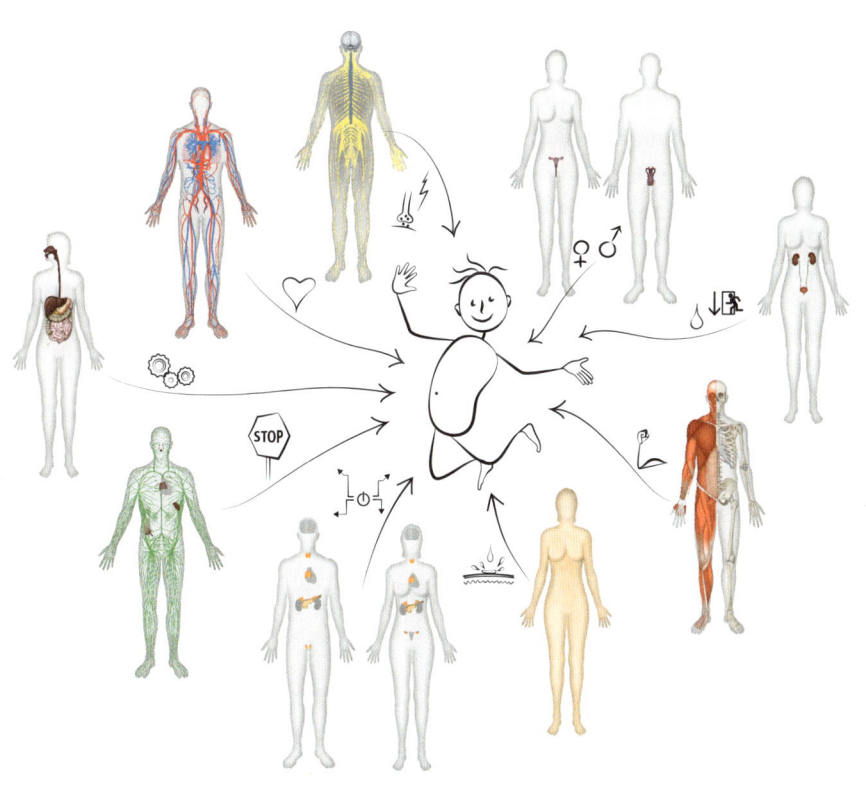

Krieg isch Kreislauf

Stellen Sie sich vor, Sie wollen unseren Bausatz-Menschen nicht nur rein mechanisch betreiben wie eine Gliederpuppe, sondern ihn mit ein bisschen mehr Schnickschnack ausstatten. Dann würden Sie jetzt in den Elektromarkt gehen und ein paar Kabel besorgen (eine Batterie am besten auch). Auf den Menschen übertragen sind wir jetzt bei den Leitungsbahnen – besser bekannt als Blutgefäße und Nerven.

Und jetzt dürfen die Tüftler unter Ihnen ran und diverse Kreisläufe basteln. Als Erstes den (Blut-)**Kreislauf:** Er besteht zum einen aus dem **Herz,** das das Blut durch den Körper pumpt. Das Herz hat zwei Hälften, die zwei unterschiedliche Kreisläufe antreiben. Die rechte Herzhälfte pumpt sauerstoffarmes Blut in die Lungen. Dort wird es bei der Atmung wieder mit Sauerstoff beladen, also eigentlich werden nur die roten Blutzellen mit Sauerstoff vollgepumpt. Von der Lunge aus wird das Blut zur linken Herzhälfte zurückgeleitet. Das ist der **Lungenkreislauf** oder auch der „Kleine Kreislauf", weil er komplett in der Brusthöhle sitzt und die Kabel entsprechend kurz sind. Jetzt bauen Sie den nächsten Kreislauf, den **Körperkreislauf.** Das Blut, das inzwischen ja in der linken Herzhälfte angekommen ist, wird dann über die **Hauptschlagader (Aorta)** in den Körperkreislauf gepumpt. Der wird auch als „Großer Kreislauf" bezeichnet, weil er von der Locke bis zur Socke alles mit dem Herzen verbindet. So wie man bei jedem Kabelsalat versucht, eine gewisse Ordnung zu erkennen, haben auch die Anatomen einfach alle Blutgefäße sortiert: Diejenigen, die das Blut vom Herz wegleiten, bezeichnen sie als **Arterien** oder Schlagadern. Auf Abbildungen malen sie diese rot. Und alle Blutgefäße, die das Blut wieder zum Herz zurückführen, heißen **Venen** oder Blutadern und sind blau gefärbt. Die letzte, daumendicke Vene heißt **Hohlvene (Vena cava).**

Wer jetzt aufgepasst hat, wird bemerkt haben, dass die Bezeichnung Vene oder Arterie zunächst einmal nichts mit dem Sauerstoffgehalt zu tun hat, wie oft behauptet wird. Im Körperkreislauf haben die Arterien tatsächlich sauerstoffreiches Blut, das hellrot ist. So sieht das Blut im Film aus, wenn es aus dem Körper herausspritzt, und stimmt darin mit unserer Abbildung überein. Es spritzt, weil das Herz es rauspumpt, und es hört auf zu spritzen, wenn man tot ist. Das venöse Blut ist im Körperkreislauf dagegen sauerstoffarm und dunkelrot. (Dunkelrot ist nicht gut genug von hellrot zu unterscheiden, umgekehrt ist blaues Blut beim Film aber auch nicht vermittelbar. Sagen zumindest der Steven [Spielberg, Anmerkung der Redaktion] und der Roland [Emmerich, Anmerkung der Redaktion].) Das venöse, dunkelrote Blut sickert eher unspektakulär aus dem Körper raus, wenn man verletzt ist. Das Ergebnis ist aber unter Umständen das Gleiche: Blutung – Schock – Tod! Auch an dieser einfühlsamen Darstellung sieht man, warum ich besser nicht „richtiger" Arzt geworden bin, wie mein älterer Sohn immer sagt. Im Lungenkreislauf verhält es sich mit dem Sauerstoffgehalt genau umgekehrt. In den Arterien sauerstoffarmes Blut, in den Venen sauerstoffreich. Falls Ihnen das übrigens nicht gleich aufgefallen ist, brauchen Sie sich nicht zu ärgern. Klappt auch in meiner Vorlesung nie! Man nennt das Didaktik, das heißt die Fähigkeit, eigentlich einfache Zusammenhänge so kompliziert darzustellen, dass sie nicht sofort ersichtlich sind.

In den einzelnen Organen verzweigen sich die Arterien und Venen immer mehr, und die Kreisläufe, die wir gerade noch mit dem bloßen Auge sehen konnten, werden mikroskopisch klein. In diesen winzigen Blutgefäßen (auf „aufschneiderisch": **Kapillargefäße**) passiert trotzdem allerhand: Hier findet der Gas- und Stoffaustausch statt, der zur Ernährung der Organe lebensnotwendig ist. In Ihrem Bausatz finden Sie diese winzig kleinen Kabel nicht mehr. Denn wenn Sie alle Kapillaren eines Körpers aneinanderlegen würden, hätten Sie einen Kabelstrang von 40.000 Kilometer Länge, was ziemlich genau dem Erdumfang entspricht.

Leider bleibt beim Kreisen durch so ein langes Kabelnetz immer etwas Blutflüssigkeit auf der Strecke. Deshalb brauchen wir noch ein weiteres Gefäßsystem, das all diese Flüssigkeit wieder aufsammelt: nämlich das **Lymphgefäßsystem**, das oft grün dargestellt wird. Dieses beginnt mit blinden Enden, die irgendwo im Gewebe herumliegen und durch feinste Spalten in ihrer Wand jeden Tag 2–3 Liter Lymphflüssigkeit aufnehmen und wieder in das Blutgefäßsystem zurücktransportieren. Dabei vereinigen sich die Lymphgefäße zu sogenannten Lymphstämmen. Der Hauptlymphstamm mündet dann hinter dem linken Gelenk zwischen Brustbein und Schlüsselbein wieder ins Blut, sodass wieder ein Anschluß an den Blutkreislauf besteht. So wie das Auffangbecken einer Hebeanlage, das Abwasserreste aus der Waschmaschine sammelt und über eine Pumpe wieder in das Kanalsystem pumpt. Der Hauptlymphstamm heißt auch Milchbrustgang, weil er nach dem Essen den größten Teil der Fette aus dem Darm aufnimmt und durch die Brusthöhle leitet, wo er sie ins Blut abgibt. Daher ist Lymphflüssigkeit (oder kurz: Lymphe) dann weiß wie abgekühltes Bratenfett. Auch das ist eine Kunst der Anatomen, einem immer mal wieder so richtig Appetit zu machen! Oder auch nicht, was dann wieder den Six-Pack bei Ihnen etwas weiter hervorbringt.

So, jetzt hat sich Mother Nature aber gedacht, wenn wir schon ein so schönes Auffangsystem haben, durch das immer ein Teil der Blutflüssigkeit zirkuliert, dann nutzen wir es doch als Filter! Deshalb sind in die Lymphgefäße **Lymphknoten** eingestreut, die Krankheitserreger und Fremdstoffe aus der Lymphe herausfiltern. Die Abwehrzellen in den Lymphknoten können dann eine sogenannte spezifische Immunabwehr einleiten. Die gegen den jeweiligen Erreger gerichteten Zellen vermehren sich dann und bilden Antikörper, die wie Lassos die Erreger einfangen. In Ihrem Baukasten würden Sie dafür nun Filterpapier finden. Aber nicht nur eine Sorte, sondern mehrere. Es gibt schließlich auch mehrere Filterstationen, die hintereinander geschaltet sind.

Durch die wundersame Zellvermehrung werden die Lymphknoten dick und schmerzen dann in ihrer Kapsel, in der es ihnen zu eng wird. Solche bohnengroßen schmerzhaften Knubbel in bestimmten Regionen können auf eine Entzündung hinweisen. Von den etwa 700 Lymphknoten unseres Körpers liegt gut ein Drittel am Hals, weil hier über Mund und Nase mit Nahrung und Atemluft besonders viele Erreger in unseren Körper eindringen. Auch in der Achselhöhle, also dort, wo man entweder kitzlig ist oder sich die Haare rasieren kann, und in der Leiste am Übergang zwischen Bauch und Bein gibt es sehr viele dieser Bohnenknubbel. Man bemerkt sie meist erst, wenn sie anschwellen, also die Socke zwickt. Jetzt denken Sie vielleicht: laaaaaaaangweilig. Stimmt aber nicht. Dieses Konzept ist sehr wichtig für die Medizin: Bestimmt haben Sie schon mal davon gehört, dass jemand vergrößerte Lymphknoten hat. Und je nachdem, welche Region diese Knoten säubern, kann man daraus schließen, wo eine Infektion herkommt.

Vielleicht noch wichtiger ist diese Anordnung der Lymphknoten für Tumore. Bösartige Tumore, die aus den Deckzellen der Organe hervorgehen und Karzinome genannt werden, bilden oft Lymphknotenmetastasen aus. Das heißt, bösartige Tumorzellen verlassen das Organ und bilden Tochtergeschwülste in Lymphknoten (der Gendergerechtigkeit wegen müsste man eigentlich eher Kindergeschwülste sagen). Diese Lymphknotenmetastasen bilden sich meist, bevor der Tumor auch in Blutgefäße eindringt und über diese in den Körper streut und dabei besonders oft Leber, Lunge und Gehirn befällt. Damit ein Arzt genau sehen kann, welche Lymphknoten vergrößert sind, um daraus schließen zu können, woher der Tumor gekommen ist, wird er eine Schichtaufnahme des Körpers machen. Entweder mit einer **Computertomografie (CT)** oder einem **Magnetresonanztomografen (MRT)**. Wie wir ganz am Anfang besprochen haben, ist das wichtig, da sich die Behandlung und die Prognose der Tumorerkrankung bei verschiedenen Krebsarten erheblich unterscheiden, je nachdem, wie weit sich der Tumor über die Lymphe oder das Blut im Körper breitgemacht hat.

Eine CT ist eine Röntgenaufnahme, bei der Sie in eine Röhre geschoben werden. Bei dieser Aufnahme sieht Ihr Arzt Ihr Innenleben scheibchenweise und nicht übereinander gelagert, wie sonst in einem Röntgenbild üblich. Diese Schichten kann man dann zu einem dreidimensionalen Bild zusammensetzen. Das bedeutet aber, dass eine CT auch mit **Röntgenstrahlen** gemacht wird und folglich mit einer **Strahlenbelastung** einhergeht. Deshalb überlegt man sich bei Schwangeren und Kindern schon dreimal, ob man eine CT oder doch lieber nur eine einfache Röntgenaufnahme macht.

Bei einer MRT entsteht dagegen keine Strahlung. Wenn Sie in dieser Röhre liegen, werden die Wasserstoffmoleküle des Körpers magnetisch ausgerichtet. Auch mit Hilfe dieser Magnetfelder kann man dann Schichtaufnahmen Ihres Körpers machen. Dafür dürfen Sie keine metallischen Teile mit in ein MRT-Gerät nehmen, wie etwa Schmuck, weil der durch die starken Magnetkräfte sonst von Ihrem Körper gerissen wird. (Haben Sie wegen eines operierten Bruches Schrauben oder Platten im Körper, brauchen Sie sich keine Sorgen zu machen: die sind aus Titan und das ist nicht magnetisch.) Trotzdem sagen Sie jetzt vielleicht, dann machen Sie höchstens bei einer MRT mit. So einfach ist es aber nicht, da es neben unterschiedlicher Verfügbarkeit (CT-Geräte gibt es öfter) auch eine Rolle spielt, was Ihr Arzt sehen will: Grob gesagt sieht man in einer CT-Aufnahme die Knochen recht gut, in einer MRT dagegen nicht. Dafür erkennt man in einer MRT Weichgewebe, also Muskel-, Nerven- und Bindegewebe und Organe viel besser.

So, nun blicken wir wieder in unseren Baukasten. Da liegt noch ein gelber Kabelhaufen herum. Das sind die **Nerven.** Nerven bilden keinen Kreislauf. Sie funktionieren wie ein Schlauch, der von A nach B führt. Die Nerven enthalten Nervenfasern – und wenn Sie nun den Bausatz Mensch vervollständigen wollen, dann knipsen Sie die gelben Nervenkabel ans Gehirn oder Rückenmark an und verlegen die Kabel in die Peripherie. Gehirn und Rückenmark bilden nämlich das **zentrale Nervensystem** oder **ZNS.** Geschützt ist dieses zentrale Nervensystem – Sie ahnen es – von Knochen: dem Schädel und der Wirbelsäule. Nun können Sie natürlich nicht irgendwelche gelben Kabel irgendwie verlegen. Dazu sollten Sie die Anleitung beachten: Aus dem Rückenmark treten **Rückenmarksnerven** aus, aus dem Gehirn entsprechend **Hirnnerven.** Diese Nerven bilden zusammen das **periphere Nervensystem** oder **PNS.** Und jetzt haben Sie was zu tun: Vom Rückenmark gehen nämlich 31 Nervenpaare aus: so viele, wie es Wirbel gibt. Zwischen jedem Wirbel ragt also ein Paar Rückenmarksnerven heraus. Sie leiten die Reize in den ganzen Körper. Aus dem Gehirn gehen 12 Nervenpaare ab. Die versorgen aber nur Kopf und Hals mit Reizen. Nur einer tanzt aus der Reihe, der Nerv X (X für 10 wie beim iPhone): Der versorgt sogar Organe im Oberbauch mit Reizen. Weil er so durch den Körper irrt, hat ihn der alte Anatom Galen auch als **Vagus-Nerv** (den „umherirrenden" Nerv) bezeichnet. (Da haben Sie wieder was zum Klug-Daherreden.) Bei den Nerven, die aus dem Rückenmark oder Gehirn kommen und unsere Skelettmuskeln steuern, handelt es sich um die motorischen Nervenfasern.

Daneben enthalten Nerven meist auch Fasern, die von der Haut an der Körperoberfläche oder aus dem Körperinneren zum zentralen Nervensystem ziehen. Also in die Gegenrichtung. Diese Nervenfasern bilden dort, wo die Rückenmarksnerven mit dem Rückenmark verbunden sind (also zwischen jeweils zwei Wirbeln), einen Nervenknoten, den man auf „aufschneiderisch" **Spinalganglion** nennt.

Sehen Sie? Jetzt haben wir ziemlich viele gelbe Kabel verbaut. Und in all denen werden Reize munter durch den Körper geleitet. Nun stellen Sie sich mal vor, wie das wäre, wenn jeder Reiz aus der Umgebung zu einer bewussten Sinneswahrnehmung im Gehirn führen würde. Und wenn jede Muskelaktion und Steuerung der Eingeweide bewusst von uns in die Wege geleitet werden müsste. Puh, da wäre unser Gehirn ganz schön überfordert. Deshalb hat die Natur eine recht praktische Lösung gefunden. Es gibt zwei verschiedene Nervensysteme. Eins, das bewusst mit der Umwelt kommuniziert (das **somatische Nervensystem**, wenn Sie es genau wissen wollen). Es aktiviert Skelettmuskeln oder nimmt Reize aus der Umwelt wahr. Und ein anderes, das sozusagen auf Autopilot geschalten ist: Es funktioniert zunächst einmal eigenständig und ohne dass unser Gehirn jedes Mal einen Befehl geben müsste. Dieses **autonome** oder vegetative Nervensystem steuert die Muskulatur und Drüsen der Eingeweide und löst bei Überhitzungsgefahr Schwitzen aus, um die Festplatte zu kühlen. Beim vegetativen Nervensystem gibt es nun zwei Kabel, die sozusagen als Gegenspieler die Organfunktionen regeln. Zum einen ist da der **Sympathikus**. Er aktiviert bei **Stress** all die Organe, die man für eine Flucht oder für einen Kampf benötigen würde: etwa das Herz-Kreislauf-System und die Atmungsorgane. Im Englischen merkt man sich die Funktion des Sympathikus mit dem Stabreim: „fight and flight" – für Kampf und Flucht. Und ich denke, das leuchtet sogar Ihnen als Laie ein, dass das auf Dauer nicht gut sein kann: Bei Stress wird das Herz-Kreislauf-System angeschmissen, das einen **hohen Blutdruck** macht, und der wieder ist ein Hauptrisikofaktor für **Arteriosklerose** (gemeinhin als Arterienverkalkung bekannt). Und die wiederum kann **Herzinfarkte** und **Schlaganfälle** verursachen. Ein ganz unguter Dominoeffekt. Dazu kommen wir aber noch bei Herz und Hirn.

Zum Glück gibt es den Gegenspieler des Sympathikus: den **Parasympathikus**. Er ist für Entspannung und Verdauung da. Im Englischen gibt es auch für seine Aufgabe einen kleinen Reim: „rest and digest" – „Ruhe und Verdauung". Diesen Gegenspieler des Sympathikus hat man übrigens viel später entdeckt – und ihn dankenswerterweise nicht Unsympathikus genannt. Sondern man hat ihm einfach das griechische „para" für „neben" davorgehängt. Der wichtigste parasympathische Hirnnerv ist übrigens der Vagus-Nerv, der uns noch öfter über den Weg laufen wird.

Nun ist es aber nicht so, dass wir das vegetative Nervensystem, das da so selbstständig vor sich hinwurstelt, nicht bemerken würden. Meist nehmen wir es unbewusst wahr oder können es nicht genau lokalisieren. So wie Bauchschmerzen, bei denen man auch nie mit Sicherheit sagen kann, ob sie vom Magen kommen oder vom Darm, der Leber, Galle oder Bauchspeicheldrüse. Daher sollten Sie übrigens vorsichtig sein mit Formulierungen wie „Magenschmerzen", wenn der Bauch drückt: Damit können Sie den Arzt unbewusst zu einer völlig falschen Diagnose verleiten.

So, jetzt haben wir ein nettes Betriebssystem aus Gefäßen, die Blut, Sauerstoff und Nährstoffe zu den Organen und Körperteilen transportieren. Das Nervensystem scheint alles zu kontrollieren. Zumindest all die schnellen, gezielten Reaktionen auf Reize und die gezielten Impulse, die an bestimmte Muskeln oder Drüsen gegeben werden. Klingt gut. Aber geht's manchmal nicht auch ein bisschen langsamer zu? Doch. Und für all die langsamen Vorgänge im Körper gibt es ein eigenes System: das **Hormonsystem.** Es steuert nämlich die Vorgänge, die für den ganzen Körper im Gleichgewicht gehalten werden müssen. Dazu gehören zum Beispiel der Stoffwechsel und der Elektrolythaushalt. Das Hormonsystem hat als Helfer dafür Botenstoffe, die **Hormone.** Sie werden über das Blut transportiert und wirken an allen Zellen, die eine Aufnahmestelle (einen Rezeptor) für das jeweilige Hormon besitzen. Hormone wirken dabei wie Schlüssel auf alle Körperzellen, die ein passendes Schloß besitzen.

Damit das Hormonsystem funktionieren kann, braucht es einen Chef. Und dieser Chef ist wie beim vegetativen Nervensystem ein Teil des Gehirns. Nämlich der **Hypothalamus.** Der bekommt über die Sinnesorgane und aus den Verdauungsorganen die Informationen, welche Hormone gerade gebraucht werden, und kann so verschiedene Organe koordinieren.

Die meisten Hormondrüsen bilden ein hierarchisches System. Das funktioniert wie eine Firma: Oben als Chef sitzt der Hypothalamus – wie Mark Zuckerberg. Und er sagt bei Bedarf, dass er die Verantwortung übernimmt und ihm alles furchtbar leid tut, wenn mal wieder Daten von 80 Millionen Nutzern irgendwohin „geleakt" sind und es leider auch noch jemand bemerkt hat. So ähnlich muss auch der Hypothalamus alle Hormondrüsen und Organe koordinieren und zu einem geordneten Zusammenspiel bewegen. Das steuert die **Hirnanhangsdrüse,** die als oberste Hormondrüse Botenstoffe ins Blut freisetzt. Diese Hormone steuern dann untergeordnete Drüsen wie die Nebennieren, die Hoden und Eierstöcke und die Schilddrüse. Diese bilden auch wieder Hormone, die dann den Stoffwechsel kontrollieren oder die Ausbildung und Funktion der

Geschlechtsorgane. Die Hirnanhangsdrüse steuert auch das Körperwachstum und die Reifung der Brustdrüsen in der Schwangerschaft. Das Elegante ist, dass die übergeordneten Zentren wie Hypothalamus und Hirnanhangsdrüse auch den Gehalt der Hormone aus den nachgeschalteten Drüsen im Blut bestimmen können. Und wie das bei einem guten Chef hoffentlich der Fall ist, sind auch diese beiden Hs immer direkt informiert, ob ein Befehl ausgeführt wurde und der Job erfüllt ist. Man nennt diesen Feedbackmechanismus einen Regelkreis. Ob dieses Prinzip in der F-Firma so gut funktioniert, ist allerdings die Frage …

Die Tatsache, dass die Hormone im Blut schwimmen, ganz konkrete Aufgaben haben und mit ihren Chefs so gut kommunizieren, ist für die Medizin ganz praktisch: Denn wenn die Hormone verrückt spielen, braucht ein Arzt nur ein bisschen Blut abzunehmen und kann sich die Hormone genauer anschauen. So findet er dann (hoffentlich) schnell heraus, wo das Problem liegt: Wenn die Steuerhormone aus Hypothalamus und Hirnanhangsdrüse erhöht sind, das Hormon **Cortisol** aus der Nebenniere dagegen erniedrigt, funktioniert die Nebenniere nicht. Wenn dagegen das Cortisol erhöht und die Steuerhormone erniedrigt sind, liegt eine Überfunktion oder ein Tumor der Nebenniere vor. Sind sowohl Cortisol als auch die Steuerhormone der Hirnanhangsdrüse erhöht, muss man eher an einen Tumor der Hirnanhangsdrüse denken. Wollen Sie noch mehr Beispiele? Stichwort Schilddrüse, auch so ein Kandidat für verrückte Hormone: Wenn das Steuerhormon aus der Hirnanhangsdrüse erniedrigt ist, die Schilddrüsenhormone dagegen erhöht, spricht das für eine Überfunktion der Schilddrüse. Wenn dagegen auch das Steuerhormon hoch ist, kann ein Tumor der Hirnanhangsdrüse schuld sein. Toll, was man da alles bestimmen kann, nicht?

Andere Drüsen wie die Bauchspeicheldrüse oder die Nebenschilddrüsen nehmen dagegen direkt wahr, wie viel Zucker im Blut ist, oder messen den Kalziumspiegel und steuern dann mit ihren Hormonen gegen. Diese Drüsen werden nicht von der Hirnanhangsdrüse kontrolliert. Aber manchmal spielen auch hier die Hormone verrückt. Wenn die Bauchspeicheldrüse nicht richtig funktioniert, ist eine **Zuckerkrankheit (Diabetes mellitus)** die Folge. Hier kann das Problem sein, dass die Bauchspeicheldrüse zu wenig Insulin bildet, weil sie durch eine Autoimmunerkrankung zerstört wurde. Diese Form, die meist schon im Kindes- oder Jugendalter auftritt, heißt auch Typ-1-Diabetes. Erwachsene sind dagegen meist an Diabetes Typ 2 erkrankt. Hier haben die Zellen des Fettgewebes und der Muskulatur ihre Insulin-„Schlösser" verloren. Sie sind unempfindlich gegen Insulin geworden – oder resistent, wie die Ärzte sagen. Und zwar wirklich nur deshalb, weil durch übermäßiges Futtern über lange Zeit zu viel Zucker und Insulin im Blut waren.

Nun haben wir uns ausführlich mit den allgemeinen Prinzipien unseres Körpers auseinandergesetzt und kennen auch die einzelnen Baumaterialien. Sie waren ja auch ganz fleißig und haben Ihren Baukasten-Menschen tapfer zusammengesetzt. Aber ein bisschen hohl wirkt er schon noch. Deshalb kommen wir nach dieser allgemeinen Anatomie jetzt zur speziellen Anatomie. Das heißt zu den einzelnen Körperabschnitten und Organen.

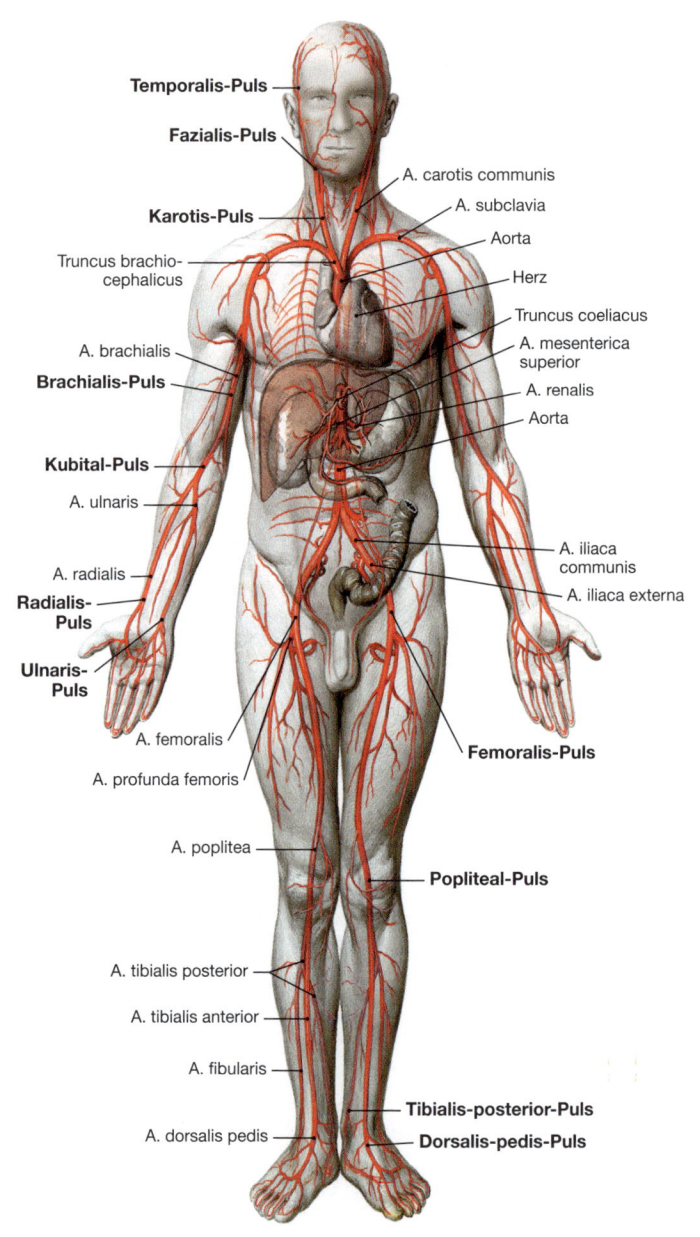

Temporalis-Puls

Fazialis-Puls

A. carotis communis

A. subclavia

Karotis-Puls

Aorta

Truncus brachio-
cephalicus

Herz

Truncus coeliacus

A. mesenterica
superior

A. brachialis

A. renalis

Brachialis-Puls

Aorta

Kubital-Puls

A. ulnaris

A. iliaca
communis

A. radialis

A. iliaca externa

Radialis-
Puls

Ulnaris-
Puls

A. femoralis

A. profunda femoris

Femoralis-Puls

A. poplitea

Popliteal-Puls

A. tibialis posterior

A. tibialis anterior

A. fibularis

Tibialis-posterior-Puls

A. dorsalis pedis

Dorsalis-pedis-Puls

■6 Arterien des Körpers

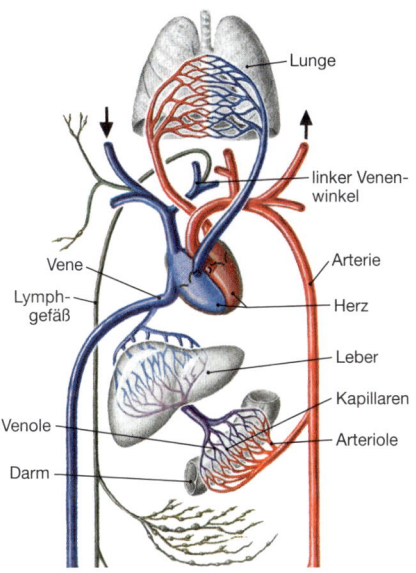

Lunge

linker Venen-
winkel

Vene

Lymph-
gefäß

Arterie

Herz

Leber

Venole

Kapillaren

Arteriole

Darm

■7 Herz-Kreislauf-System

75

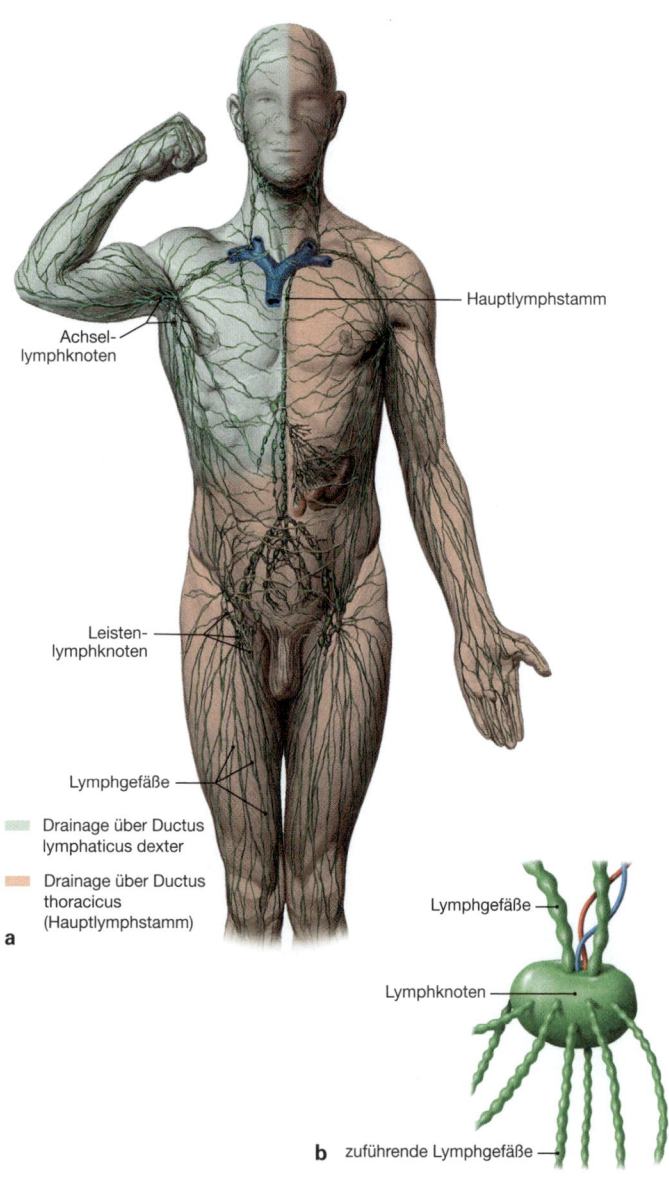

Hauptlymphstamm

Achsel-
lymphknoten

Leisten-
lymphknoten

Lymphgefäße

Drainage über Ductus
lymphaticus dexter

Drainage über Ductus
thoracicus
(Hauptlymphstamm)

a

Lymphgefäße

Lymphknoten

b zuführende Lymphgefäße

■8 Lymphgefäße des Körpers (a) mit Lymphknoten (b)

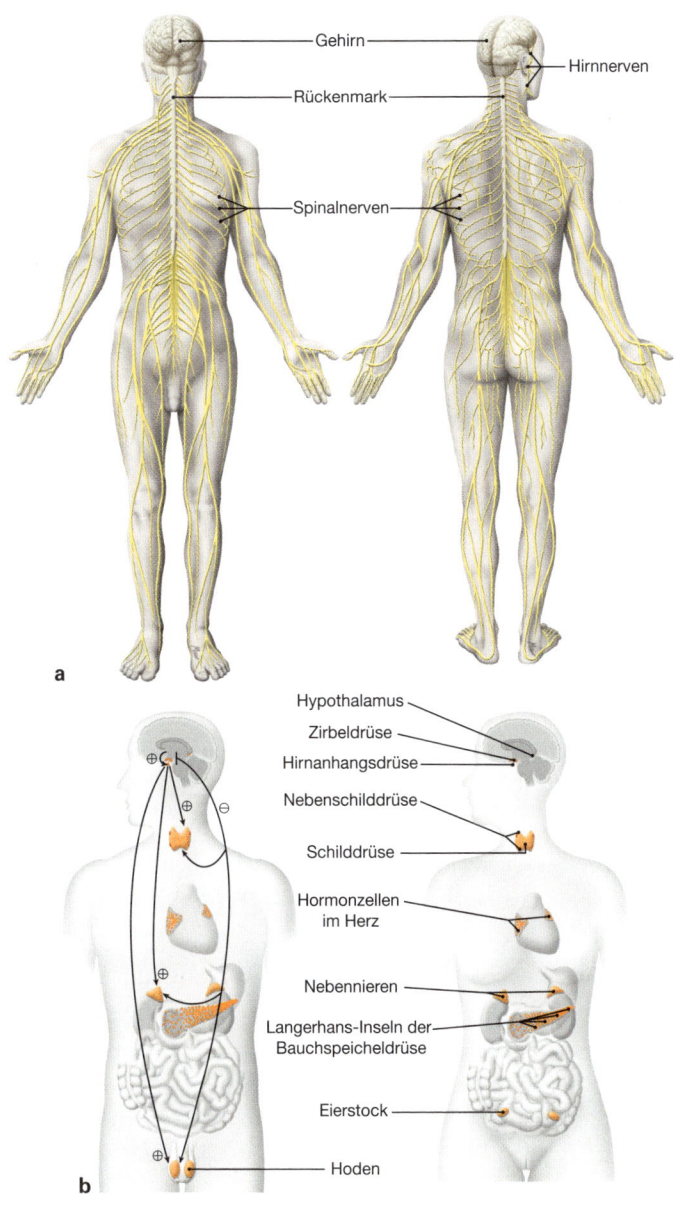

9 Das Nervensystem (a), das Hormonsystem (b)

Was ist ein Organ (und was nicht)?

Erst mal müssen wir festhalten, was überhaupt ein Organ ist und was dagegen ein Körperabschnitt. Ah, jetzt kommt wieder der Professor in ihm durch, denken Sie nun bestimmt. Hab ich Recht? Das spielt in der Medizin eine Rolle, wenn man Organe entfernen muss oder sie bei einer **Transplantation** sogar ersetzen möchte.

Ein **Organ** ist eine räumlich abgegrenzte Funktionseinheit des Körpers, die aus verschiedenen Geweben zusammengesetzt ist und meist auch von eigenen Leitungsbahnen wie Blutgefäßen und Nerven versorgt wird. Wenn man das so sieht, ist es klar, dass das Herz und das Gehirn, aber auch die Schilddrüse und die Eierstöcke Organe sind. Manche Organe sind durch eine Kapsel aus straffem Bindegewebe von ihrer Umgebung abgegrenzt, wie die Niere und die Leber, die sich nicht in ihrer Größe verändern müssen. Andere Organe befinden sich in einer eigenen „Verschiebehülle", wie in einem Plastikbeutel. Das ist bei den Organen der Fall, die sich in ihrer Größe verändern können – zum Beispiel das Herz, das durch rhythmisches Zusammenziehen das Blut antreibt, oder die Lunge, die sich bei der Einatmung aufbläht.

Die meisten Organe liegen in den drei Körperhöhlen des Rumpfs: der Brust-, Bauch- und Beckenhöhle. Einzelne Organe sind in das Bindegewebe des Halses eingelagert. Nur ein Organ ist aus dem Körper ausgelagert: der Hoden. Er ist in den Hodensack gepackt, da es ihm sonst zu heiß wird und er keine intakten Spermien bilden kann.

So, jetzt gucken Sie wieder in Ihren Baukasten. Da liegen sie jetzt, all die Organe. Stellen Sie sich vor, Sie sollten Herz und Hoden, Lunge und Leber, Milz und Magen – und wie sie alle heißen – nach ihrer Wichtigkeit sortieren. Welches davon ist lebensnotwendig? Welches nicht? Grundsätzlich kann man sagen, dass alle Organe von „vitaler Bedeutung" gut durch Knochen geschützt sind. Entweder sind sie wie das Gehirn in den Schädel oder wie Herz und Lungen in die Brusthöhle eingelagert, oder sie sind in der Bauchhöhle von den Rippen des Brustkorbs bedeckt wie Leber und Nieren. Beckenorgane sind dagegen für das Individuum nicht lebensnotwendig. Für die Arterhaltung dagegen schon, da eine Fortpflanzung ohne die Keimzellen von Eierstock und Hoden natürlich nicht funktioniert. Allgemein fährt man ganz gut damit, bei einfachen Hohlorganen wie Magen, Gallenblase oder Harnblase davon auszugehen, dass man in der Not auch ohne sie auskommt; während solide Organe, die aus einer eigenen Organsubstanz bestehen (wie Leber und Nieren), meist lebensnotwendig sind.

Die **Gliedmaßen**, also Arme und Beine, sind Körperabschnitte und streng genommen keine Organe. Manchmal bezeichnen wir Anatomen aber einen Arm als Greif- und Tastorgan, ein Bein als Lauf- und Stützorgan: und zwar dann, wenn wir die Unterschiede in der Bauweise von Arm und Bein darstellen wollen. Einzelne Körperabschnitte sind im Allgemeinen nicht lebensnotwendig, auch wenn natürlich der Verlust einzelner Finger oder besonders des Daumens das Leben stark beeinträchtigen kann. Eine Ausnahme ist der Kopf: Zu den sicheren Todeszeichen, die zur Feststellung des Todes dienen, zählt in der Rechtsmedizin deshalb neben Fäulnis, Leichenstarre und Totenflecken auch die Abtrennung des Kopfes als „nicht mit dem Leben zu vereinbarende Verletzung". Auch wenn die Transplantationsmedizin inzwischen Erstaunliches vollbringen kann und sogar die Verpflanzung von Händen und Gesichtern erlaubt, sind die Ankündigungen mancher „Mediziner", demnächst einen Kopf verpflanzen zu wollen, bis auf Weiteres als Scharlatanerie anzusehen. Entscheidend ist nämlich, dass man das Rückenmark nach einer Durchtrennung nicht so zusammenfügen kann, dass die Nervenzellfortsätze den Schnitt überwinden und weiter so verlaufen wie vor der Durchtrennung.

In letzter Zeit werden auch fast jährlich „neue" Organe entdeckt. Auch wenn das genau genommen nur verschiedene Gewebeeinheiten sind, die nicht einmal räumlich abgrenzbar sind. So etwas als Organ zu bezeichnen, macht keinen Sinn. Deshalb ist eigentlich auch die Haut kein Organ. Zuletzt groß gefeiert war die Neuentdeckung des Mesenteriums oder sogar auch des Interstitiums. Noch nie gehört? Ist jetzt wieder was für Ihren Fundus an „Aufschneider"-Wissen, das die Welt nicht braucht: Das **Mesenterium** ist eine Verdopplung des Bauchfells. Sie umgibt und befestigt die verschiedenen Organe der Bauchhöhle und wurde lange als Aufhängeband unterschätzt. Das zeigt schon der deutsche Begriff „Gekröse", bei dem man nicht weiß, ob man vor Langeweile einschlafen soll („Wir halten heute eine Vorlesung über das Gekröse ..." Schnarch!) oder ob man sich vor Ekel übergeben muss, weil man sich an frisch aufgebrochenes Wild erinnert fühlt. Ähnlich wie bei der Haut oder beim Blut, das auch schon als flüssiges Organ bezeichnet wurde, kann man in meinen Augen auch eine Funktionseinheit wertschätzen, ohne gleich ein Organ daraus zu machen. Beim **Interstitium**, das ein loses Maschenwerk aus Bindegewebe mit flüssigkeitsgefüllten Hohlräumen darstellt, macht es noch weniger Sinn. Aber dafür kann man sich sicher sein, dass es einen Riesen-Bohei in der Presse nach sich zieht, wenn es einem gelingt, ein altbekanntes Funktionssystem als „neues Organ" zu verkaufen. Wahrscheinlich bin ich auch nur neidisch, dass nicht ich auf diese Idee gekommen bin. Obwohl, wenn ich mal so richtig erkältet bin, habe ich auch manchmal den Eindruck, der Rotz in meinen Atemwegen könnte durchaus als neues Organ durchgehen! Also, vielleicht hören Sie bald wieder von mir, wenn ich mit dieser „Neuentdeckung" richtig groß rauskomme!

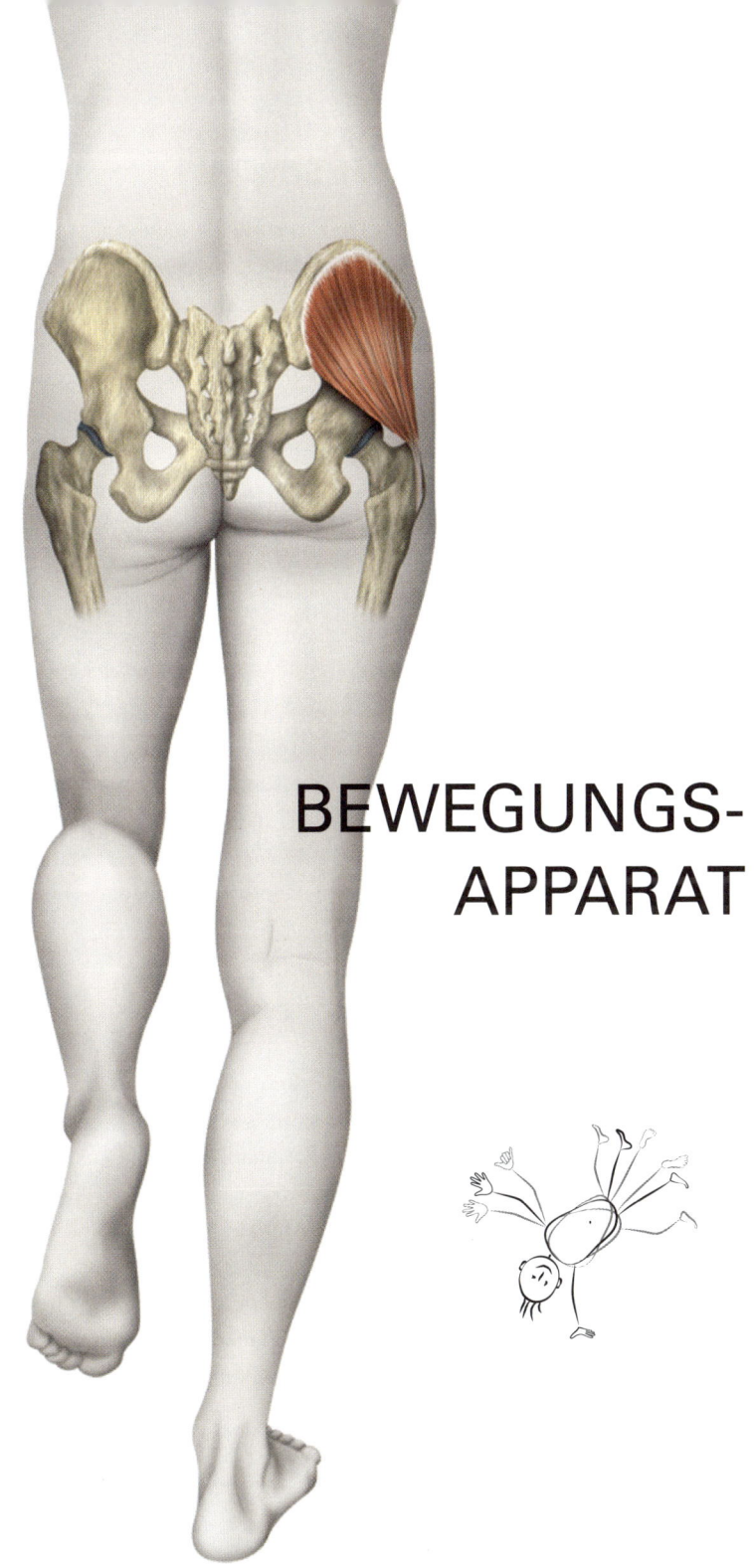

BEWEGUNGS-
APPARAT

Ich hab Scheibe!

Ich finde den Begriff Rumpf immer irgendwie eigenartig. Stellen Sie sich mal vor den Spiegel und sagen mit voller Inbrunst, rollendem R, gefolgt von einem gedehnten U und Lippenpropeller am Ende das Wort RRRUUUUMPFFFFF!

Rumpf kommt aus dem Lateinischen und heißt eigentlich Stamm. Auf den Körper bezogen ist damit der Körperstamm gemeint – also der Oberkörper ohne Arme und Beine. Der **Rumpf** gliedert sich vorne in drei Abschnitte, nämlich **Brustabschnitt, Bauchabschnitt** und **Beckenabschnitt**. Hinten heißt dagegen alles **Rücken**. Auch der Nacken wird zum Rücken dazugerechnet, sodass wir den nicht extra behandeln müssen.

Die erste Frage ist, aus welchem Holz dieser Stamm überhaupt geschnitzt ist. Also was stützt ihn von innen? Dazu blicken Sie jetzt mal wieder in Ihren Baukasten und holen die lange knöcherne Schlange heraus. Das ist die Wirbelsäule – sie ist das tragende Skelettelement des Rumpfes. Die **Wirbelsäule** besteht aus einzelnen, gegeneinander beweglichen Knochen, die man **Wirbel** nennt. Sie sind aufeinander gestapelt, wie Bauklötzchen. Aber nicht zu einem senkrechten Turm, sondern leicht gewölbt – von der Seite betrachtet sieht das wie eine doppelte S-Form aus. Insgesamt besteht Ihre Schlange aus 30 bis 33 Wirbeln. Falls Sie sich fragen, warum wir Anatomen die nicht genau zählen können, erkläre ich es Ihnen: Sieben liegen im Halsabschnitt, zwölf im Brustabschnitt, fünf im Lendenabschnitt und dann gibt es noch mal fünf, die etwa ab dem 18. Lebensjahr zum **Kreuzbein** zusammengewachsen sind. Ganz unten folgen ein bis vier Wirbelchen, die das **Steißbein** bilden. Das waren ursprünglich mal die Schwanzknochen – sie wurden im Laufe der Evolution immer weiter reduziert. Manche Menschen haben nur noch eines dieser Knöchelchen, manche zwei, drei oder vier. Irgendwann, so vermute ich, wird die Menschheit hier gar keinen Knochen mehr haben – sofern wir unseren Planeten bis dahin nicht völlig vermüllt oder in die Luft gesprengt haben und uns gleich mit.

Zusätzlich zur Wirbelsäule gehören noch weitere Knochen zum Rumpf: Nehmen Sie dazu aus Ihrem Baukasten die 24 längeren und kürzeren gebogenen Stäbe. Das sind die **Rippen** – jeweils zwei gleiche bilden ein Paar. Die 12 Rippenpaare sind an den 12 Brustwirbeln befestigt. So logisch ist Anatomie. Vorne werden die Rippenpaare vom Brustbein zum **Brustkorb** zusammengefasst . Weiter unten ist das Kreuzbein über das **Iliosakralgelenk** mit dem großen Beckenknochen verbunden, und zwar genau genommen mit den beiden Hüftbeinen. Diese werden vorne in der **Schambeinfuge** zum Beckenring verbunden.

Nun sind die einzelnen Wirbel aber nicht einfach aneinandergereiht wie Holzperlen auf einer Kette. Das würde ganz schön klackern, und bei jeder Bewegung würden die Perlen aneinanderschaben. Deshalb sind die einzelnen Wirbel durch Gelenke miteinander verbunden, immer ein Gelenk auf beiden Seiten für jedes Wirbelpaar. Bänder stabilisieren die Gelenke und verbinden die Wirbel auf der Vorder- und Rückseite – vom Schädel oben bis hinunter zum Steißbein. So als wären die Bauklötze vorne und hinten durch einen langen Streifen Paketband verbunden. Wenn Sie sich die Skelettschlange genau anschauen, finden Sie zwischen den einzelnen Wirbeln kleine Filzpolster die die Bandscheibe symbolisieren. Jetzt dürfen Sie vorne auf die Bauklötze und hinten auf die Filzpolster das Paketband draufpappen.

Die Form der einzelnen Gelenke ist je nach Wirbelsäulenabschnitt unterschiedlich. Und von dieser Form hängt es ab, wie beweglich die einzelnen Wirbelsäulenabschnitte sind. Die **Halswirbelsäule (HWS)** ist der beweglichste Abschnitt der Wirbelsäule. Die **Brustwirbelsäule (BWS)** kann sich gut drehen und beugen, die **Lendenwirbelsäule (LWS)** nur gut beugen und strecken. Das **Kreuzbein** ist durch Verknöcherung der Wirbel steif und unbeweglich und fest im Beckenring verankert. Der Kopf hingegen ist zusätzlich beweglich, sodass wir neben einer seitlichen Neigung („Vielleicht") durch Nicken („Zustimmung") und Kopfschütteln („Ablehnung") auch ohne Worte und Gesten kommunizieren können. Das klappt deshalb, weil die beiden ersten Halswirbel eine ganz besondere Form haben. Der erste Halswirbel heißt **Atlas.** Er hat vor langer Zeit seinen Wirbelkörper, also das Mittelstück, an den zweiten Halswirbel abgegeben. Seither ist der Atlas ringförmig. Das Mittelstück ist nach unten gewandert und sitzt wie ein Zahn auf dem zweiten Halswirbel, dem **Axis.** Axis bedeutet soviel wie Achse: Denn auf diesem zweiten Halswirbel dreht sich der Kopf wie um eine Achse.

Die Gelenke, die zwischen den Wirbeln liegen (also die Filzscheibchen in unserer Skelettschlange), heißen ganz einfach **Zwischenwirbelgelenke.** Dass diese Gelenke im Laufe des Lebens abgenutzt werden, ist ganz normal. Diese Abnutzungserscheinungen bezeichnet man als **Arthrose.** Arthose kommt auch bei anderen Gelenken vor, die zeitlebens das Körpergewicht aushalten müssen: besonders oft an Hüften und Knien. Man sieht diese Veränderungen, wenn man ein Röntgenbild der Wirbelsäule anschaut. Deshalb steht auch auf jedem Befund vom Radiologen, also Röntgenarzt, es lägen „altersentsprechende degenerative Veränderungen vor". Damit sind diese Abnutzungserscheinungen gemeint. Das Problem ist, dass diese Röntgenbilder allein nur wenig darüber aussagen, ob man damit auch Probleme hat. Es kann also sein, dass Ihre Gelenke auf dem Röntgenbild stark verändert und abgenutzt aussehen. – aber Sie gar nichts davon merken. Dann freuen Sie sich. Aber auch das Gegenteil ist möglich: Jemand hat starke Rückenschmerzen, aber die Wirbelsäule sieht auf dem Bild eigentlich noch ganz gut aus, fast „wie neu" sozusagen. Deshalb sagen Ärzte auch immer, sie behandeln nicht das Röntgenbild, sondern den Patienten. Gar nicht dumm, diese Einstellung …

Zwischen jeweils zwei Wirbelkörpern liegt eine **Bandscheibe.** Die Bandscheibe ist ein Puffersystem, das innen einen wasserreichen Gallertkern hat. Dieser Kern überträgt die Druckkraft vom Körpergewicht nach allen Seiten auf einen Faserring aus straffem Bindegewebe. Das ist so, als ob Sie sich auf eine Luftmatratze legen. In der Mitte hat sie jetzt weniger Luft, weil die sich nach außen verteilt, und trotzdem trägt sie Sie auf dem Wasser.

Dass unser Körpergewicht auf die Bandscheiben drückt, kann man daran erkennen, dass wir abends wenige Zentimeter kleiner sind als morgens. Ist logisch, wenn den ganzen Tag 60, 70, 80 Kilo oder mehr auf die Bandscheiben drücken und sie plätten. Über Nacht strecken wir uns wieder. Ein bisschen so, wie eine Matratze ja auch flacher ist, wenn wir darauf liegen. Fehlt unser Gewicht, hebt sie sich wieder. Wenn Sie also den Eindruck haben, Sie wären zu klein, sagen Sie einfach, Sie waren eigentlich mal 2,10 Meter groß, haben in den letzten 20 Jahren aber einfach zu wenig geschlafen.

Die Konstruktion der Bandscheibe ist nicht so richtig „made in Germany", wie man vor dem Dieselskandal vielleicht noch gesagt hätte – also nicht unbedingt ein Qualitätsprodukt. Denn sie wird im Laufe des Lebens brüchig und kann hinten einreißen, vor allem wenn Sie viel und lange Schweres heben. Dann wölbt sich der Gallertkern vor, was man als **Bandscheibenvorfall** bezeichnet. So wie auch das Innenfutter einer Jacke rausquillt, wenn der Stoff einreißt. Jetzt könnte man natürlich sagen, logisch ist so eine Bandscheibe „made in Germany" – aber wieso hier aus Versehen eine Sollbruchstelle eingebaut wurde, wisse man auch nicht. Und komisch, das habe man erst gestern erfahren, und wahrscheinlich handle es sich auch nur um ein paar wenige betroffene Patienten (siehe Dieselskandal, Sie wissen schon). Alles natürlich Schmarrn, und die Zahl der Patienten mit Bandscheibenvorfall ist mit knapp 200.000 jedes Jahr riesig. Das Problem bei einem Bandscheibenvorfall ist, dass die Bandscheibe auf einen Rückenmarksnerv drückt oder sogar auf das Rückenmark selbst. Dann kommt es zu Schmerzen, die in die Nerven ausstrahlen, und im schlimmsten Fall auch zu Lähmungen in Muskeln, die von den jeweiligen Nerven versorgt werden. Am häufigsten sind Bandscheibenvorfälle in der unteren Lendenwirbelsäule: Sie bewirken dann entweder einen **Hexenschuss,** bei dem Sie den Schmerz und die Muskelverspannung im unteren Rücken spüren. Oder die Schmerzen strahlen in den Ischias-Nerv und bis ins Bein aus. Das meinen die Patienten mit Bandscheibenvorfall, die sagen „ich habe Scheibe" oder „ich hab

Ischias". Wenn der herausquellende Gallertkern auf die Nerven-
wurzeln aus dem unteren Rückenmark drückt, kann dies auch zu
Lähmungen der Schließmuskeln von Analkanal und Harnblase führen. Dann kommt es zu Inkontinenz, und der Bandscheibenvorfall
muss meist rasch operiert werden. Ansonsten können Sie eine Besserung auch durch konsequentes Training der Rückenmuskulatur
erreichen – etwa indem Sie schwimmen gehen. Eine OP ist dann oft
nicht nötig. Am zweithäufigsten sind Bandscheibenvorfälle in der
unteren Halswirbelsäule. Sie verursachen dann Schmerzen und
Lähmungen in den Armen.

Weil Sie inzwischen fast schon ein Profi in Sachen Anatomie
sind, wissen Sie ja bereits, dass wir Muskeln brauchen, um unser
Knochensystem bewegen zu können. So ist es auch bei Wirbelsäule
und Brustkorb: Wirbel und Rippen sind untereinander und miteinander durch Muskeln verbunden, ebenso die Wirbel und die Beckenknochen. Entsprechend spricht man vorne von Brustkorbmuskeln und Bauchmuskeln, hinten dagegen fasst man alle Muskelgruppen als Rückenmuskeln zusammen.

Auch wie die vordere Rumpfwand aussieht, bestimmen vor
allem die Muskeln, die unter der Haut liegen – zumindest wenn die
Fettschicht dazwischen nicht zu dick ist. Im Brustabschnitt ist der
große Brustmuskel formbildend, am Bauch vor allem der **gerade
Bauchmuskel** mit seinen typischen Einkerbungen, die man auch Six-
Pack nennt. Der Beckenkamm zeichnet sich seitlich ab, weil darüber der **äußere schräge Bauchmuskel** vorspringt, wenn er gut trai-
niert wird. Nach einem Schönling aus der griechischen Mythologie
heißt diese Stelle auch Adonis-Ecke. In der Mitte des Bauchs sitzt
der **Bauchnabel,** der ein bisschen so aussieht wie das zugeknotete
Ende eines Luftballons. Das Bild des Zuknotens ist gar nicht so
falsch, da hier nach der Geburt die Nabelschnur abgeschnitten und
abgeklemmt wurde. Der Rumpf wird von den vorderen Nervenästen der Rückenmarksnerven versorgt, die (wie der Name schon
sagt) hinten aus dem Rückenmark austreten und dann wie Reifen
um den Körper ziehen. Da die Nervenäste aus Haut und Muskeln

im Rückenmark mit den vegetativen Nerven zusammenlaufen, die die Organe versorgen, empfindet man Organschmerzen oft auch so, als würden sie auf der Körperoberfläche auftreten. Man sagt dazu „übertragener Schmerz".

Genau genommen zählen die oberflächlich gelegenen Brustmuskeln wie der große Brustmuskel gar nicht zu den Rumpfmuskeln, sondern zu den Schultermuskeln, da sie den Arm bewegen. Auch der vordere **Sägezahnmuskel** wird dafür gebraucht, den Arm hochzuheben und die Schulter am Rumpf festzuhalten, wenn man sich beispielsweise bei Liegestützen vom Boden abdrückt.

Die eigentlichen Brustkorbmuskeln liegen darunter und sind die **Zwischenrippenmuskeln,** die man zum Ein- und Ausatmen braucht. Und weil im Körper alles ganz genau geregelt ist, gibt es hier zwei verschiedene Muskelgruppen: Die äußeren Zwischenrippenmuskeln unterstützen die Einatmung durch das Zwerchfell, indem sie die Rippen heben; die inneren Zwischenrippenmuskeln senken die Rippen und fördern damit das Ausatmen. Der **gerade Bauchmuskel** kann den Rumpf beugen. Den braucht man beim Aufrichten des Oberkörpers aus der Rückenlage, zum Beispiel beim Sit-Up. Der Muskel hat eine eigene Bindegewebshülle, die man **Rektusscheide** nennt. Ja, Waschke, warum ist das denn wichtig, werden Sie nun denken. Wir wollten doch nicht jede Faser einzeln durchnehmen. Machen wir auch nicht. Aber diese Bindegewebshülle ist nicht ganz uninteressant: Während die Vorderseite der Bindegewebshülle den Muskel ganz bedeckt, fehlt auf der Rückseite der untere Teil. Das ist ein Problem. Ein Loch ist nie gut, und auch bei der Hülle der Bauchmuskeln nicht. Dadurch ist der untere Abschnitt der Bauchwand instabil, und es bilden sich gerne Leistenbrüche aus. Dazu kommen wir gleich noch.

In die Bindegewebshülle des geraden Bauchmuskels strahlen die **schrägen Bauchmuskeln** ein. Wieder zwei Muskelplatten, nämlich der äußere und der innere schräge Bauchmuskel. Ordnung muss sein. Diese beiden drehen und neigen zusammen den Rumpf. Quer verläuft auf der Innenseite auch noch so eine dünne Muskelplatte, der **quere Bauchmuskel**. Er macht den Bauch nur platt und erhöht so den Druck im Bauch, was einem auf der Toilette beim Pressen hilft und auch bei der Geburt die Wehen unterstützt.

Wenn Sie die Muskeln trainieren wollen, müssen Sie die gleichen Bewegungen ausführen, für die jeweils die Muskeln zuständig sind. Also Rumpfbeugen nach vorne für den geraden Bauchmuskel und schräge Beugungen und Drehungen für die schrägen Bauchmuskeln. Nur den **Hodenheber** können wir nicht trainieren. Wofür wir diesen Muskel überhaupt haben, wollen Sie wissen? Er war früher wichtig, als wir noch nackt durch die Wälder liefen, und zwar als Schutzmuskel, da er bei einer Berührung der Oberschenkelinnenseiten zum Schutz die Hoden angehoben hat. Das hat mit dem Tragen von Hosen seine Bedeutung verloren. Zwei Fragen will ich gleich beantworten, da sie sich offensichtlich aufdrängen und ich oft danach gefragt werde. Erstens: Ja, Frauen haben den Hodenheber auch. Er begleitet ein Aufhängeband der Gebärmutter, das durch den Leistenkanal bis ins Bindegewebe oberhalb der Schamlippen zieht. Und zweitens: Nein, mit den Schamlippen klatschen kann der Muskel nicht! Sorry, aber das fragten meine Studenten tatsächlich mal.

Nun haben Sie in Ihrem Baukasten vielleicht schon das etwa fünf Zentimeter lange Röhrchen gesehen. Das ist unser **Leistenkanal**. Ein kleiner Tunnel in der Bauchwand, den Sie nicht unterschätzen sollten. Der Leistenkanal zieht schräg durch die Bauchwand. Schneidet man die von vorne auf, sieht man nur seine äußere Öffnung. Beim Mann zieht der **Samenstrang** durch den Leistenkanal, bei der Frau nur das Band, das die Gebärmutter stabilisiert. Der Samenstrang bildet sich schlicht so, dass der Hoden vor der Geburt aus der Bauchhöhle in den Hodensack verlagert wird und dabei einfach alle Bauchschichten mitnimmt. Das heißt, die schrägen und queren Bauchmuskeln, die dann zum Teil den Hodenhebermuskel bilden. So ein Kanal kann sich auch weiten. Dann kann es passieren, dass sich das Bauchfell in den Kanal stülpt und einen Sack im Leistenkanal bildet. Und in diesem Sack können sich Darmschlingen verirren und abgequetscht werden. Dieses Szenario nennt man **Leis-tenbruch** – obwohl dabei kein Knochen bricht. Wenn ein Stück Darm abgequetscht wird, kann er kaputt gehen, sodass der Stuhl in die Bauchhöhle läuft. Und das kann eine massive Entzündung der Bauchhöhle und eine Blutvergiftung nach sich ziehen. Daher muss man Leistenbrüche zügig operieren. Frauen haben viel seltener Leis-tenbrüche, da bei ihnen kein fingerdicker Samenstrang den Kanal aufweitet. Wenn überhaupt, wühlt sich bei Frauen der Darm unter dem **Leistenband** durch. Das Leistenband ist eine Bindegewebsver-stärkung zwischen Darmbeinkamm und Beckenvorderrand. Es bil-det den Boden unseres Leistenkanals, den Asphalt im Tunnel sozu-sagen. Und wenn sich der Darm darunter durchwühlt, kommt er in seinem Bauchfellsack als Knubbel am inneren Oberschenkel raus, was man als **Schenkelbruch** bezeichnet.

Bleiben wir noch ein bisschen bei den Frauen und schauen uns ein spezielles Organ an der Brustwand an: die **Brust**. Eigentlich ist sie gar kein Organ, sondern anatomisch gesehen ein Hautanhangs-gebilde. Das Besondere an der weiblichen Brust ist die Brustdrüse im Inneren. Die ist letztlich nicht mehr als eine bessere Schweißdrü-se, nur dass sie halt Milch bilden kann. Dabei ist es aber so, dass der Drüsenanteil nur einen kleinen Teil der Brust ausmacht. Vor einer Schwangerschaft ist der Teil sogar so klein, dass man selbst mit dem Mikroskop noch suchen muss, bis man die Drüsen gefunden hat. Bis dahin besteht eine Brust vor allem aus Fett- und Bindegewebe. Eine Milchdrüse im Speckmantel also. In der Schwangerschaft be-wirken dann Hormone der Hirnanhangsdrüse, dass die Drüse wächst und die Brust insgesamt größer wird. Die Drüsenanteile, die die **Muttermilch** abgeben, ein wässriges Gemisch aus Fetten, Koh-lenhydraten und Proteinen, münden in der **Brustwarze**. Und an der nuckeln Säuglinge so gierig, als würde sonst die Welt untergehen. Damit der Säugling gleich nach der Geburt, wenn er noch nicht gut sieht, die Brust finden kann, liegen im **Brustwarzenhof** praktischer-weise Duftdrüsen.

Medizinisch ist die Brust sehr wichtig, weil nahezu weltweit **Brustkrebs** (das **Mammakarzinom**) der häufigste Tumor bei Frauen überhaupt ist. Jede zehnte Frau bekommt in ihrem Leben Brustkrebs. Wie bei allen Krebserkrankungen ist es wichtig, auch diesen Tumor früh zu erkennen und zu behandeln. Mammakarzinome bilden Knoten in der Brust, die unbehandelt entweder aufplatzen oder in die Brustwand einwachsen, so dass man die Brust nicht mehr verschieben kann – deshalb wird bei der Vorsorgeuntersuchung darauf geachtet, ob die Brust beweglich ist. Manchmal bemerkt man Brustkrebs erst dann, wenn sich in den Achsellymphknoten Metastasen gebildet haben. Denn die Tumorknoten sind normalerweise sehr klein und fallen in einer relativ dichten Brust vor allem bei jüngeren Frauen nicht auf. Deshalb sollten erwachsene Frauen bei jeder anhaltenden Schwellung eines Achsellymphknotens sofort zu einem Arzt gehen, da dies immer ein Verdacht auf einen Brusttumor ist. Um die Diagnose stellen zu können, führt der Arzt dann eine Ultraschall- oder Röntgenuntersuchung der Brust durch (**Mammografie**). Die meisten Tumore in der Brust kann man inzwischen heilen oder sehr gut durch eine Kombination aus Operation, Bestrahlung, Chemotherapie und anderen Medikamenten behandeln. Als ich noch studiert habe, war Brustkrebs bei Frauen vor dem 50. Lebensjahr selten, jetzt hört man immer wieder, dass Frauen um die 40 oder sogar mit 30 Jahren an Brustkrebs erkrankt sind. Häufig handelt es sich um Patientinnen, die ein besonderes familiäres Risiko haben. Daher sollten Frauen ab 30 Jahren die Vorsorgeuntersuchungen wahrnehmen und einmal im Jahr zu einer Tastuntersuchung der Brust und der Achsellymphknoten beim Gynäkologen gehen.

Jetzt heißt es aber: umdrehen. Ein schöner Rücken kann schließlich auch entzücken, und so wenden wir uns jetzt dem Rücken und seiner Muskulatur zu. Hinten an der Rumpfwand heißen erst mal alle Muskeln Rückenmuskeln. Dabei gibt es zwei große Gruppen von Muskeln. Dafür finden Sie jetzt in Ihrem Baukasten zwei dicke Gummibänder: zum einen für die **oberflächlichen Rückenmuskeln**, die zwar wesentlich die Konturen des Rückens gestalten, aber eigentlich zu den Schultermuskeln zählen, weil sie den Arm bewegen. Darunter liegen dann die eigentlichen oder **tiefen Rückenmuskeln,** die als zwei starke Wülste beidseits der Wirbelsäule hervortreten und dafür da sind, den Rumpf aufzurichten und zu strecken. Ohne diese Muskeln könnten wir nicht aufrecht gehen. Sie werden deshalb auch als **Körperaufrichter-Muskel** zusammengefasst. Für Ihr „Aufschneider"-Wissen: Erector-trunci-Muskel. Gut, jetzt sagen Sie, das ist Ihnen doch egal, wie die Muskeln heißen, wenn Sie Rückenschmerzen haben. Naja, aber wenn wir mal annehmen, die Schmerzen kommen tatsächlich nicht von Abnutzungen der Wirbelgelenke und der Bandscheiben, dann spielt es bei Rückenschmerzen natürlich schon eine Rolle, ob eher die Muskeln für den Arm oder für den Rumpf betroffen sind – damit man weiß, wo die Therapie ansetzen muss.

Die Kontur des Rückens wird vor allem durch den **Trapezius-Muskel** im Nackenbereich und den **Latissimus-Muskel** (auf deutsch: breitester Rückenmuskel) am unteren Rücken und seitlich am Rumpf geformt. Der Trapezius-Muskel heißt auch Kapuzenmuskel, weil er die Form einer nach hinten geschlagenen Kapuze hat. Er ist besonders für Bewegungen des Schulterblatts wichtig und hält es fest, wenn man schwere Gewichte hebt. Dabei helfen ihm noch die Muskelgruppe der **Rautenmuskeln** und der **Levator-scapulae-Muskel,** der Schulterblattheber. Diese Muskeln werden vom Trapezius verdeckt – deshalb sparen wir uns auch im Baukasten die entsprechenden Gummibänder dafür. Der Latissimus zieht nicht wie die anderen Muskeln zum Schulterblatt, sondern zum Oberarmknochen. Deshalb kann er den Arm gut nach hinten und unten ziehen, wenn er vorher angehoben wurde. Er ist daher bei Klimmzügen entscheidend. Wenn Sie ihn im Fitnessstudio trainieren wollen, müssen Sie die Gewichte von oben runter hinter den Körper ziehen. Wenn man das oft macht, bekommt man den typischen V-förmigen Oberkörper der Body-Builder. Dann noch den Nackenwulst des Trapezius oben drauf, fertig ist der Hulk! (Für Nicht-Comic-Leser: Das ist eine muskelbepackte Comic-Figur.)

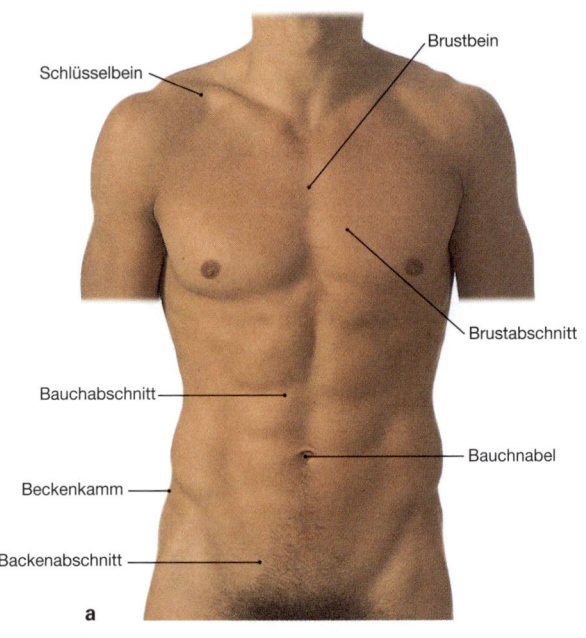

Schlüsselbein

Brustbein

Brustabschnitt

Bauchabschnitt

Bauchnabel

Beckenkamm

Backenabschnitt

a

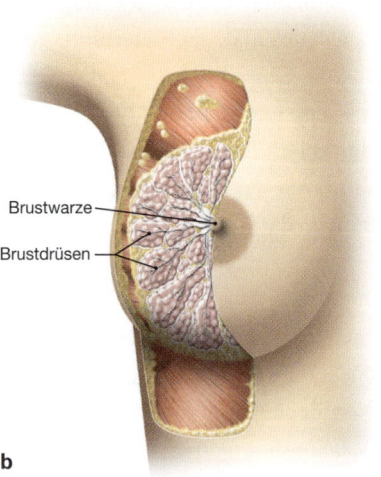

Brustwarze

Brustdrüsen

b

10 Rumpf (a), Brust mit Brustdrüsen (b)

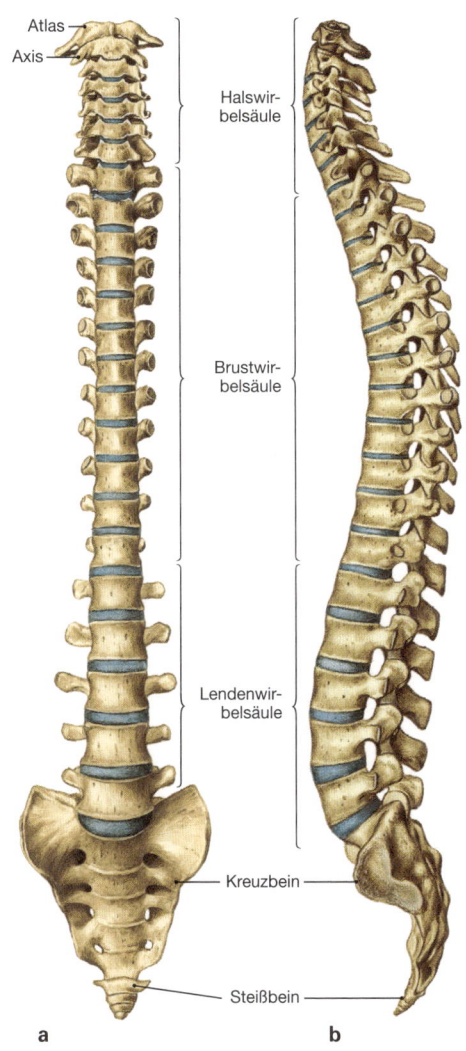

Atlas
Axis
Halswir-
belsäule
Brustwir-
belsäule
Lendenwir-
belsäule
Kreuzbein
Steißbein

a　　　　　　　　b

■11　Wirbelsäule von vorne (a) und von links (b)

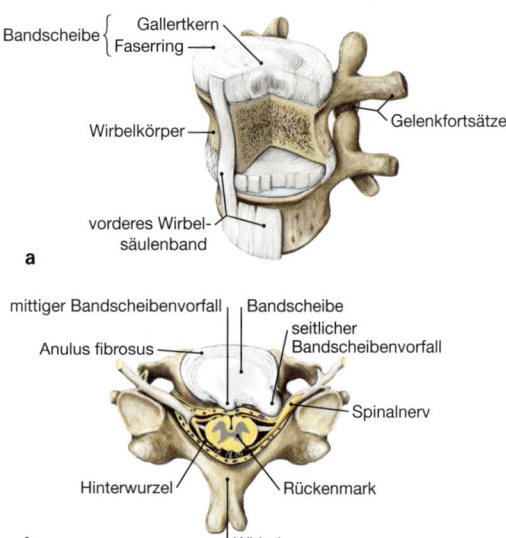

Bandscheibe { Gallertkern
Faserring

Gelenkfortsätze

Wirbelkörper

vorderes Wirbel-
säulenband

a

mittiger Bandscheibenvorfall

Bandscheibe
seitlicher
Bandscheibenvorfall

Anulus fibrosus

Spinalnerv

Hinterwurzel

Rückenmark

b

Wirbel

■12 Wirbel mit Bandscheiben (a), Bandscheibenvorfall (b)

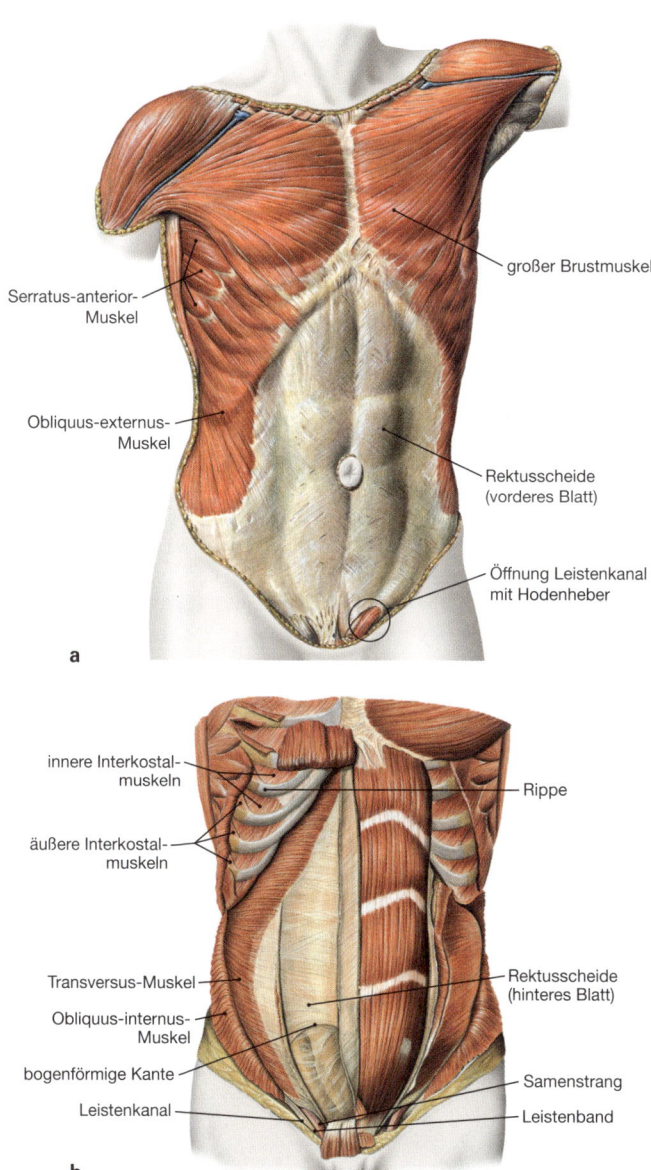

großer Brustmuskel

Serratus-anterior-Muskel

Obliquus-externus-Muskel

Rektusscheide (vorderes Blatt)

Öffnung Leistenkanal mit Hodenheber

a

innere Interkostal-muskeln

Rippe

äußere Interkostal-muskeln

Transversus-Muskel

Rektusscheide (hinteres Blatt)

Obliquus-internus-Muskel

bogenförmige Kante

Samenstrang

Leistenkanal

Leistenband

b

13 Oberflächliche (a) und tiefe (b) Bauchmuskeln

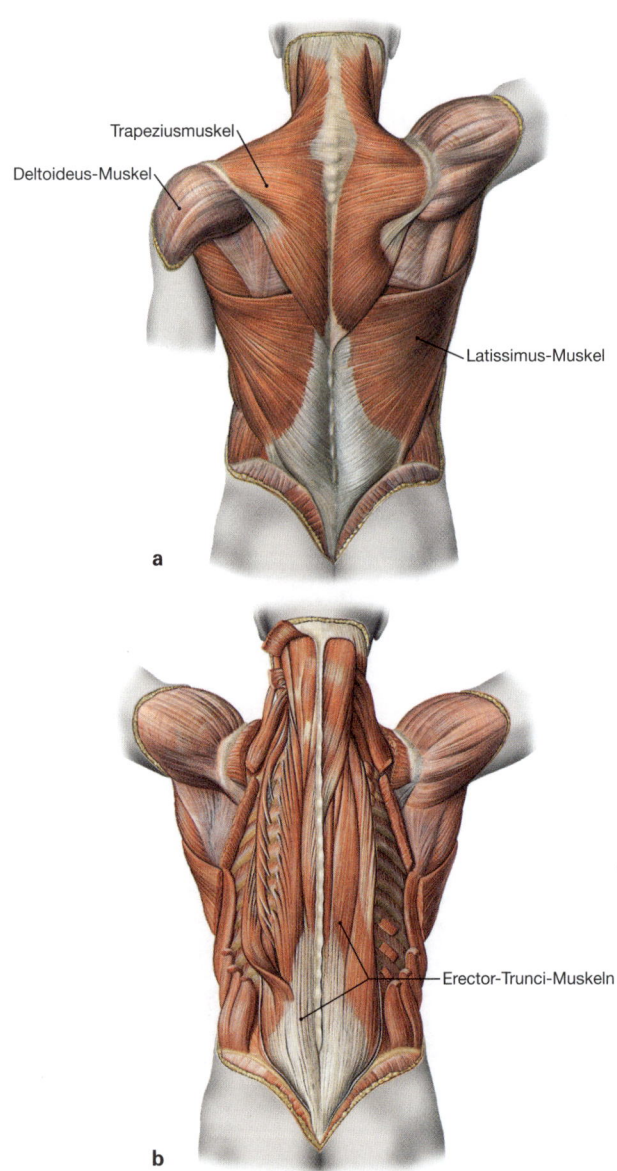

Trapeziusmuskel

Deltoideus-Muskel

Latissimus-Muskel

a

Erector-Trunci-Muskeln

b

14 Oberflächliche (a) und tiefe (b) Rückenmuskeln

Arm, aber zum (Be-)Greifen wie geschaffen

Wir kommen jetzt zu den Extremitäten. Und dafür gehen wir in der Evolution mal einige Millionen Jahre zurück. Führen wir uns doch mal vor Augen, wo wir herkommen („Never forget where you are coming from!") und wie sich die Arme und Beine so unterschiedlich entwickelt haben, während die vorderen und hinteren Extremitäten bei Eidechsen noch heute relativ ähnlich aussehen. Gut, unsere Eidechsen-Tage liegen auch schon etwas zurück. Da hat sich tatsächlich einiges getan. Bei dem einen mehr, bei dem anderen weniger, werden Sie möglicherweise einwenden. Das wollen wir hier nicht vertiefen. Aber die Arme und Beine zumindest sehen heute bei uns allen anders aus als in Urzeiten. Bei Eidechsen sind die vier Extremitäten noch seitlich ausgestellt, sodass die Knie nach außen zeigen. Schon bei Säugetieren, die auf vier Beinen laufen, wurden diese dann unter dem Körper positioniert, damit sie auch über größere Strecken schneller laufen können. Bei Säugetieren und beim Menschen wurden die Extremitäten interessanterweise genau entgegengesetzt gedreht. Der **Arm** nach hinten, sodass der Ellbogen hinten ist. Das Bein nach vorne, sodass die Kniescheibe nach vorne weist. Ja und? Ist das wichtig?, denken Sie sich vielleicht jetzt. Aber die Lage der Knie beziehungsweise der Ellenbogen ist für die Muskulatur wichtig.

Gucken Sie doch mal in Ihren Baukasten. Da finden Sie nun einige lange Röhrenknochen, die wir für die Arme und Beine brauchen. Und auch einige Gummibänder. Das sind die Arm- und Beinmuskeln, die Strecker und die Beuger. Die Strecker liegen am Arm hinten (da wo auch der Ellenbogen ist) und der Beuger vorne. Beugen Sie mal Ihren Arm – sehen Sie. Macht Sinn. Und beim Bein? Genau, da ist es umgekehrt. Streckmuskeln vorne (wie die Kniescheibe), Beuger hinten. Vergleichen Sie außerdem mal das Armskelett mit den Beinknochen. Der Aufbau ist zwar prinzipiell gleich, aber das Skelett des Beins ist viel massiver, während der Arm graziler ist. Dafür ist der grazile Arm viel beweglicher – ist bei Tänzern

auch so: Die grazilen Tänzer sind beweglicher als die Schwerge-
wichte. Sie können den Arm inklusive Handfläche fast um 360° drehen. Versuchen Sie es mal: Sie strecken den Arm seitlich vom Körper aus, mit der Handfläche nach oben. Dann drehen Sie den Arm
um seine Achse nach vorn, bis die Handfläche wieder oben ist, voilà! Die Beweglichkeit kommt daher, dass die Gelenke durch Knochen und Bänder weniger stabilisiert sind als am Bein und dass die
Gelenke die Knochen nicht so einengen. Zudem ist der Arm am
Schultergürtel nur über das Schlüsselbein mit einem Gelenk am
Rumpf befestigt. Er hängt also recht locker an uns dran. Auch das
Schulterblatt hinten ist recht beweglich: Es sitzt nur in einer Mus-
kelmanschette – das merken Sie zum Beispiel, wenn Sie Ihre Schultern kreisen lassen. Das Schulterblatt sitzt wie ein Tablet-Computer
in der Handtasche, wenn man sie über der Schulter trägt. Bei den
Beinen dagegen haben Sie einen echten Beckenring, bei dem die beiden Hüftbeine über straffe Gelenke mit dem Kreuzbein der Wirbelsäule verwoben sind. Da ist nichts mit Beckenkreisen nur auf einer
Seite! Deshalb können Sie beim Bauchtanz nur den ganzen Rumpf
kreisen lassen, nicht aber die beiden Hüftbeine unabhängig voneinander. Obwohl das bestimmt auch hübsch aussehen würde!

Aber ich merke schon, Sie wollen keine Arme und Beine krei-
sen lassen, sondern Ihr Skelett weiter zusammenbauen und den
Arm dran montieren. Dazu brauchen Sie als Erstes diesen etwa 10
Zentimeter langen, im Querschnitt fast runden Knochen: das
Schlüsselbein. Mit zwei kleinen Scharnieren, die als Gelenke fungie-
ren – hier heißen sie logischerweise **Schlüsselbeingelenke –**, befestigen Sie das Schlüsselbein an Brustbein und Schulterblatt. An den
Gelenken gibt es noch Bänder, die das Schlüsselbein halten. Der
Bandapparat am Brustbein ist besonders fest. Deshalb können Sie
sich die Bänder an dieser Stelle nur sehr selten verrenken, wenn Sie
eine ungeschickte Bewegung machen oder stürzen. **Verrenkungen**
am Außengelenk zum Schulterblatt hin sind viel häufiger. Oft zer-
reißt dieser Bandapparat sogar. Dann steht meist das rumpfnahe
Ende des Schlüsselbeins wie eine Klaviertaste hoch, während der

Arm schlapp nach unten hängt. Auch bei einem **Schlüsselbeinbruch** ist das so – den holt man sich typischerweise bei einem Sturz auf den ausgestreckten Arm, zum Beispiel wenn man vom Fahrrad fällt. Die Zeiten, als Schlüssel ein ähnliches Format hatten wie das Schlüsselbein, sind auch etwas her. Heute sind sie ganz klein und platt, oder man braucht sie gar nicht mehr, weil man per Finger- oder Gesichtsscan ins Haus gelassen wird oder weil man kleine Transponder hat, die eher aussehen wie eine Kniescheibe. So ein Wort wie Schlüsselbein würde heute leider niemand mehr erfinden. Beim **Schulterblatt** klappt das vielleicht noch eher – mit etwas Fantasie sieht es aus wie ein großes Blatt: Nehmen Sie mal den flachen, dreieckigen Knochen aus Ihrem Baukasten. Ganz schön leicht, dieses Teil, was? Das liegt daran, dass nur der Rahmen massiv ist und dem Knochen seine Stabilität gibt. Der Rest ist verzichtbar und bei manchen Menschen hauchdünn oder sogar löchrig. Hinten auf dem Schulterblatt sitzt eine Art Gräte – wie eine Türklinke. An ihr sind die kräftigen Muskeln der Schulter festgewachsen.

Das Schulterblatt ist über das **Schultergelenk** mit dem Oberarmknochen verbunden. Dieses Gelenk ist das beweglichste Gelenk des Körpers. Das kommt daher, dass die Gelenkpfanne (das ist die Stelle, an der ein anderer Knochen andockt) am Schulterblatt ganz flach ist. Deshalb hat der Gelenkkopf des Oberarmknochens hier viel Spiel und kann sich in alle Richtungen bewegen. Die Bänder am Schultergelenk sind ganz schwach. Damit hier nicht alles locker hin- und herschlenkert, braucht es zur Stabilisierung eine Muskelgruppe, die man **Rotatorenmanschette** nennt. Es handelt sich um vier Muskeln, die direkt auf dem Schulterblatt liegen und in die Gelenkkapsel einstrahlen, um sie zu stabilisieren. Aber leider nutzen sich diese Rotatorenmanschetten-Muskeln recht häufig ab oder einzelne Sehnen reißen sogar (**Rotatorenmanschettenruptur**): Denn jedes Mal, wenn Sie den Arm heben, wird die Sehne des oberen Muskels an der Schulter eingequetscht. So als würden Sie das Ladekabel Ihres Handys bei jedem Benutzen in einer Schublade einklemmen. Irgendwann bricht selbst das robusteste Kabel. Und leider kann auch die Rotatorenmanschette das **Auskugeln** des Schultergelenks nicht verhindern, bei dem der Oberarmkopf aus seiner Gelenkpfanne springt.

Eingehüllt wird das Schultergelenk vom **Deltamuskel,** der mit seinen verschiedenen Muskelteilen für alle Bewegungen in der Schulter mitverantwortlich ist, vor allem aber für das Heben. Ein Rotieren der Schulter nach außen (den Arm also vom Körper weg) und innen (zum Körper hin) ermöglicht die Rotatorenmanschette. Für die Bewegung nach vorne und das Anlegen der Arme an den Körper braucht man den **großen Brustmuskel.**

So viel zum Oberarm und seinen Muskeln. Die haben Sie nun schon anmontiert. Jetzt fehlt noch der Unterarm. Der besteht aus zwei Knochen, nämlich Elle und Speiche. Diese beiden Knochen befestigen Sie mit einem Scharnier (stellvertretend für das Ellbogengelenk) am Oberarmknochen. So, und jetzt aufpassen, dass Sie Elle und Speiche nicht verwechseln: Die **Elle** sitzt auf der Kleinfingerseite, die **Speiche** auf der Daumenseite. Früher hat man beim Schneider die Elle als Maßeinheit genommen – bis man dann gemerkt hat, dass man bei einem kleinen Schneider schlechter wegkommt, wenn man zehn Ellen Stoff kauft, als bei einem großen Schneider. Das Ellbogengelenk ist einigermaßen stabil und lässt sich kaum überstrecken. Nur die Speiche kann ausrenken und aus dem Ellbogengelenk rausrutschen: zum Beispiel dann, wenn man kleine Kinder an der Hand führt und zu stark zieht. Der einzige richtige Streckmuskel für den Ellbogen ist der **Trizeps-Muskel,** der so heißt, weil er drei Köpfe hat, also an drei verschiedenen Stellen an Knochen festgewachsen ist. Vorne dagegen gibt es zwei starke Beuger, den zweiköpfigen **Bizeps-Muskel** und darunter den fast ebenso kräftigen **Brachialis-Muskel.** Beim Bizeps-Muskel kann es passieren, dass die Sehne aus Ermüdung einreißt (**Bizeps-Sehnenruptur**). Meist reißt die Sehne des langen Bizepskopfes. Dann schnurrt der Muskel in sich zusammen und bildet am vorderen unteren Oberarm eine Beule. Wenn Sie sehen wollen, wie das aussieht, dann beugen Sie den Arm mal rechtwinklig im Ellbogen und spannen den Bizeps an. Voilà, ein Knubbel! Da der Muskel aber über seinen kurzen Kopf auch noch am Schulterblatt aufgehängt ist, verliert er nur wenig von seiner Funktion. Dieser Knubbel sieht nur etwas komisch aus, und jeder muss für sich selbst entscheiden, ob das eine Operation wert ist.

Aber nicht nur die Armmuskeln können verletzt werden, auch der Knochen im Arm: Meist sind Stürze der Grund. Wer auf den Arm fällt, versucht meist reflexartig sich abzustützen und streckt dabei den Arm durch. Dabei bricht am häufigsten der untere Speichen-Abschnitt (**distale Radiusfraktur**). Aber auch der Kopf der Speiche oben am Ellbogen kann brechen. Für Ihr „Aufschneider"-Wissen und weil das Wort so schön ist: Das nennt man dann **Radiusköpfchenfraktur.**

Nun fehlt noch die Hand: In Ihrem Baukasten finden Sie die als ganzes Teil und brauchen nicht jedes einzelne Knöchelchen zusammensetzen. Sie müssen lediglich die Hand mit dem Unterarmknochen verbinden. Das machen Sie mit einem eiförmigen Scharnier – das ist unser Handgelenk. Aber jetzt kommt's: Wir haben auf jeder Seite zwei **Handgelenke.** Nein, ich sehe nicht doppelt, ich erkäre es Ihnen: Das Handgelenk, das Sie gerade montiert haben, ist das obere Handgelenk. Und daran schließt die **Handwurzel** des Handskeletts an. Das untere Handgelenk liegt mitten in der Handwurzel. Wenn Sie jetzt die Hand abknicken oder Richtung Handrücken strecken, wirken beide Gelenke zusammen. Damit Sie nicht nur die Hand beugen und strecken können, sondern auch jeden einzelnen Finger, sind die Unterarmknochen von einer Vielzahl von Muskeln umgeben, die man grob in **Unterarmbeuger und -strecker** einteilt. Ich habe nachgezählt, da kommen auf jeder Körperseite 19 Muskeln zusammen.

Wenn Sie sich die Baukasten-Hand so anschauen, dann wundern Sie sich vielleicht, dass sie so langfingrig aussieht. Das liegt an den **Mittelhandknochen.** Diese schließen an die acht kleinen Handwurzelknochen an und sehen so aus, als würden sie zum Fingerskelett gehören. Tun sie aber nicht. Stattdessen bilden sie die Handfläche – sie sind von Haut und Muskeln verbunden, sodass man die einzelnen Glieder nicht sieht. Aber wenn Sie über Ihre eigene Hand streichen, können Sie diese erspüren.

Die **Finger** selbst bestehen nur aus drei Gliedern, der Daumen sogar nur aus zwei. Damit die Finger schön schlank und beweglich bleiben, gibt es an den Fingern selbst keine Muskeln. Die Finger werden zum einen durch die Unterarmmuskeln bewegt, deren Sehnen sich zum großen Teil bis auf die Finger fortsetzen. Zum anderen gibt es am Daumen, am kleinen Finger und dazwischen in der Handfläche noch kleine **Handmuskeln** (an jeder Hand 19 Stück). Auf dem Handrücken dagegen verlaufen keine Muskeln. Insgesamt sind es also 38 Muskeln, mit denen Sie Ihre Finger sehr differenziert bewegen können – beim Klavier spielen genauso wie beim Lampen montieren oder Zöpfe flechten. Der für die Greiffunktion entscheidende Finger ist der **Daumen**. Er ist über ein sogenanntes Sattelgelenk mit der Handwurzel verbunden und kann daher jedem anderen Finger gegenübergestellt (opponiert) werden – nur deshalb können wir greifen. Und so ein wenig Opposition hat noch nie geschadet, wenn man etwas erreichen oder (be)greifen will.

Die Gelenke der Hand können sich bei **rheumatischen Erkrankungen** entzünden und wehtun. Abnutzungsveränderungen wie eine **Arthrose** gibt es an der Hand auch, aber vergleichsweise selten: Denn auf der Hand lastet selten unser ganzes Körpergewicht und schabt die Beläge zwischen den Knochen ab. In den Beingelenken kommt das viel häufiger vor, da auf ihnen immer das ganze Körpergewicht lastet. Eine Arthrose an der Hand betrifft meist Gelenke, die bei der Arbeit stark benutzt werden, wie zum Beispiel das Daumensattelgelenk. Ich vermute aber, dass Arthrose in der Hand künftig zunehmen wird, da der **Handy-Daumen** so stark genutzt wird wie noch nie zuvor!

Es gibt noch eine typische Entzündung an der Hand, von der Sie vermutlich schon gehört haben: die **Sehnenscheidenentzündung**. Bevor ich Ihnen diese erkläre, müssen Sie Folgendes wissen: An den Handgelenken und an den Fußgelenken sind die Sehnen der langen Fingermuskeln und der Zehenmuskeln in **Sehnenscheiden** eingehüllt. Das sind Hüllen, die die Muskeln schützen, ähnlich wie die Wursthaut die Wurst. Diese Sehnenscheiden sind ähnlich aufgebaut wie Gelenkkapseln und auch mit Gelenkschmiere angefüllt. Sie dienen dazu, dass Sehnen gut auf den Knochen gleiten können: So wie ein Kabelrohr in einem Haus, durch das Sie die Kabel ziehen und schieben können, die Sie brauchen. An den Händen setzen sich nur die Sehnenscheiden von Daumen und Kleinfinger direkt von der Handfläche auf die Finger fort. Die anderen Finger haben eigene Sehnenscheiden – die allerdings nicht bis in die Handfläche reichen. Daher können sich Entzündungen von Daumen und kleinem Finger auf die Handfläche ausbreiten. Viel häufiger als bakterielle Infektionen sind rheumatische Entzündungen oder Schwellungen der Sehnenscheiden durch Überlastung. Und das nennt man dann Sehnenscheidenentzündung. Das kennen Sie vielleicht, wenn Sie einmal bei einem Umzug viele Möbel mit einem Schraubenzieher von Hand auf- oder abgebaut haben. Es fühlt sich dann an wie Sand im Getriebe, als würden sich die Sehnen nicht reibungslos bewegen.

Sind die Sehnenscheiden im Bereich der Handgelenke geschwollen, kann das zum **Karpaltunnelsyndrom** führen. Der Karpaltunnel ist ein Tunnel für die Beugemuskelsehnen im Bereich der Handgelenke. In diesem Tunnel verlaufen nicht nur die Sehnenscheiden, sondern auch der **Medianus-Nerv**. Der heißt übersetzt Mittelarmnerv, weil er genau in der Mitte des Unterarms von der Ellenbeuge zur Hand zieht. Und wenn die Sehnenscheiden geschwollen sind und sich ausdehnen, ist es logisch, dass es für den Medianus-Nerv eng wird. Typisch sind dann Schmerzen, besonders wenn Sie die Handgelenke beugen. Oft treten sie nachts im Schlaf auf – da man da häufig die Handgelenke abwinkelt. Spätestens wenn der Daumen und der angrenzende Zeige- und Mittelfinger taub werden und nicht mehr so gut beweglich sind, sollten Sie einen Neurologen aufsuchen. Oft reicht es, wenn Sie dann nachts zur Entlastung eine Handgelenksschiene anlegen, damit Sie die Handgelenke nicht beugen, ohne es im Schlaf zu merken. Wenn das nichts hilft, kann ein Neurochirurg in einem kleinen Eingriff die Decke des

Karpaltunnels einschneiden – das entlastet den Nerv. Logisch, er hat ja jetzt wieder mehr Platz. Wenn Ihnen der Hosenbund zwickt und Sie den Knopf aufmachen, hat Ihr Bauch auch mehr Platz. Der zweite wichtige Nerv im Arm ist der **Ulnaris-Nerv**, auf Deutsch: Ellennerv. Er zieht nicht durch den Karpaltunnel, ist aber durch die Haltebänder der Unterarmbeuger eingehüllt. Wenn man die Handgelenke zu lange oder zu oft abknickt, etwa beim Fahrrad- oder Motorradfahren, kann man den Nerv einquetschen. Ist der Ellennerv gequetscht, merkt man das an Lähmungen und einem Taubheitsgefühl vor allem am Kleinfinger. Mediziner nennen dies das **Guyon-Logen-Syndrom**. Das nur für Ihr „Aufschneider"-Wissen. Prahlt Ihr Nachbar also wieder mal von den stundenlangen Fahrradtouren, dann sagen Sie ihm, er solle aufpassen, dass er sich nicht das Guyon-Logen-Syndrom holt.

Kaputt gehen können Ellennerv und Mittelarmnerv natürlich nicht nur, wenn sie gequetscht werden, sondern auch durch Schnittverletzungen. Es ist daher keine besonders gute Idee, sich in einem Moment der größten Verzweiflung die **„Pulsadern aufzuschneiden"**. Meist stirbt man daran nicht, weil man (als Nicht-Mediziner) die Arterien nicht gut trifft. Das ist ja zunächst mal gut. Dafür zerschneidet man sich aber die Beugemuskelsehnen und eventuell auch den Mittelarm- und den Ellennerv und kann danach die Hände praktisch zu nichts mehr gebrauchen. Das ist besonders bei beidseitiger Schädigung Kacke im wahren Wortsinne, weil Sie sich dann nicht mal den Hintern abwischen oder die Hose auf- und zumachen können.

An diesen Beispielen sehen Sie, warum Ärzte den genauen Verlauf aller Armnerven kennen müssen und warum sie wissen müssen, welche Nerven welche Gebiete versorgen. All diese Nerven für den Arm kommen aus dem Rückenmark. Dazu nehmen Sie jetzt aus Ihrem Baukasten das gelbe Leitungsgeflecht und befestigen es an den unteren Halswirbeln. Wie ein Fadengeflecht ziehen diese Nerven dann über die Schultern in die Arme hinüber. Entsprechend nennt man es auch das **Arm-Nervengeflecht.** An der Schulter versorgen kleine Nerven meist nur ein oder zwei Muskeln. Einer der größeren Nerven ist hier der **Achselnerv** (oder für Ihr „Aufschneider"-Wissen: der **Axillaris-Nerv**). Er zieht unter dem Oberarmknochen nach hinten und versorgt den Deltamuskel. Wenn Sie sich den Oberarmknochen brechen oder sich die Schulter auskugeln, kann es sein, dass der Achselnerv dabei geschädigt wird. Dann können Sie Ihr Schultergelenk nicht so bewegen wie sonst. Das merken Sie besonders dann, wenn Sie Ihren Arm hochheben.

Neben den Schulternerven entspringen aus dem Arm-Nervengeflecht vier lange Nerven, die den Arm entlangziehen und unterschiedliche Teile des Arms mit Reizen versorgen. Zwei dieser langen Nerven haben wir schon kennengelernt: den Mittelarmnerv und den Ellennerv. Beide verlaufen an der Innenseite des Oberarms. Danach nehmen sie einen unterschiedlichen Verlauf: Der Mittelarmnerv zieht vorne durch die Ellenbeuge und dann an den Handgelenken durch den Karpaltunnel. Der Ellennerv verläuft hinten am Ellbogen und an der Hand durch die Guyon-Loge. Den Ellennerv kennen Sie, das wette ich. Bestimmt haben Sie sich schon mal an der Innenseite des Ellbogens angehauen, die Stelle, die man gemeinhin als **Musikantenknochen** kennt. Wenn man die erwischt, kribbelt es unangenehm. Und dieses Kribbeln verursacht der Ellennerv. Sehen Sie, ein alter Bekannter. Wenn Sie viel am Computer arbeiten und dabei die Ellenbogen auflegen, kann es sein, dass Sie sich diesen Nerv dauerhaft einquetschen. Das wäre dann das **Kubitaltunnelsyndrom,** was so viel heißt wie Ellbogentunnelsyndrom. Nein, keine Angst, dann kribbelt nicht dauerhaft der Musikantenknochen, sondern Sie merken das auch wieder an Lähmungen und einem Taubheitsgefühl vor allem im kleinen Finger.

Die beiden anderen langen Armnerven sind der **Muskel-Haut-Nerv,** dessen lateinischen Namen ich Ihnen an dieser Stelle erspare, und der **Radialis-Nerv,** der auch Speichennerv heißt. Wäre ja ungerecht, wenn nur die Elle einen Nerv hätte. Der Muskel-Haut-Nerv führt ein relativ gemütliches Dasein: Er versorgt „nur" die Beugemuskeln des Oberarms und „nur" die Haut auf der Außenseite des

Unterarms. Wenn der Nerv bei einer Schulterauskugelung geschädigt wird, können Sie zwar den Arm im Ellbogen nicht mehr gut beugen. Die Fingerbewegung funktioniert hierbei aber völlig normal! Der Speichennerv ist da schon eine Spur komplizierter. Je nachdem, wo er kaputt geht, spürt man ihn an unterschiedlichen Stellen – oder eben nicht mehr. Er zieht durch die Achselhöhle nach hinten, wickelt sich dann um den Oberarmknochen und kommt auf der Armaußenseite in der Ellenbeuge wieder raus. Er umschlingt den Oberarmknochen also einmal. Meist wird er deshalb bei Brüchen im Bereich des Oberarms geschädigt. Der Speichennerv versorgt alle Streckmuskeln des Arms und die Haut auf der Armrückseite bis zur Streckseite von Daumen und Zeigefinger.

Im Gegensatz zu den anderen Armnerven kann der Speichennerv, unser extravaganter Kollege, nicht nur durch einen Bruch des Oberarmknochens kaputt gehen, sondern auch durch Druck ausfallen. Man nennt das **Parkbank-Läsion,** da der Nerv gequetscht wird, wenn man den Arm lässig über die Lehne einer Parkbank legt und dann mehrere Stunden so verharrt. Das macht man normalerweise nicht, weil der Schmerz irgendwann zu stark wird. Aber vielleicht kennen Sie das – so eine Quetschung passiert einem auch manchmal im Bett, wenn man sich blöd anstellt. Beziehungweise nicht blöd anstellt, sondern blöd hinlegt. Man sagt dann, „mein Arm schläft ein".

Ich hoffe, Sie sind mit Ihren Nerven noch nicht am Ende. Wir sind nämlich leider noch nicht fertig mit dem Thema. Wir haben ja bisher erst festgestellt, dass die einzelnen Armnerven vor allem an besonders gefährdeten Stellen durch Druckbelastungen und Abknicken an den Gelenken geschädigt werden – wenn nicht gerade offene (Schnitt-)Verletzungen vorliegen. Jetzt kann es aber passieren, dass auch mal ziemlich stark an einem Arm gezogen wird: etwa bei Verkehrsunfällen, besonders mit dem Motorrad, oder wenn bei der Geburt die Schulter im Geburtskanal stecken bleibt, oder wenn das OP-Personal bei einer langen Hüftprothesen-Operation die Arme des Patienten nicht gut polstert (was leider vorkommen soll). Und wenn so ein kräftiger Zug auf den Arm kommt, kann es auch mal passieren, dass ganze Teile des Armgeflechts ausgerissen werden. Man spricht dann von einer **Arm-Nervengeflecht-Schädigung.** Um die zu reparieren, müssen dann die Neurochirurgen ran. Solche Eingriffe sind selbst für diese Kollegen eine Herausforderung, da es gar nicht so einfach ist, die einzelnen gerissenen Nerven und Nervenwurzelveränderungen so zu verbinden, dass es auch Sinn macht. Das ist dann Anatomie pur! Das ist ein bisschen so, als wenn ein Elektriker aus einem Haufen Kabel die richtigen zusammensuchen muss, damit der Stromkreis wieder läuft und es keinen Kurzschluss gibt.

Nun besteht ein Arm aber nicht nur aus Knochen und Muskeln – Blutgefäße laufen hier auch noch. Aber keine Sorge, bei den Arterien und Venen fasse ich mich kurz. Wir wollen hier nicht auf alle Äste eingehen.

Die Arterien werden vor allem bei Verletzungen relevant, weil es aus ihnen dann spritzend und mit Herzschlag pulsierend blutet, und zwar hellrotes Blut. Eine dieser Arterien ist die **Subclavia-Arterie** (wörtlich: die Unter-Schlüsselbein-Arterie), die neben dem Arm auch die Halsorgane und die Muskeln an Hals und Schulter mit Blut versorgt. Diese Arterie geht in die **Achselarterie** über, die sich in Achselhöhle und Brust verzweigt und dann mit dem Namen **Oberarmarterie** auf der Arminnenseite verläuft. Sie nimmt genau die gleiche Strecke wie der Mittelarmnerv und durchquert mit ihm auch die Ellenbeuge. Dann teilt sie sich aber in zwei Äste – so wie nach dem einen Oberarmknochen auch die zwei Unterarmknochen und die entsprechenden Nerven kommen: Genauso gibt es auch die **Speichen-** und die **Ellenarterie,** die sich beide bis zu den Handgelenken erstrecken. Man kann hier auf der Beugerseite den Puls tasten. Und das gleich zweimal: den **Speichen-Puls** auf der Daumenseite, den **Ellen-Puls** auf der Kleinfingerseite. Das ist wohl die typischste Untersuchung beim Arzt. Wenn er den Puls misst, kann er sehr schnell herausfinden, ob Ihr Herz normal schlägt oder zu langsam, zu schnell oder unregelmäßig.

Natürlich enden die beiden Arterien nicht dort am Handgelenk. Sie setzen sich bogenförmig in die Hand fort. Die Speichenarterie versorgt vor allem Daumen, Zeigefinger und die Handfläche mit Blut. Die Ellenarterie die übrigen drei Finger. So als würden sich zwei Elternteile die Versorgung ihrer fünf Kinder aufteilen. Und damit jedes Kind oder eben jeder Finger genug abbekommt, unternehmen die Eltern selbstverständlich alle Anstrengungen. Beide Arterien spalten sich dann noch weiter auf, sodass jeder Finger am Ende von vier Fingerarterien versorgt wird. Deshalb kann ein abgetrennter Finger auch sehr stark bluten. Trotzdem liest man immer wieder von Ärzten, die sich einen Finger abtrennen, um ihre Berufsunfähigkeitsversicherung zu betrügen. Da muss man schon hart drauf sein!

Wenn Sie sich aber wirklich mal verletzt haben und es irgendwo am Arm blutet, ist es das Einfachste, wenn Sie die Armarterie auf der Innenseite gegen den Oberarmknochen drücken, um die Blutung zu stoppen. Und dann sollten Sie möglichst dringend zum Arzt, da Sie durch eine Blutung aus den doch recht dicken Gefäßen schnell lebensgefährliche Mengen an Blut verlieren können! Wenn das Blut hellrot ist und schubweise (man sagt auch pulsierend) austritt, dann ist eine Arterie verletzt.

Die Venen laufen parallel zu den Arterien und haben dann auch die entsprechenden Namen. Zusätzlich gibt es noch zwei Venen, die direkt unter der Haut verlaufen. Auf der Armaußenseite ist das die **Cephalica-Vene,** die man bei Gitarristen oder Sportlern manchmal seitlich am Oberarm vorspringen sieht, und auf der Arminnenseite die **Basilica-Vene.** In der Ellenbeuge verbinden sich beide Venen meist zu einer **Ellenbeugenvene.** Das ist die dicke Vene, die die Kollegen meist anzapfen, wenn Sie mal zur Blutabnahme beim Arzt sind. Wenn es aus einer Vene blutet, tropft es meist nur ein bisschen, und das Blut ist dunkelrot.

Genau genommen fehlen uns jetzt nur noch die Lymphbahnen. Aber auf die gehe ich hier nicht näher ein. Denn die sieht man auch bei einer Präparation an der Leiche meist nicht, da sie so fein sind. Die Lymphbahnen begleiten die Venen und führen ebenso wie diese von der Brust zu den **Achsellymphknoten.** In jüngster Zeit entfernt man bei Brustkrebs nur möglichst wenige Lymphknoten in der Achselhöhle statt wie früher ganz radikal sämtliche Lymphknoten und Brustmuskeln. So vermeidet man es, dass die Patientinnen ein **Lymphödem** bekommen, bei dem der Arm immer wieder dick geschwollen ist, weil die Lymphe nicht durch die Lymphknoten abfließen kann.

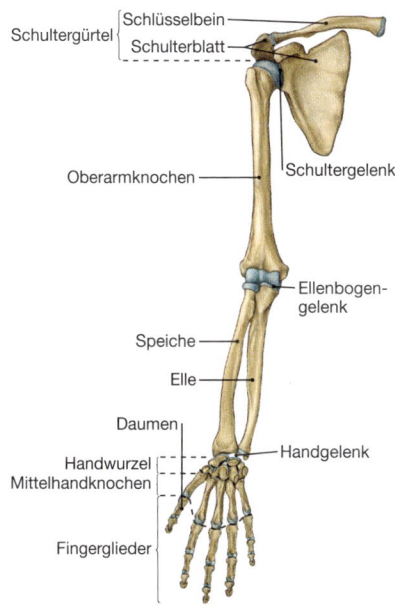

Schultergürtel { Schlüsselbein
Schulterblatt

Oberarmknochen

Schultergelenk

Ellenbogengelenk

Speiche

Elle

Daumen

Handwurzel
Mittelhandknochen

Handgelenk

Fingerglieder

■15 Armskelett

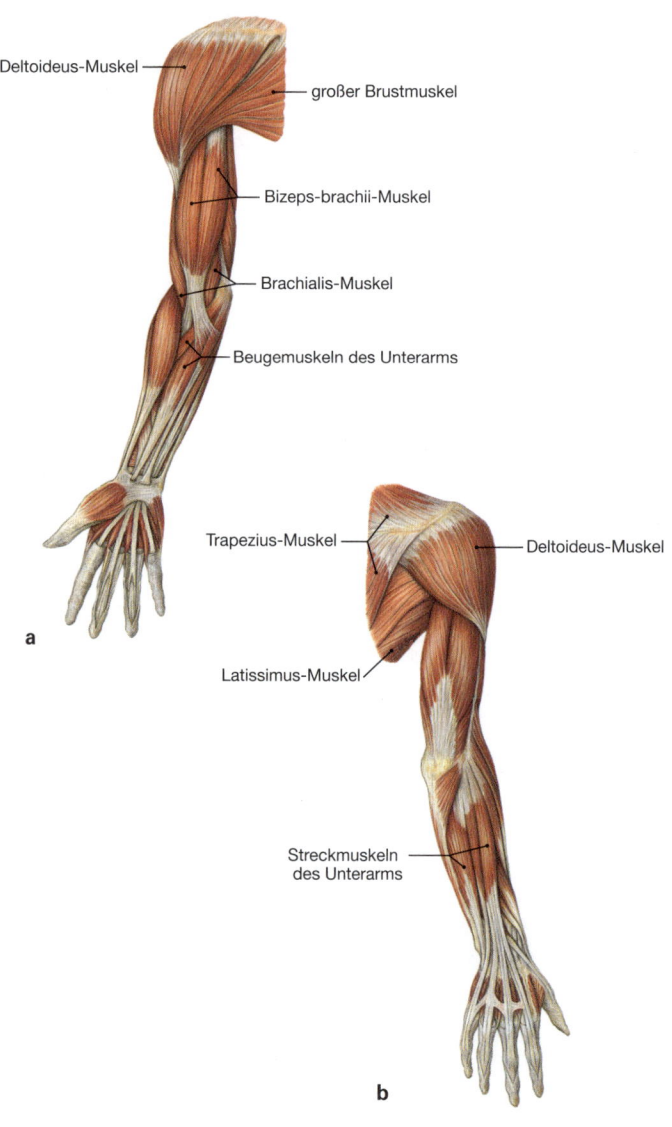

Deltoideus-Muskel

großer Brustmuskel

Bizeps-brachii-Muskel

Brachialis-Muskel

Beugemuskeln des Unterarms

a

Trapezius-Muskel

Deltoideus-Muskel

Latissimus-Muskel

Streckmuskeln
des Unterarms

b

■16 Muskeln der Vorderseite (a) und Rückseite (b) des Arms

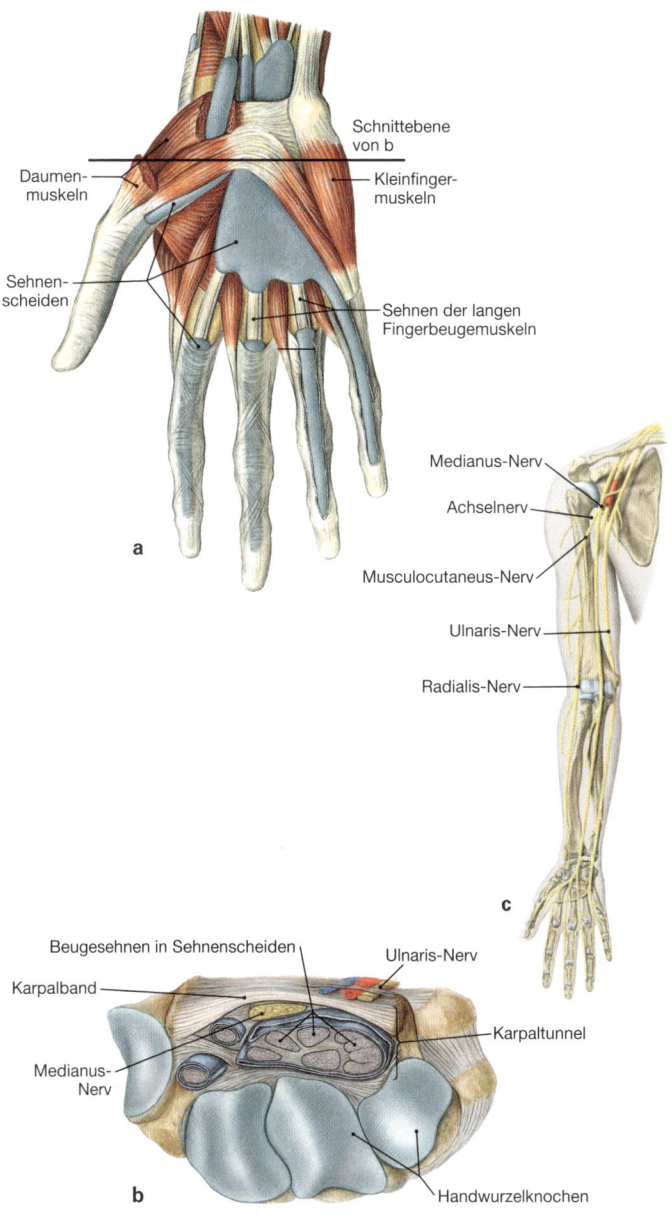

Schnittebene
von b

Daumen-
muskeln

Kleinfinger-
muskeln

Sehnen-
scheiden

Sehnen der langen
Fingerbeugemuskeln

a

Medianus-Nerv

Achselnerv

Musculocutaneus-Nerv

Ulnaris-Nerv

Radialis-Nerv

c

Beugesehnen in Sehnenscheiden

Ulnaris-Nerv

Karpalband

Karpaltunnel

Medianus-
Nerv

b

Handwurzelknochen

■17 Sehnenscheiden der Hand (a), Schnitt durch den Karpaltunnel (b), Nerven des Arms (c)

Wie geht's, wie steht's – das Bein?

Nun sind in Ihrem Baukasten nicht mehr viele Knochen übrig. Nur noch die für die Beine und die „Aufhängungen" dazu: nämlich das Becken. Das ist dieser ringförmige große Knochen, der ein bisschen an einen Elefantenschädel erinnert. Das Becken besteht aus dem **Kreuzbein** (das sind die Knochen ganz am Ende der Wirbelsäule) und den beiden **Hüftbeinen** – das sind die Knochen, die aussehen, wie die Elefantenohren. Hüftbeine und Kreuzbein sind mit einem Gelenk verbunden, dem sogenannten **Iliosakralgelenk**. Wenn Sie an dieser Stelle das entsprechende recht stabile Scharnier aus Ihrem Bausatz anbringen, haben Sie Rücken und Beinapparat miteinander verbunden. Das Iliosakralgelenk hat einen extrem stabilen Bandapparat, über den das Kreuzbein wie mit einer Federung aufgehängt ist. Vorne treffen sich die Hüftbeine in der **Schambeinfuge**. Eigentlich besteht auch jedes Hüftbein aus drei Einzelknochen, die aber während der Kindheit zusammenwachsen – nämlich Darmbein, Sitzbein und Schambein. Der eine Knochen, das Darmbein (das ist der dicke obere Teil des Elefantenohrs), bildet dabei die **Beckenschaufeln**. Den oberen Rand dieser Schaufeln nennt man **Beckenkamm**. Das Sitzbein bildet nach hinten den **Sitzbeinhöcker**, auf dem wir tatsächlich sitzen. Fassen Sie sich mal unter den Po, dann spüren Sie den harten Knochenvorsprung. Nach vorne läuft das Schambein in der Schambeinfuge aus. Jetzt können Sie sich den wohl kompliziertesten Knochen des menschlichen Körpers vorstellen.

Die Gelenke im Beckenring sind fast unbeweglich. Das einzige Gelenk am Becken, das wir gut bewegen können, ist das **Hüftgelenk**. Das ist das Gelenk, das den Oberschenkelknochen mit dem Becken verbindet. Schauen wir uns mal den Oberschenkelknochen genauer an. Immerhin ist er der größte Knochen des Menschen, da hat er schon ein bisschen Aufmerksamkeit verdient. Die Stelle des Oberschenkelknochens, die am Becken andockt, nennt man **Hüftkopf**. Dieser Hüftkopf ist relativ gut in der Gelenkpfanne des Hüftbeins eingebettet, daher ist die Hüfte nicht ganz so beweglich wie die Schulter. Die Stelle unter dem Hüftkopf ist ein bisschen dünner, das ist der **Schenkelhals.** Dann macht der Knochen einen kleinen Knick nach außen und geht in den Schaft des Oberschenkelknochens über. Dieser Knick hat durchaus seinen Sinn. Denn wäre der ganze Knochen gerade wie eine Säule, würden beide Beine gar nicht unter den Rumpf passen. Das Problem ist nur der Winkel dieses Knicks: Ist er zu groß oder zu klein, kann sich dadurch das Risiko für einen **Schenkelhalsbruch** erhöhen (der Knochen in Ihrem Bausatz hat natürlich den perfekten Winkel von 126 Grad).

Schenkelhalsbrüche kommen häufig bei älteren Menschen vor, da deren Knochen oft brüchig werden – das nennt man **Osteoporose,** haben Sie bestimmt schon mal gehört. Zudem sind ältere Menschen oft auch unsicher auf den Beinen und stürzen leichter – das erhöht die Gefahr für einen Schenkelhalsbruch zusätzlich. Es kann sein, dass nach einem Sturz ein Bein kürzer erscheint, weil die Hüftmuskeln es nach oben ziehen, und dass die eigene Oma oder der eigene Opa nicht mehr auf dem Bein stehen kann, weil jede Belastung höllisch wehtut: Dann ist das ein klarer Fall für die Notaufnahme. Es muss eine Röntgenaufnahme gemacht werden, um abzuklären, ob der Schenkelhals gebrochen ist. Ein solcher Bruch wächst nämlich nie mehr von alleine zusammen, weil die Bruchstelle nicht zur Ruhe kommt, da man das Hüftgelenk beim Laufen immer bewegt.

Heutzutage operiert man auch fast jeden Schenkelhalsbruch, was bedeutet, dass man eine **Hüftprothese** einsetzt. So eine Hüftprothese besteht aus dem Hüftgelenk, also einem neuen Oberschenkelkopf auf der einen Seite des Gelenks und einem Stück Gelenkpfanne auf der anderen Seite. Stellen Sie sich eine kaputte Schranktür vor: Es wird also nicht nur das Scharnier rausgeschraubt. Sondern es werden jeweils auch ein Stück Schranktür und ein Stück Schrank mit rausgesägt und durch ein passendes Gesamtstück ersetzt. Vielleicht haben Sie schon mal davon gehört, dass auch 90-jährige Menschen eine „neue Hüfte" bekommen, und sich gewundert, ob das sinnvoll ist. Nach einem Schenkelhalsbruch in jedem Fall, weil eine lange Bettruhe mit Gips ein sehr großes Risiko mit sich bringt, dass sich andere Probleme dazu gesellen – eine Lungenentzündung zum Beispiel, weil man im Liegen einfach nicht gut durchatmen kann und Keime sich dann leichter einnisten können. Abgesehen davon liegen um den Schenkelhals dicke Blutgefäße, aus denen es lebensgefährlich bluten kann, wenn diese verletzt wurden. Damit man so eine Blutung nicht übersieht, operiert man vorsichtshalber lieber.

Der andere Grund, warum man oft eine Hüftprothese einsetzt, ist eine **Arthrose des Hüftgelenks.** Das ist eine Abnutzungserkrankung, die im Alter viele Menschen betrifft – wenn Sie so eine Arthrose haben, sind Sie damit also nicht alleine. Vor allem an der Hüfte und am Knie kommen diese Abnutzungen sehr häufig vor. In Deutschland leiden ungefähr 20 Millionen Menschen an Arthrose, wobei in ungefähr 60 Prozent das Knie und in 30 Prozent die Hüfte betroffen sind. Bei einer Arthrose in diesen Gelenken ist allerdings die Frage, ob eine Hüftprothese den Patienten nach der Operation wirklich beweglicher macht, da sich die anderen Gelenke oft an die Fehlhaltung und Fehlbelastung angepasst haben und dann eventuell auch ausgetauscht werden müssen. Wenn man sich aber trotz Schmerzmitteln nicht mehr normal und dem Alter entsprechend bewegen kann, hat man oft keine andere Wahl, als sich für die Hüftprothese zu entscheiden. Was altersentsprechend ist, kann man natürlich sehr unterschiedlich definieren. Kürzlich habe ich den Vortrag einer über 70-jährigen Nobelpreisträgerin gehört, die unter anderem von ihrem Paragliding-Flug in Neuseeland erzählte. Die Dame hat wahrscheinlich ihre eigene Vorstellung davon, was altersentsprechend ist, und tatsächlich hängt das sehr vom Lebenswandel des jeweiligen Patienten ab. Aber man muss sich umgekehrt schon fragen, ob ein 90-Jähriger die Hüftprothese braucht, weil er beim Heli-Skiing sonst nicht mehr galant aus dem Hubschrauber kommt.

Damit wir auf beiden Beinen unterwegs sein können, brauchen wir nicht nur starke Knochen, sondern auch starke Bänder und Muskeln. Zum Gehen wie zum Stehen. Und jetzt kommen die diversen Gummistränge ins Spiel, die Sie in Ihrem Baukasten in der Abteilung „Bein" finden: Logisch, dass bei einem so komplexen System so ziemlich von allen Knochenteilen Bänder und Muskeln abgehen.

Fangen wir oben an: Von allen drei Knochenteilen der Hüftbeine gehen Bänder ab und umfangen den Hüftkopf so, dass sie sich wie eine Bänderschraube zusammenziehen, wenn sich die Hüfte streckt – also der Oberschenkel nach hinten bewegt wird. Dadurch kann das Becken nicht nach hinten abkippen, und man kann ohne große Muskelkraft aufrecht stehen. Bei den Muskeln an der Hüfte fallen besonders die starken Muskeln am Po auf. Dabei bildet vor allem der **Gluteus-maximus-Muskel** die Kontur des Hinterns – auf Deutsch heißt der Muskel entsprechend „großer Gesäßmuskel".

Das mit der Kontur ist natürlich so eine Sache. Je nachdem, wie schlank man ist, ist diese Aussage mehr oder weniger wahr. Rein anatomisch gesehen, wenn wir nur Knochen und Muskeln betrachten, hätten wir alle eine relativ ähnliche Figur. Tut mir leid, wenn Sie jetzt ernüchtert sind. Das ist auch bei uns im Präpariersaal sehr auffällig. Während am Anfang der Präparation die Figuren der Körperspender so verschieden sind wie die Menschen selbst, sehen die Körper nach Entfernung der Haut und des Unterhautfettgewebes sehr ähnlich aus. Natürlich gibt es mehr oder weniger muskulöse Menschen – aber das Märchen von den „schweren Knochen" ist Unsinn: Das erzählen viele gerne, wenn die Waage das ein oder andere Kilo zu viel anzeigt. Die großen Unterschiede unserer Figuren entstehen vor allem dadurch, dass jeder einen unterschiedlichen Fettanteil mit sich herumschleppt und dieses Fett bei jedem anders verteilt ist. Und da in der westlichen Welt ungefähr die Hälfte der Menschen unter **Fettsucht** (**Adipositas**) leidet, wird nun mal auch die Form unseres Pos vor allem durch das Fett definiert, das wir mit uns rumtragen. Der Trost dabei ist, dass ein paar Kilo zu viel im Alter die Sterblichkeit anscheinend sogar reduzieren: Denn wer „steckerldürr" ist, hat keine Reserven, von denen er zehren kann, wenn er mal schwer erkrankt. Allerdings sind mit diesen „paar Kilo zu viel" weniger das Fett als vielmehr Muskeln gemeint. Wie riskant Fettpolster sind, hängt davon ab, wo sie sich befinden: Der birnenförmige Po und die „Love Handles" über dem Beckenkamm sind viel weniger gefährlich als das Fett in der Bauchhöhle, das vor allem übergewichtige Männer da gerne einlagern. Sie haben ein erhöhtes Risiko, einen Schlaganfall oder Herzinfarkt zu erleiden.

Aber zurück zu den Hüftmuskeln. Ohne den großen Gesäßmuskel könnten wir nicht aus der Hocke aufstehen oder Treppen steigen, da er die Hüfte streckt. Unter ihm liegen der Gluteus-medius- und der Gluteus-minimus-Muskel, also der mittlere und der kleine Gesäßmuskel, die man als **kleine Gesäßmuskeln** zusammenfasst. Dazu noch einige kleine Muskeln, die alle mithelfen, dass die Hüfte sich drehen kann. Die kleinen Gesäßmuskeln sind für das Laufen wichtig, da sie das Becken stabilisieren und so verhindern, dass es zur Seite absinkt, wenn man das Bein hebt. Wenn die Muskeln ausfallen, bekommt man einen Watschelgang. Das passiert, wenn sich die Hüfte nach der Geburt nicht richtig entwickelt hat – Ärzte nennen das eine **Hüftfehlbildung.** Eine Fehlstellung der Hüfte wird heute aber bei den Vorsorgeuntersuchungen der Neugeborenen erkannt, indem die Kinderärzte die Hüfte mit Ultraschall durchchecken. Stimmt die Position der Hüfte nicht ganz, werden Säuglinge mit Windeln oder Spreizhosen so lange „breitbeinig" eingepackt, bis das Problem behoben ist. Manchmal hat ein Watschelgang aber auch eine andere Ursache: Wenn Sie gerade in den Po geimpft wurden und der Arzt dabei aus Versehen den Nerv für die Gesäßmuskeln getroffen hat, fallen die auch eine Zeitlang oder manchmal sogar für immer aus. Daher impft man heute überwiegend in den Deltamuskel an der Schulter, da unter diesem am Oberarm keine Nerven verlaufen. Wenn wirklich der Po herhalten muss, was man immer mal hinterfragen sollte, dann muss man in den mittleren Gesäßmuskel stechen – und nicht in den großen Gesäßmuskel, da unter dem mittleren Gesäßmuskel ganz oben am Beckenkamm keine Nerven liegen.

Nach dem (mal mehr, mal weniger knackigen) Hintern arbeiten wir uns abwärts und kommen zu den Muskeln am Oberschenkel. Die Pomuskeln allein reichen ja noch nicht zum Gehen und Stehen. Auf der Innenseite der Oberschenkel liegen die **Adduktoren-Muskeln**. Adduktoren heißt auf Deutsch soviel wie „Hinführer" – und das ist schon eine gute Jobbeschreibung. Denn diese Muskelgruppe stabilisiert beim Gehen und Stehen den Oberschenkel in der Hüfte und verhindert, dass er zur Seite wegrutscht. Sportler zerren sich die Muskeln häufig, besonders Fußballer, weil sie dauernd in der Gegend rumgrätschen oder ihre Beine bei spektakulären Schüssen überstrecken. Kommt recht souverän, wenn Sie beim nächsten Fußballspiel fachgerecht „Ah, **Adduktorenzerrung**" kommentieren. Als Expert*in, wie Sie jetzt sind, wissen Sie dann auch, dass so eine Zerrung starke Schmerzen am Schambein verursacht – denn da sind diese Muskeln angewachsen.

Der einzige Hüftmuskel, von dem man fast nichts sieht, weil er überwiegend auf der Innenseite des Hüftbeins und damit in der Beckenhöhle liegt, ist der **Iliopsoas-Muskel**. Dieser Lendenmuskel bewegt das Bein in der Hüfte nach vorne, zum Beispiel beim Gehen, aber auch beim Schießen eines Balls. Den Feinschmeckern unter Ihnen sei gesagt, dass es sich beim Psoasteil des Muskels um das Lendchen handelt, das Sie an der Fleischtheke bestellen können.

Die anderen Muskeln am Oberschenkel sind vor allem für die Bewegungen des Knies da, das wir uns jetzt genauer ansehen. Anatomisch korrekt müssen wir **Kniegelenk** sagen. Zum Kniegelenk gehören das untere Ende des Oberschenkelknochens, die Kniescheibe und das **Schienbein**. Finden Sie alles in Ihrem Bausatz. Und wenn Sie alles richtig zusammenmontiert haben, liegen Hüft- und Kniegelenk (zusammen mit den Fußgelenken) ordentlich auf einer senkrechten Achse. Oft ist das nicht der Fall, und man spricht dann von **X-Bein** oder **O-Bein**. Fußballer haben oft solche O-Beine, da bei ihnen die Oberschenkelmuskeln recht stark beansprucht sind, was zu dieser Fehlstellung führt. Das Problem dabei ist nicht, dass X- oder O-Beine vielleicht komisch aussehen, sondern dass das Knie dann nicht gleichmäßig belastet wird. Und das kann dann zu einer **Arthrose des Kniegelenks** führen. Und dann sind wir beim gleichen Thema wie bei der Hüfte: Prothese ja oder nein? Also neues Knie oder kein neues Knie – das ist hier die Frage.

Das Kniegelenk ist ein kompliziert aufgebautes Gelenk. Seien Sie froh, dass Sie das jetzt nicht alles einzeln zusammenbauen müssen. Da gibt es nicht nur einen höchst komplizierten und sehr spezialisierten Bandapparat, der sämtliche Knochen sichert. Sondern im Inneren des Gelenks sitzen noch zwei Menisken: Das sind scheibenförmige Knorpel, die dafür sorgen, dass die Gelenkflächen der Knochen besser zusammenpassen. Eingepackt ist das Ganze in eine Gelenkkapsel, die Muskeln und Bänder wie eine Verpackung überzieht. Damit das Knie nicht herumschlackert, hat es außen an der Gelenkkapsel Verstärkungsbänder, von denen die **Kollateralbänder** oder auf deutsch Seitenbänder die wichtigsten sind. Aber doppelt geschnürt hält besser. Deshalb gibt es zusätzlich auch innerhalb der Kapsel zwei Bänder, die innen im Gelenk liegen: die **Kreuzbänder**. Bei den Kreuzbändern gibt es ein vorderes und ein hinteres Kreuzband, bei den Kollateralbändern ein Außenband und ein Innenband. Wenn nun das Knie gestreckt ist, sind nicht nur die Kreuzbänder angespannt, sondern auch die Kollateralbänder. Stellen Sie sich vor, Sie befestigen zwei Bauklötzchen mit Klebeband aneinander: mit zwei senkrechten Streifen und mit zwei diagonalen. Dann ist diese Konstruktion ziemlich stabil. So ist es auch beim Knie: Sind alle Bänder da, ist das Knie fixiert, und man kann es nicht drehen. Und auch nicht verdrehen, wenn man steht. Versuchen Sie das lieber nicht. Wenn Sie jetzt Ihr Knie beugen, dann erschlaffen die Kollateralbänder, und Sie können das Knie drehen. So soll es sein. Wenn Sie nun aber Ihr Knie über Gebühr belasten, oder wenn Sie Ihr Bein verdrehen und es nach innen oder außen abknicken (was mich schon bei der bloßen Vorstellung schaudern lässt), können die Kreuzbänder oder die Kollateralbänder reißen. Probieren Sie es mal mit den mit Klebeband getapten Bauklötzchen aus. Ein Ratsch – und das Tape ist durch. So ist es auch am Knie. Vielleicht hatten Sie selbst schon mal so einen **Kreuzbandriss** oder einen **Innen- oder Außenbandriss.** So ein Riss im Knie tut sauweh, und außerdem schwillt das Knie schnell an, da sich in der Kapsel ein blutiger Erguss bildet. Der Arzt kann die Art der Bandrisse meist mit ein paar Handgriffen bei einer Untersuchung feststellen. Wenn er das gebeugte Knie nach vorne oder hinten schieben kann wie eine Schublade, ist das vordere oder hintere Kreuzband kaputt. Wenn er das Knie nach innen oder außen aufklappen kann, sodass es wie bei einem X-Bein oder O-Bein aussieht, ist das jeweils gegenüberliegende Kollateralband hin.

Nun habe ich oben schon ein Wort benutzt, das Sie vielleicht hat aufhorchen lassen: nämlich die Menisken. Gut möglich, dass Sie mit diesen Strukturen schon mal unliebsam Bekanntschaft gemacht haben. Das ist so was, was ich am Anfang des Buches meinte: Manche Teile des Körpers kennt man gar nicht, bis sie irgendwann mal Beschwerden machen. Dafür sind die Menisken ein gutes Beispiel, die brav in den Knien jede Bewegung mitmachen und gewährleisten, dass die Gelenkflächen von Oberschenkelknochen und Schienbein möglichst gut aufeinander gleiten. Bis sie sich dann bemerkbar machen. Weil sie einreißen, wenn Sie eine abrupte Drehbewegung im Knie gemacht haben, am besten noch, wenn Sie in der Hocke mit Ihrem ganzen Gewicht auf einem Bein stehen. Oder weil sie sich durch viel Herumlaufen während des Lebens abnutzen. Dann machen sie einem das Gehen schwer und geben einem das Gefühl, es sei ein Fremdkörper ins Knie eingedrungen und blockiere nun das Gelenk. **Menisken** sind kleine Halbmonde aus straffem Bindegewebe, die ähnlich gebaut sind, wie die Bandscheiben. Die beiden Menisken liegen auf der oberen Gelenkfläche des Schienbeins. Im Querschnitt sieht das aus wie ein keilförmiges Kissen zwischen Oberschenkelknochen und Schienbein. Der große Unterschied ist, dass der **Innenmeniskus** direkt mit dem Innenband des Knies verwachsen ist, der **Außenmeniskus** aber nicht an das Kollateralband auf der Außenseite gekoppelt ist. Die Folge ist, dass bei abrupten Drehbewegungen des Knies, die ja nur bei gebeugtem Knie möglich sind, die Kräfte vom Innenband voll auf den Meniskus durchschlagen, bis er reißt (**Meniskusriss**). Stellen Sie sich vor, Sie hätten zwischen Ihre aneinander getapten Bauklötzchen noch eine kleine Beilagscheibe geklebt. Und wenn Sie jetzt diese Bauklötzchen ruckartig gegeneinander drehen, geht alles voll auf die Beilagscheibe. Unseren Meniskus. Beziehungsweise auf das Tape auf der Innenseite, an dem der innere Meniskus festgemacht ist. Im Knie wäre das also folglich das Innenband, an dem der Innenmeniskus befestigt ist. Deshalb ist der Innenmeniskus fast zehnmal so häufig bei Verletzungen geschädigt wie der Außenmeniskus.

Für die Heilungschancen ist es ganz entscheidend, wo der Meniskus verletzt ist. Ob innen oder außen. Das hat mit der Ernährung der Menisken zu tun. Der äußere Anteil des Halbmonds ist durch Blutgefäße aus der Gelenkkapsel gut versorgt und kann deshalb recht gut wieder von selbst ausheilen. Der innere dünne Abschnitt der Menisken wird dagegen von der Gelenkschmiere versorgt und ist daher etwas auf Diät gesetzt. Dieser Anteil heilt kaum. Die Frage ist also, was tun? Um einen Meniskusschaden festzustellen, kann man entweder eine Kernspintomografie machen, wofür man sich „in die Röhre" legen muss. Oder man entschließt sich gleich zur **Kniespiegelung**. Dabei bohrt einem der Chirurg (bei örtlicher Betäubung natürlich!) zwei starre Röhrchen ins Knie: eins mit Kamera und eins mit einer kleinen Zange vorne dran. Dann sieht der Arzt live, was los ist. Sie können meist auch zuschauen, wenn Sie wollen. Wenn tatsächlich Teile des Meniskus so eingerissen sind, dass sie die Bewegung stören, kann der Arzt diese Teile gleich mit der Zange entfernen. Oder den ganzen Meniskus. Das Problem ist, dass man nicht genau sagen kann, ob der Eingriff wirklich etwas bringt. Es gibt Berichte, dass Scheinoperationen, bei denen der Arzt das Gelenk nur anstcht und spült, aber nicht weiter am Meniskus herumdoktort, genauso gut zu einer Besserung führen wie Eingriffe, bei denen der Meniskus entfernt wird. Außerdem muss man wohl sagen, dass mit einem kaputten Meniskus, auf dem man weiter rumläuft, das Risiko, in ferner Zukunft eine Kniegelenkarthrose zu bekommen, ebenso erhöht ist wie bei einem Leben ohne Meniskus nach einer OP. Ich würde ja sagen: erst mal abwarten, ob der Meniskus von selbst heilt, oder ob zumindest die Beschwerden so nachlassen, dass man ihn vielleicht gar nicht entfernen muss. Wenn die Beschwerden dagegen so stark sind, dass man nicht mehr auftreten kann, würde ich mich wohl eher sofort operieren lassen. Aber hier spreche ich nur von mir und würde empfehlen, in einem solchen Fall die Entscheidung von der Beratung beim Spezialisten abhängig zu machen. Ich wollte Ihnen damit nur aufzeigen, dass manche Dinge in der Medizin nicht so eindeutig sind, wie sie vielleicht erscheinen mögen.

Nun besteht das Knie aber nicht nur aus Knochen und mehr oder weniger zickigen Bändern und Sehnen. Es kommen noch ziemlich kräftige Muskeln dazu, die das Knie bewegen und stabilisieren. Sie verlaufen über den ganzen Oberschenkelknochen und hüllen ihn so ein, dass man ihn fast nicht tasten kann. Wir können das Knie vor allem beugen und strecken – und in gebeugtem Zustand leicht drehen. Einer dieser Muskeln ist der **Quadrizeps-Muskel** – auf Deutsch: der vierköpfige Oberschenkelmuskel. Das ist ein ziemlich kräftiger Schinken, der mit seiner Form die Kontur des Oberschenkels auf der Körpervorderseite bestimmt. Dieser Muskel ist der Strecker des Knies. Wie sein Name sagt, hat er vier Köpfe, von denen drei rund um den Oberschenkelknochen festgewachsen sind und einer bis nach oben zum Hüftbein reicht. Der Muskel verläuft nach unten über das Knie hinweg bis an das Schienbein heran. Dort, an der Ansatzsehne des Muskels, ist die **Kniescheibe** eingebaut. Da fragt man sich, warum haben wir einen Knochen in der Sehne? Haben Sie sich noch nie gefragt? Das spricht für Sie, ich fand das auch immer ganz normal – bis ich Medizin studiert habe. Mechanisch gesehen ist das aber ein echter Clou. Jetzt müssten wir in die tieferen Geheimnisse der Physik einsteigen, wenn wir im Detail verstehen wollten, was es damit auf sich hat. Lassen Sie mich nur so viel sagen: Hier wirkt das Gesetz der Kraft und des Hebelarms. Kraft mal Hebelarm ist gleich Drehmoment. Die Kraft des Muskels hängt von seinem Durchmesser ab. Logisch: Je dicker etwas ist, desto stärker ist es. Der Hebelarm ist der Abstand von der Drehachse, die quer durch das Knie läuft. Und dieser Hebelarm wird um die Dicke der Kniescheibe verlängert. Hätten wir die Kniescheibe nicht, müsste dieser Muskel also ungefähr doppelt so dick sein. Das wäre 'ne Menge mehr Schinken!

Auf der Rückseite des Oberschenkels liegt eine Muskelgruppe, die vom Sitzbeinhöcker bis zu den Unterschenkelknochen verläuft – und diese Muskelgruppe hat sogar einen Bizeps, den **Biceps-femoris-Muskel,** der auf Deutsch „Schenkelbeuger" heißt. Es gibt also wirklich auch am Bein einen Bizeps, nur liegt der im Unterschied zum Arm hinten – nicht vorne. Ohne die Bizeps-Gruppe hinten kriegen Sie das Bein nicht hoch, ohne den Quadrizeps vorne können Sie es nicht durchdrücken und haben besonders bei Treppenstufen keinen Spaß.

Wir arbeiten uns weiter nach unten vor: Unter dem Knie liegt der Unterschenkel. Umgangssprachlich gesagt. Anatomisch gesehen haben wir hier zwei Knochen, wie Sie in Ihrem Bausatz sehen: nämlich **Schien- und Wadenbein.** Beide Knochen sind durch mehrere straffe Bandstrukturen fest aneinandergefesselt. Umwickeln Sie also beide Knochen fest mit Klebeband. Sinn des Ganzen ist, dass sich beide Knochen beim Stehen nicht verdrehen oder auseinanderklappen. Die Stelle, an der beide Knochen unten verbunden sind, nennt man **Malleolengabel.** Diese Knochengrube bildet die Gelenkpfanne für das **obere Sprunggelenk** und ist mit dem Sprungbein der Fußwurzel verbunden. „Malleolus" heißt Knöchel, und Sie können das Gelenk bei sich selbst erfühlen. Und zwar genau da, wo der Innenknöchel des Schienbeins und der Außenknöchel des Wadenbeins tastbar sind. Apropos Sprunggelenk: Das erinnert mich immer an eine Staatsexamensprüfung, als ich mit einer ganz leichten Frage beginnen wollte und den Kandidaten daher fragte, wo denn die Sprunggelenke sind. Der Prüfling zeigte auf das Hüftgelenk. Da ich natürlich immer für einen guten Gag offen bin, habe ich noch mal nachgefragt, aber er meinte es ernst und führte als Begründung an, dass man die Hüfte ja auch zum Springen braucht. Nun gut … Ich weiß nicht mehr, wie die Prüfung ausgegangen ist, bezweifle aber, dass sie das „Sprungbrett" für eine große medizinische Karriere war. Aber ich kann mich auch täuschen: Vielleicht ist der Kollege jetzt Unfallchirurg und operiert zur Strafe jeden Tag kaputte Hüftgelenke.

Das obere Sprunggelenk (unten am Unterschenkel, wie Sie ja inzwischen wissen) ist ein typisches Scharniergelenk, mit dem man den Fuß heben (strecken) oder senken (beugen) kann. Der Bandapparat ist auf der Innenseite sehr kräftig. Außen dagegen befinden sich nur ein paar recht dünne Einzelbänder. Daher verwundert es nicht, dass der „Bänderriss" nirgendwo am Körper häufiger ist als auf der Seite des Außenknöchels (**Außenbandriss**). Meistens passiert es, wenn man mit dem Fuß nach außen umknickt.

Unterhalb des oberen Sprunggelenks gibt es, wie der Name schon vermuten lässt, noch ein **unteres Sprunggelenk**. Das liegt in der Fußwurzel, die ungefähr das hinterste Drittel des Fußskeletts ist. Ärzte kürzen diese zwei Sprunggelenke immer mit OSG und USG ab, was natürlich viel cooler klingt, weil es kein Außenstehender versteht. Das USG, also das untere Sprunggelenk, ist einigermaßen kompliziert. Das Gelenk brauchen wir, um den inneren Fußrand zu heben – das klappt aber nur, wenn auch die übrigen Fußgelenke der Fußwurzel und des Mittelfußes mitziehen. Jetzt fragen Sie sich vermutlich, warum zum Teufel soll ich den inneren Fußrand heben? Na, zum Beispiel wenn Sie barfuß laufen und sonst auf eine Nacktschnecke treten würden oder auf etwas anderes Unangenehmes. Da ziehen Sie einfach den inneren Fußrand hoch und weichen dem Hindernis aus. Aber eben nur dann, wenn Sie gleichzeitig auch die übrigen Fußgelenke der Fußwurzel und des Mittelfußes mitbewegen. An diesem Beispiel sehen Sie, dass man Gelenke nicht nur isoliert anschauen sollte, da sie oft zusammenspielen. Gerade am Fuß wird das ganze Fußskelett durch Bänder und Fußmuskeln zu einer federnden Platte verbunden, die uns das Abrollen des Fußes beim Laufen überhaupt erst ermöglicht. Für das Abrollen brauchen Sie die **Fußgewöl-**

be, damit Sie nicht wie ein Roboter gehen, was man auch als Bügel-eisengang bezeichnet. Die kurzen Fußmuskeln und die langen Unter-schenkelmuskeln bilden ein Längs- und ein Quergewölbe, sodass das Fußskelett (abgesehen von den Zehen) normalerweise nur an drei Punkten den Boden berührt. Wenn die Gewölbe sich senken oder abflachen, hat man einen **Plattfuß.** Kommt dann noch ein Ab-knicken des Innenknöchels dazu, lautet die Diagnose **Knick-Senk-Spreizfuß.** Ich weiß noch, dass bei meiner Einschulung die alte Schrulle vom Gesundheitsamt bei nahezu jedem von uns Kindern diese Diagnose gestellt hat. Und unsere Eltern dachten dann, jetzt ist alles aus, da stimmt ja gar nichts mit dem Fuß und das Kind wird einmal unter einer ernsthaften Gehbehinderung leiden. Gut, die an-deren Kinder, die damals dabei waren, habe ich ewig nicht mehr gesehen, aber ich zumindest laufe auch heute noch ganz normal. Die damals verschriebenen **Einlagen** und Schuhe mit **Fußbett** haben da-ran auch nichts geändert, waren aber gaaanz bestimmt sehr wichtig für meine weitere Entwicklung. Wegen der häufigen Diagnose stellt sich auch hier fast die Frage, was eigentlich normal ist.

Größere Probleme wird mir eher mal der **Hallux valgus** ma-chen, ein schiefer großer Zeh, den ich auch geerbt habe. Bei dieser Fehlstellung entsteht auf der Innenseite des Fußes ein Knubbel, während der große Zeh selbst nach außen zeigt – also zur Fuß-außenseite – und sich ganz dicht an die anderen Zehen schmiegt. Beide Füße zusammen sehen also aus wie ein X, daher auch die Be-zeichnung „valgus" für x-förmig (womit ich wieder was für Ihr „Aufschneider"-Wissen getan habe). Man liest immer, dass das Tragen von Stöckelschuhen diese Fehlstellung begünstigt, aber an-scheinend kann sie sich auch so ausbilden – Stöckelschuhe trage ich nämlich nicht. Vielleicht bin ich also doch ein X-Man, zumindest wenn der Hallux valgus für diese Zugehörigkeit ausreicht?

Der Rest des Fußskeletts ist ähnlich wie die Hand aufgebaut: hinten an der Ferse die sieben Fußwurzelknochen, in der Mitte die fünf Mittelfußknochen und vorne die vierzehn Zehenknochen. Falls Sie sich fragen, wie sich vierzehn Zehenknochen durch fünf Zehen teilen lassen: Die große Zehe hat nur zwei, die anderen vier Zehen jeweils drei Zehenknochen.

Natürlich gibt es in Ihrem Bausatz jetzt noch die Gummibänder für die Muskeln an den Unterschenkeln: Es gibt drei Muskelgruppen, die den Fuß über die Sprunggelenke bewegen. Vorne am Unterschenkel haben wir die **Unterschenkelstrecker,** die seitlich neben dem Schienbein liegen und die Fußspitze heben. Wenn Ihnen mal jemand so richtig gegen das Schienbein getreten hat oder Sie sich das Schienbein so richtig blöd gestoßen haben, haben Sie sich vielleicht gewünscht, diese Muskeln würden vorne den Knochen bedecken und nicht so schamhaft an der Seite liegen. Das Wadenbein hinten ist besser geschützt: Hier bildet die Muskelgruppe der **Unterschenkelbeuger** die **Wade.** Dieser sogenannte dreiköpfige Wadenmuskel bildet an seinem Ansatz hinten am Fersenbein die kräftige **Achillessehne.** Fassen Sie mal hin, Sie können sie bestimmt fühlen. Denn die stärkste Sehne des menschlichen Körpers ist fast daumendick und wirkt nahezu unkaputtbar. Aber auch bei ihr kann es wie beim Bizeps am Arm durch Ermüdung oder akute Belastung mit einem peitschenknallartigen Geräusch zu einem Riss kommen (**Achillessehnen-Ruptur**). Der Riss der Achillessehne betrifft meist Sportler. Ist diese Sehne ab, funktioniert der ganze dreiköpfige Wadenmuskel nicht mehr. Ein bisschen kann man die Fußspitze noch senken, weil man zusätzlich noch drei tiefe Wadenmuskeln hat. Auf den Zehen stehen können Sie dann aber nicht mehr. Ist die Achillessehne gerissen, verkürzt sich der Muskel nach oben zum Knie hin – er schnurrt zusammen wie ein gerissenes Gummiband. Zwischen Muskel und Ferse können Sie die Unterbrechung der Sehne ertasten. Eine gerissene Achillessehne kann man aber reparieren: entweder mit einer Operation oder Ihr Arzt fixiert Ihren Fuß mit gesenkten Zehenspitzen so in einem Gips, dass die Sehne wieder zusammenwachsen kann.

Aber nicht immer ist eine gerissene Achillessehne schuld, wenn Sie nicht mehr auf Zehenspitzen stehen können. Das könnte auch ein Zeichen für einen Bandscheibenvorfall sein – vor allem, wenn zusätzlich noch der Ischiasnerv schmerzt. Auch dann funktionieren die Wadenmuskeln nicht mehr richtig, weil eine Bandscheibe auf einen der unteren Rückenmarksnerven drückt. In diesem Fall sollten Sie zum Neurologen oder Orthopäden gehen.

Bleiben wir noch ein bisschen bei den Wadenmuskeln: Wegen ihres Verlaufs würden die Wadenmuskeln immer gleichzeitig die Innenseite der Fußsohle heben, wenn sie bewegt werden. Wie würde denn da unser Gang aussehen? Außerdem könnten Sie so beim Gehen leicht nach außen umknicken und sich die Bänder ruinieren. Das ist ein bisschen so, als würden Sie zwei Bauklötzchen nur auf einer Seite mit einem Klebestreifen zusammenkleben. Damit sie stabil sind und nicht hin und her schlackern, sollten Sie diese besser noch auf der Gegenseite tapen. So ist es auch bei der Wade: Deshalb gibt es auf der Außenseite noch die **Wadenbein-Muskelgruppe**. Ihr Job ist es, den Fußaußenrand zu heben, und das stabilisiert den Fuß.

Wie geht denn nun ein Bein? Also, eigentlich gehen immer zwei Beine. Das Problem bei uns in der Anatomie ist immer, dass wir alles bis aufs kleinste Detail runterbrechen und dabei vergessen, wie alles zusammenwirkt. Die Abläufe beim Gehen sind hier ein gutes Beispiel. Wir testen das jetzt mal vor dem Spiegel: Sie müssen erst mal Ihr **Standbein** stabilisieren. Dafür brauchen Sie erstens die Adduktoren der Hüfte, damit das Standbein nicht wegrutscht, und zweitens die kleinen Gesäßmuskeln, damit Ihr Becken nicht zur Gegenseite wegkippt, wenn Sie jetzt Ihr Bein heben wollen. Dann müssen Sie drittens Ihren Rumpf im Gleichgewicht halten – dazu brauchen Sie die tiefen Rückenmuskeln und die Bauchmuskeln. Jetzt heben Sie viertens das andere Bein (**Spielbein**) mit dem Iliopsoas-Hüftmuskel an und strecken fünftens mit dem vierköpfigen Oberschenkelmuskel den Unterschenkel nach vorne. Mit den Unterschenkelstreckern heben Sie nun sechstens die Fußspitze, um nicht an irgendwelchen Unebenheiten des Bodens hängen zu bleiben, und treten dann siebtens nur mit der **Ferse** auf. Dann rollen Sie achtens über die Fußgewölbe Ihren Fuß ab, bis er nur noch mit der Fußspitze Kontakt zum Boden hat. Und sobald dieses Bein wieder

Kontakt zum Boden hat, haben Sie gleichzeitig die ganze Prozedur mit dem anderen Bein vollzogen. Kompliziert, oder? Und dann soll das Ganze noch irgendwie zügig ablaufen und halbwegs geschmeidig vonstatten gehen. Und natürlich, ohne dass Sie darüber nachdenken oder die einzelnen Schritte (im Wortsinne) in diesem Büchlein nachlesen müssen.

Gut, dass wir eine Art Schaltkreis in unserem Nervensystem haben, der solche Bewegungsabläufe für uns regelt. Das ist das sogenannte **extrapyramidal-motorische Nervensystem.** Im Gegensatz dazu steuert die **Pyramidenbahn** alle bewussten Muskelbewegungen. Sie beginnt an der motorischen Großhirnrinde und zieht bis ins Rückenmark, wo sie die Nervenfasern für die jeweiligen Muskeln aktiviert. Doch egal über welches der beiden motorischen Systeme die Muskeln angesteuert werden: Die Nervenfasern ziehen dann vom Rückenmark in das **Bein-Nervengeflecht,** aus dem die Nerven für das Bein hervorgehen. Für die Nerven gibt es in Ihrem Bausatz jetzt wieder gelbe Fädengeflechte. Und je eines davon montieren Sie jetzt auf beiden Seiten der Lendenwirbelsäule. Das ist das **Lumbalis-Geflecht.** Es liegt im Lendenmuskel rechts und links der Lendenwirbelsäule. Dann ziehen Sie die gelben Fäden nach vorne, Richtung Oberschenkel. Denn die Nerven treten unter dem Leistenband zur Vorderseite des Oberschenkels aus. Auch in der Beckenhöhle montieren Sie auf der Innenseite des Kreuzbeins zwei gelbe Fadenstränge. Das sind die Nerven, die aus dem **Sacralis-Geflecht** entspringen. Sie treten hinten in der Tiefe unter den Gesäßmuskeln hervor – diese Fäden würden Sie also hinten am Oberschenkel entlang nach unten ziehen. Und jetzt sehen Sie ganz schnell, wo es schmerzt, wenn einer dieser gelben Fäden beschädigt ist: Sind Nerven aus dem Lumbalis-Geflecht beschädigt, strahlen die Schmerzen nach vorne in die Oberschenkel aus. Sind Nerven aus dem Sacralis-Geflecht betroffen, tut es hinten am Oberschenkel weh. Was man gemeinhin als „Ischias-Schmerz" bezeichnet, da der dickste Nerv der Ischiadicus-Nerv ist.

Der **Ischiadicus-Nerv** versorgt einen Großteil des Beins, daher müssen wir uns den mal genauer anschauen. Er ist ungefähr so dick wie ein Daumen, aber abgeplattet, und sieht damit ein bisschen aus wie ein dickes Stromkabel. Wenn wir diesen Nerv bei der Präparation freilegen, ist das immer wieder eine krasse Erscheinung. Oft können sich die Studierenden gar nicht vorstellen, dass sie da einen Nerv in den Händen halten, da Nerven an vielen anderen Stellen des Körpers sehr fein sind. Dieser aber ist dicker als das ganze Rückenmark. An Armen und Beinen sind sie aber recht dick, da sie entsprechend viele Nervenfasern zu den Muskeln und in der Haut bis zu den Finger- und Zehenspitzen führen müssen. Der Ischiadicus-Nerv versorgt die Muskelgruppe hinten am Oberschenkel und teilt sich meist oberhalb der Kniekehle in den **Wadenbein-Nerv** und den **Schienbein-Nerv**. Der Schienbein-Nerv ist für die Wadenmuskulatur und -haut und für alle Muskeln auf der Fußsohle zuständig; sein Kollege, der Wadenbein-Nerv, übernimmt den Gegenpart: Er versorgt die Haut des Unterschenkels seitlich bis zum Fußrücken sowie die Unterschenkelstrecker und die Wadenbeinmuskeln.

Kurz gesagt: Der Ischias-Nerv versorgt alles unterhalb des Knies. Deshalb ist er auch so dick. Wie die Hauptstromkabel – die sind ja auch dicker als die einzelnen Leitungen. Zum Glück liegt der Ischias-Nerv so tief unter der Muskulatur des hinteren Oberschenkels, dass der gesamte Nervenstrang nur sehr selten verletzt wird – wenn nicht gerade ein Arzt eine falsch gesetzte Impfung in ihn reinrammt! Aber das ist selten. Wenn ein Ast des Ischias-Nervs verletzt wird, ist es in den meisten Fällen der Wadenbein-Nerv. Denn der liegt oben am Wadenbein ganz nah unter der Haut. So dicht, dass wir bei der Präparation aufpassen müssen, ihn nicht schon durch Hautschnitte zu verletzen. Dass so ein großer Nerv so knapp unter der Haut liegt, ist immer eindrucksvoll, da er doch immerhin fast so dick ist wie ein kleiner Finger. Wenn Sie Ihrem Wadenbein-Nerv mal Hallo sagen wollen (ohne dass Sie um Himmels willen gleich zum Messer greifen und Ihre Haut aufschlitzen), schlagen Sie einfach Ihre Beine übereinander. Und dann warten Sie, bis das oben gelegene Bein „eingeschlafen" ist – also der Unterschenkel taub wird. Voilà, das ist er! Das Kribbeln verschwindet auch wieder, wenn Sie das nicht einen ganzen Tag lang durchziehen. Verletzt werden kann der Wadenbein-Nerv zum Beispiel bei Wadenbeinbrüchen, früher waren auch sehr hohe Skischuhe schuld – die haben ihn abgedrückt. Auch sein tiefer Ast, der in die Unterschenkelstrecker eingebettet ist, bekommt öfters etwas ab. Das hat damit zu tun, dass die Muskelgruppen am Unterschenkel zwischen den Knochen durch Bindegewebe in Röhren eingefasst werden, die man Kompartimente nennt. So als würden Sie einen Kabelkanal nicht nur mit Kabeln füllen (das wären die Nerven), sondern die Rohre um die Kabel herum auch noch mit einem Füllmaterial ausstopfen (das wären die Muskeln). Und jetzt stellen Sie sich vor, Ihre Muskeln schwellen an. Nach außen kann sich die Schwellung nicht ausbreiten, die Muskeln sind ja in Röhren eingefasst. Also drücken sie nach innen, und da liegen die Nerven. Die werden jetzt abgedrückt. Genau das passiert beim **Kompartment-Syndrom,** zum Beispiel nach einem Tritt ans Schienbein oder auch nach langen Wanderungen, wenn die Streckmuskeln anschwellen. Das ist gefährlich, da der Nerv dann absterben kann. Da hilft nur: Druck ablassen. Dazu muss ein Arzt diese Röhren aufmachen, und das geht nur, indem er den ganzen Unterschenkel des Patienten aufschneidet.

Weil Gerechtigkeit sein muss, widmen wir uns nach dem Sacralis-Geflecht jetzt auch noch dem Lumbalis-Geflecht. Jenem Nervengeflecht in der Lendengegend. Es bildet mehrere Nerven für die Leistenregion und für die Vorderseite des Beins sowie den **Oberschenkelnerv** und den **Obturatorius-Nerv.** Dabei versorgt der Oberschenkelnerv den vierköpfigen Oberschenkelmuskel und die Haut des Beins bis runter zum Innenknöchel. Der Obturatorius-Nerv versorgt die Adduktoren-Muskeln des Hüftgelenks. Beide Nerven sind gut durch Muskeln geschützt, können aber im Bereich der Leiste durch Verletzungen, Hüftoperationen oder auch Beckenbrüche geschädigt werden. Und dann beginnt ein unguter Kreislauf: Wenn Sie als Eltern krank sind, können Sie Ihre Kinder auch nur eingeschränkt versorgen. Und vielleicht machen die dann auch irgendwann schlapp und werden krank. So ähnlich ist das im Körper: Funktionieren die Nerven nicht mehr richtig, können sie auch die entsprechenden Muskeln nicht mehr anständig versorgen. Die Muskeln sind geschwächt, und man bekommt entsprechend Probleme beim Gehen und Stehen.

Können Sie noch? Wenn Sie sich vor lauter Gehen und Stehen mal kurz die Beine vertreten wollen, kein Problem. Ist ja auch ein extrem komplexes Kapitel, unser Bein. Aber keine Sorge, wir sind gleich durch. Skelett, Muskeln und Nerven haben wir schon geschafft. Fehlen noch die Blutgefäße. Hier erspare ich Ihnen Details, wir wollen ja gleich noch zu den Organen kommen.

Daher also nur das Wichtigste in Kürze: Nehmen Sie die langen roten Leitungen aus Ihrem Baukasten. Das ist ein ziemliches Geflecht, das sich ein paar Mal teilt. Dieses Geflecht symbolisiert unsere Oberschenkelarterien. Die **Oberschenkelarterie** beginnt an der Leiste und zieht mit dem gleichnamigen Nerven zum Oberschenkel. Sie durchquert dann die Kniekehle und teilt sich in zwei Äste, die zusammen mit den Endästen des Ischias-Nervs verlaufen und auch die gleichen Gebiete ernähren. Außerdem gibt die Oberschenkelarterie noch einen großen Ast ab, der die Muskeln des Oberschenkels und das Hüftgelenk mit Blut versorgt – das ist die **tiefe Oberschenkelarterie.** Sie sehen, dass Sie da fast fingerdicke rote Stränge in Händen halten. Wenn Sie sich so eine Arterie verletzen, kann das tödlich sein, da aus diesen Arterien schnell große Mengen Blut austreten können. Bei allen Blutungen am Bein sollten Sie versuchen, die Oberschenkelarterie abzudrücken, damit die Blutung nachlässt. Das geht am besten, wenn Sie gleich unter dem Leistenband (dort, wo man den Puls der Oberschenkelarterie fühlen kann) richtig fest zudrücken. Die Oberschenkelarterie schlüpft dann am unteren Abschnitt des Oberschenkels unter einem Muskelbogen nach hinten in die Kniekehle und heißt hier **Kniekehlenarterie.** Sie versorgt das Kniegelenk mit allen umliegenden Muskeln und teilt sich dann am Unterschenkel in die **vordere und hintere Schienbeinarterie.** Die vordere

Arterie kommt unten am Fußrücken als **Fußrückenarterie** raus. Wenn Sie Lust haben, können Sie auch hier den Puls tasten, und zwar direkt neben der Sehne des Großzehenstreckers. Heben Sie mal die Großzehe – jetzt springt auf der Großzehenseite eine Sehne vor. Wenn Sie dort tasten, sollten Sie den Puls fühlen. Wenn Ärzte bei Ihnen versuchen, an dieser Stelle den Puls zu fühlen, wollen sie überprüfen, ob Ihre Arterien bis hier unten offen oder zum Beispiel durch eine **Arteriosklerose** oder ein **verschlepptes Blutgerinnsel (Embolie)** verstopft sind. Dann kann man den Puls der Oberschenkelarterie zwar unter dem Leistenband noch tasten, aber unten am Fuß nicht mehr. Bei einer Embolie tritt der Verschluss plötzlich auf, und unterhalb des Verschlusses wird das Bein meist (leichen)blass. Das Gerinnsel kommt meist aus dem Herzen und bildet sich dort, weil das Herz unregelmäßig schlägt. Neuerdings versprechen die Smart-Watch-Hersteller, dass ihre Uhren den Puls am Handgelenk messen und daraus ein EKG ableiten können. So wollen sie das Risiko einer plötzlichen Embolie reduzieren. Das wäre ja mal was!

Bei einer Arteriosklerose vollzieht sich die Einengung der Arterien jedoch schleichend. Man spricht auch von der **Schaufensterkrankheit,** weil den Patienten das Gehen schon nach einer kurzen Strecke in den Wadenmuskeln wehtut und sie dann oft stehen bleiben und so tun, als würden sie sich die Schaufenster anschauen, damit ihre Krankheit keinem auffällt. Wenn Sie auch immer wieder aus diesen Gründen stehen bleiben, sollten Sie zum Arzt gehen. Der macht mit Ihnen dann einfach mal einen Gehtest und schaut, wie schlimm die Beeinträchtigung wirklich ist. Wenn nötig, werden die Blutgefäße mit einer **Röntgendarstellung (Angiografie)** angeschaut. So kann man einen Verschluss der Arterie nachweisen. Ist die Arterie komplett zu, kann das Bein absterben und dabei buchstäblich schwarz werden: Das nennt man **Raucherbein,** da fast nur starke Raucher eine derartig ausgeprägte Arteriosklerose entwickeln. Um ein Absterben des Beins zu verhindern, muss man die verschlossenen Gefäßabschnitte mit einem künstlichen **Gefäßbypass** überbrücken. Vermutlich wird Ihr Arzt dann auch gleich das Herz mit untersuchen, da eine Arterisklerose meist den ganzen Körper betrifft und ein Verschluss der Herzkranzgefäße zu einem Herzinfarkt führen kann.

Bei den **Beinvenen** ist es wie bei den Venen am Arm: Tiefe Venen ziehen mit den Arterien und heißen genauso wie diese, während die beiden oberflächlichen Venen alleine unter der Haut verlaufen – also ohne eine Arterie dazu. Das ist das blaue Leitungsgeflecht, das Sie in ihrem Baukausten finden. Die oberflächlichen Venen heißen **kleine** und **große Saphena-Vene**. Sie verlaufen an der Wade beziehungsweise an der Innenseite des Beins. Diese oberflächlichen Venen können Sie manchmal sogar sehen. Nämlich dann, wenn sie aussacken und **Krampfadern** (**Varizen**) bilden. Solche Krampfadern sind mehr ein Schönheitsfehler als eine Krankheit. In der Regel sind sie harmlos, und ich würde dazu raten, Krampfadern nicht rausnehmen oder veröden zu lassen.

Damit Sie meinen Rat nachvollziehen können, müssen wir uns kurz anschauen, wie die Venen miteinander verbunden sind. Die oberflächlichen Venen sind nämlich durch Klappen so mit den tiefen Venen verbunden, dass ein großer Teil des Blutes über die tiefen Venen zum Herz zurückfließt. Wenn wir stehen, muss das Blut gegen die Schwerkraft – also aufwärts – zum Herz fließen. Damit dies klappt, braucht es zur Unterstützung kleine Pumpen. Und diese Pumpfunktion beim Stehen übernehmen die Wadenmuskeln (in deren Tiefen ja die tiefen Venen eingebettet sind) allein durch ihre Anspannung. Man nennt das **Muskelpumpe.** Das ist eigentlich ein kluger Mechanismus – käme es nicht immer mal wieder zur Bildung von Blutgerinnseln in den tiefen Beinvenen. Das nennt man dann eine **tiefe Beinvenenthrombose.** Eine solche Thrombose kann lebensgefährlich sein, weil sich das Gerinnsel lösen und in die Lungenarterien gespült werden kann, die es dann verstopft. Dies nennt man eine **Lungenembolie.** Und diese Embolie kann zum Herzversagen führen, wenn die rechte Herzkammer vergeblich gegen den Blutklotz anpumpt und irgendwann erschöpft aufgibt (**Rechtsherzversagen**). Etwa 5 Prozent der Menschen haben eine angeborene Gerinnungsstörung und damit ein erhöhtes Risiko, an einer Thrombose zu erkranken. Es gibt aber noch weitere Risikofaktoren: Rauchen, die Einnahme der Antibabypille und lange Flugreisen, bei denen man die Beine nicht gut ausstrecken kann. Alles zusammen sollte man möglichst vermeiden! Wenn also schon mehrere Fälle von Thrombose in Ihrer Familie bekannt sind, sollten Sie mal durch eine Blutuntersuchung überprüfen lassen, ob bei Ihnen eine Gerinnungsstörung vorliegt. Frauen sollten dann auch genau überlegen, ob sie sich die Pille verschreiben lassen. (Rauchen ist eh out, wenn Sie dieses Buch hier gelesen haben.) Das **Thrombose-Risiko** ist übrigens auch der Grund, warum im Krankenhaus bei bettlägerigen Patienten, beispielsweise nach Operationen, **Heparin-Spritzen** gegeben werden: nämlich zur **Blutverdünnung**. Damit wird das Thrombose-Risiko gesenkt. Manchmal verläuft eine Thrombose auch völlig unbemerkt, bis sich danach vielleicht Krampfadern bilden, da das Blut bei verstopften tiefen Venen eben einen Umweg nehmen muss. Und dann fließt eben mehr Blut durch die oberflächlichen Venen, die entsprechend dick werden. Die darf man dann natürlich nicht auch noch entfernen. Wenn Sie jetzt also Ihre Krampfadern (und damit die oberflächlichen Venen) rein um der Schönheit willen entfernen lassen wollen, würde ich als Anatom mir Sorgen machen, falls Sie doch mal eine tiefe Venenthrombose bekommen sollten – dann sind nämlich die Venen weg, die das Blut als Umleitung benutzen könnte. Aber das wollen wir nicht hoffen, und vielleicht sind meine Sorgen hier auch übertrieben. Trotzdem bin ich bei **kosmetischen Operationen** oder **Schönheitsoperationen** immer sehr zurückhaltend, seit ich einmal den Spruch eines Schönheitschirurgen gehört habe: They never turn from ugly to hot! Frei übersetzt: Wer einmal häßlich ist, wird nie mehr „heiß".

Noch ein Letztes – dann haben Sie es aber wirklich „durchgestanden", das Bein: Zusammen mit den Venen verlaufen die Lymphbahnen. Die Lymphe, diese Gewebsflüssigkeit, läuft (wie am Arm) vor allem über oberflächliche Lymphgefäße ab. Die erste Filterstation für die Lymphe sind die Lymphknoten in der Leiste (**Leisten-**

lymphknoten). Die Lymphknoten in der Kniekehle sind für die Fuß-außenseite zuständig.

Auch im Bein können geschwollene Lymphknoten vorkommen: als Hinweis auf einen Hauttumor, aber auch auf einen Tumor in den äußeren Geschlechtsorganen, im Analkanal und in Scheide und Gebärmutter. Denn aus all diesen Organen wird Lymphe in die Leistengegend abgeleitet. Daher sollte man alle Lymphknoten, die munter vor sich hinwachsen, ohne sonst irgendwie schmerzhaft oder auffällig zu sein, von einem Arzt untersuchen lassen.

Jetzt sind wir zwar schon bei der Socke angekommen, aber so einfach lasse ich Sie nicht davonkommen: Schauen wir uns die Organe an und beginnen dazu bei der Locke, oder besser gesagt, knapp darunter beim Kopf.

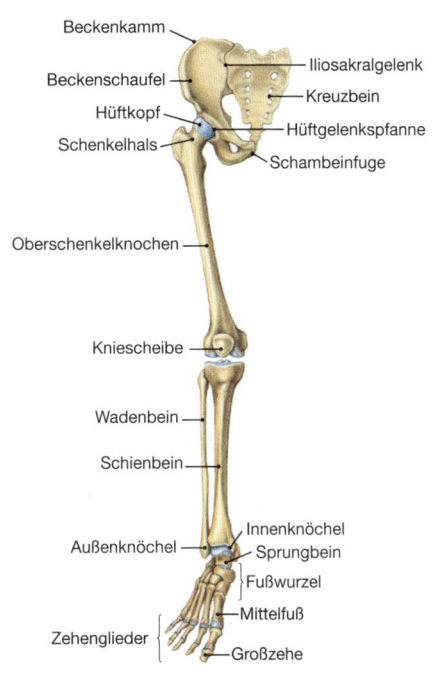

Beckenkamm

Beckenschaufel

Hüftkopf

Schenkelhals

Iliosakralgelenk

Kreuzbein

Hüftgelenkspfanne

Schambeinfuge

Oberschenkelknochen

Kniescheibe

Wadenbein

Schienbein

Außenknöchel

Innenknöchel

Sprungbein

Fußwurzel

Mittelfuß

Zehenglieder

Großzehe

a

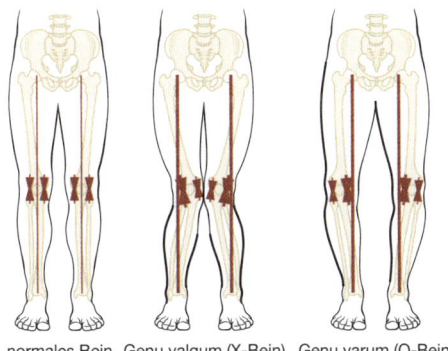

b normales Bein Genu valgum (X-Bein) Genu varum (O-Bein)

■18 Beinskelett mit Becken (a), Beinskelett mit X- und O-Bein (b)

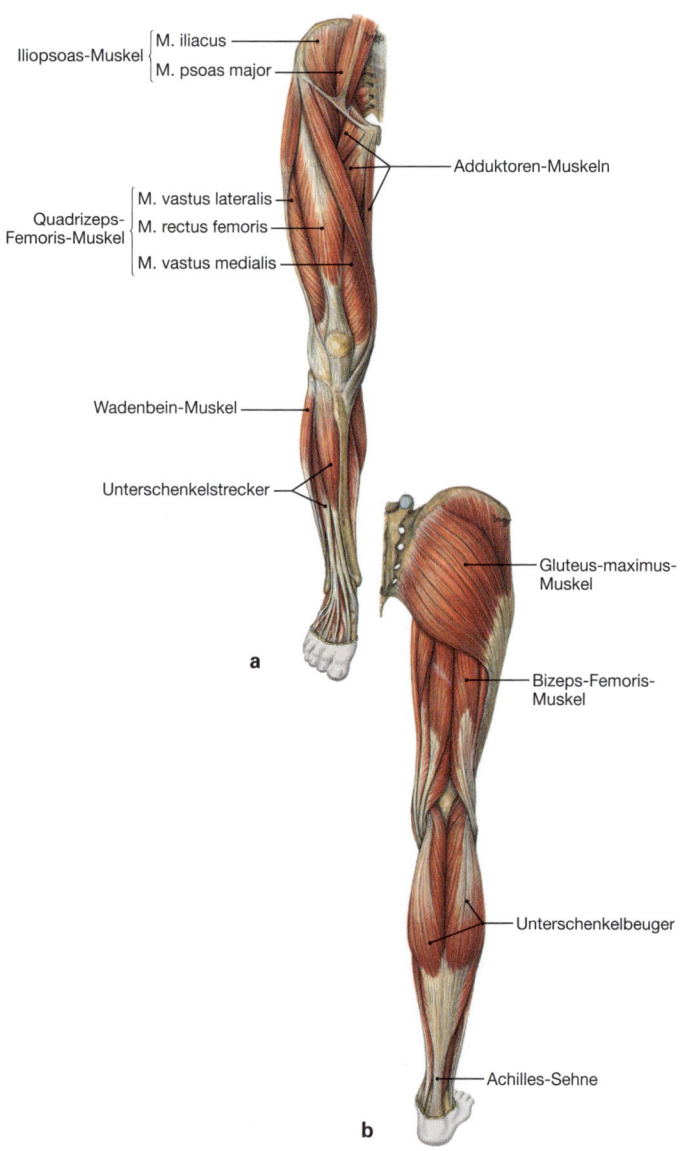

Iliopsoas-Muskel { M. iliacus

M. psoas major

Adduktoren-Muskeln

Quadrizeps-
Femoris-Muskel { M. vastus lateralis

M. rectus femoris

M. vastus medialis

Wadenbein-Muskel

Unterschenkelstrecker

Gluteus-maximus-
Muskel

Bizeps-Femoris-
Muskel

Unterschenkelbeuger

Achilles-Sehne

a

b

◼19 Muskeln der Vorderseite (a) und der Rückseite (b) des Beins

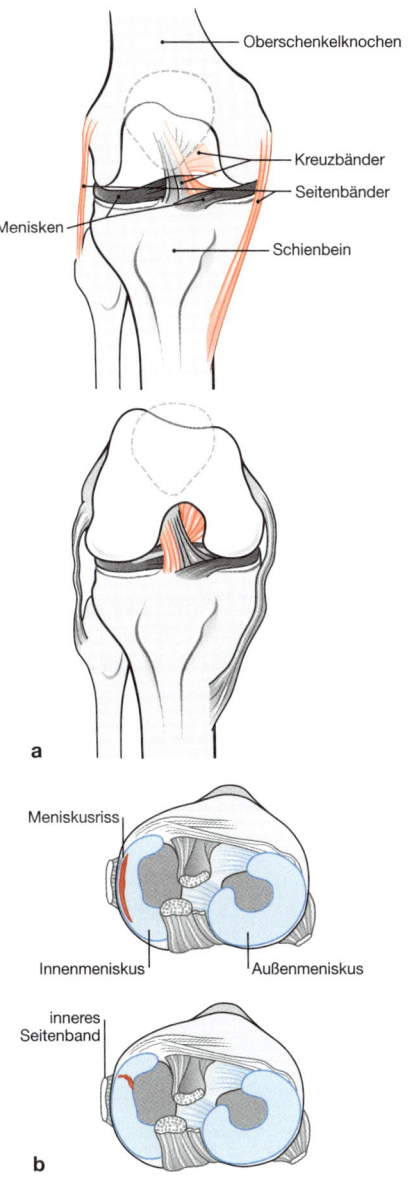

Oberschenkelknochen

Kreuzbänder

Seitenbänder

Menisken

Schienbein

a

Meniskusriss

Innenmeniskus

Außenmeniskus

inneres
Seitenband

b

■20 Kollateralbänder und Kreuzbänder bei gestrecktem (oben) und gebeugtem (unten) Knie (a), Menisken des Knies mit Meniskusriss (b)

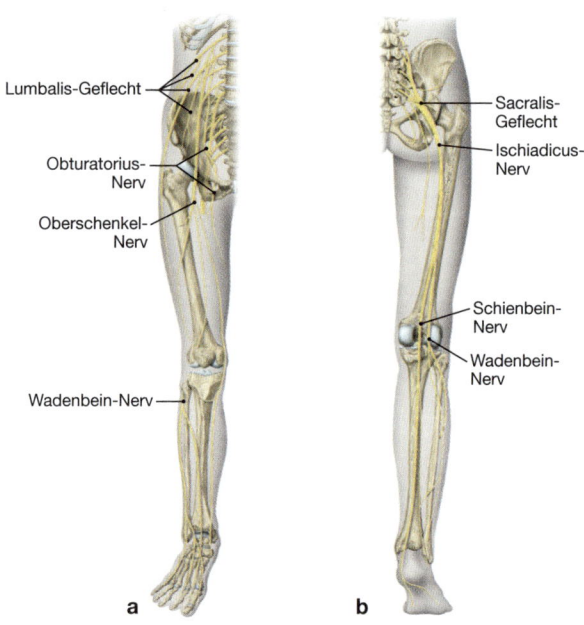

Lumbalis-Geflecht

Obturatorius-
Nerv

Oberschenkel-
Nerv

Wadenbein-Nerv

Sacralis-
Geflecht

Ischiadicus-
Nerv

Schienbein-
Nerv

Wadenbein-
Nerv

a   b

■21 Nerven der Vorderseite (a) und der Rückseite (b) des Beins

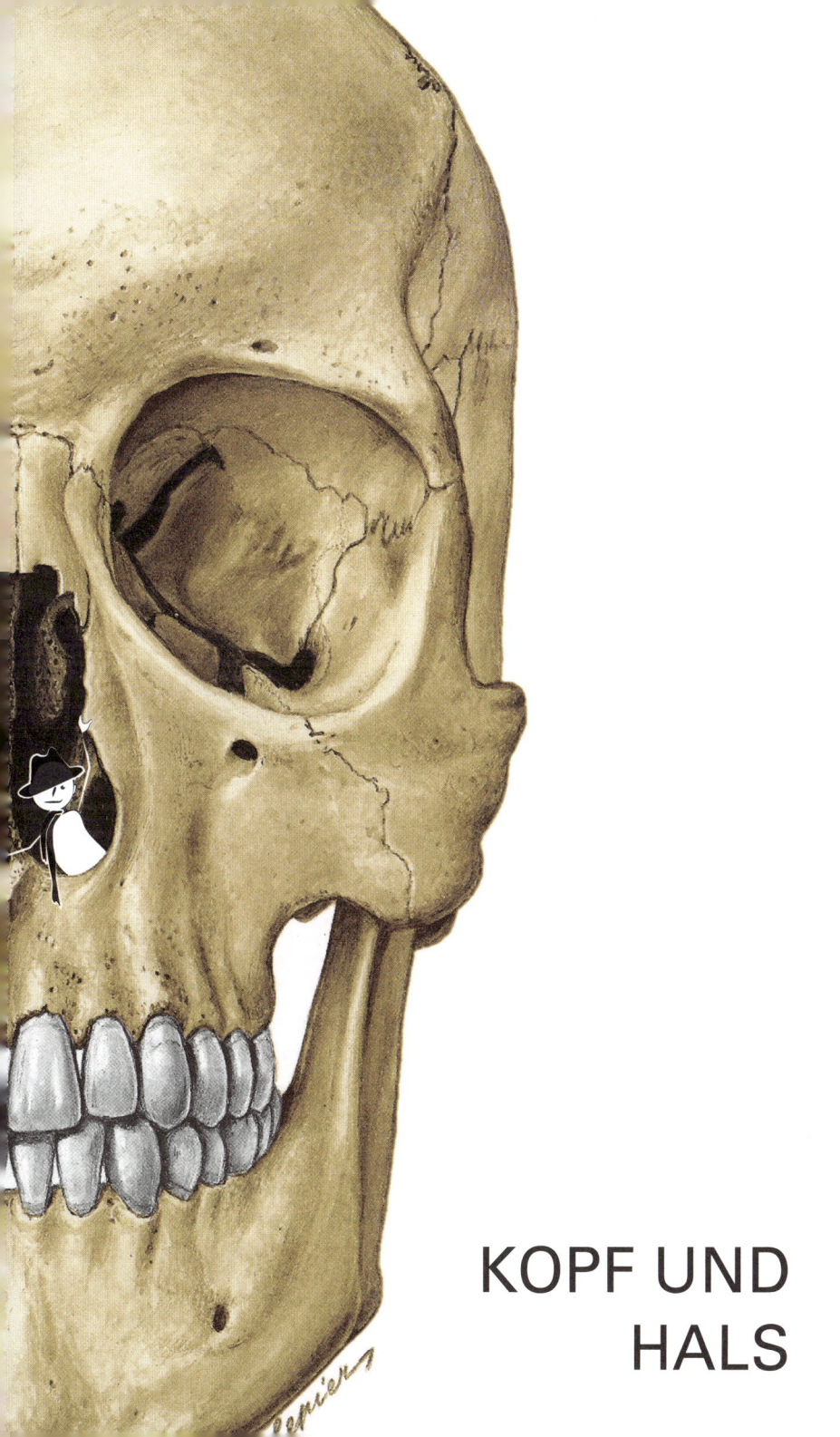

KOPF UND
HALS

Birn' mit Hirn (hoffe ich jedenfalls)

Früher haben sich die Anatomen viele Gedanken gemacht, warum sich am Kopf so viele Sinnesorgane rund um die Öffnungen für den Verdauungs- und Atmungstrakt konzentrieren. Es macht natürlich Sinn, dass die Sinnesorgane wie Augen, Ohren, aber auch Geruchs- und Geschmackssinn nahe am Gehirn sitzen. So müssen die Reize, die sie wahrnehmen und in elektrische Erregungen umwandeln, nicht über längere Entfernungen geleitet werden. Kurze Leitung ist gleich schnelle Reaktion. Und schnelle Verarbeitung von Information. (Wobei mir manche Zeitgenossen so vorkommen, als wäre da doch eine recht lange Leitung zu überwinden …) Aber wie auch immer: Ohne zu sehen oder zu hören, konnte man früher in der wilden Natur nicht überleben. Es konnte auch lebensrettend sein, wenn man erschnuppert hat, ob die Luft um einen herum rein war, ob Essen frisch oder vergammelt roch oder schmeckte. Die Angaben zu Haltbarkeitsdaten waren zur Zeit von Fred Feuerstein noch wenig gebräuchlich. Da neben den Sinnesorganen auch das Gehirn selbst für das Überleben notwendig war, konnten alle zusammen im knöchernen **Schädel** gut geschützt untergebracht werden.

Wenn Sie jetzt den Schädel aus Ihrem Baukasten holen, sehen Sie, dass man ihn in zwei Hälften teilen kann. In einen Hirnschädel, der das Gehirn umgibt, und einen Gesichtsschädel vorne mit den Augenhöhlen und den Öffnungen von Nase und Mund. Beide Abschnitte bestehen aus verschiedenen Knochen, die einzeln aus Knorpel und Bindewebe entstehen und im Laufe des Lebens miteinander verknöchern. Wenn man älter als vierzig ist, hat man einen Unterkiefer und einen Schädel, bei dem der Oberkieferknochen mit fast allen anderen Knochen außer den Gehörknöchelchen verwachsen ist. Bei Kindern dagegen sind alle Knochen noch getrennt, damit der Schädel wachsen kann. An den Kontaktstellen sind die Knochen mit Bindegewebe verwachsen, das man als **Schädelnähte** bezeichnet. Wo mehr als zwei Knochen aufeinandertreffen, bilden sich größere Bindegewebsflächen, sogenannte **Fontanellen.** Von den vier

Fontanellen ist vor allem die vordere Fontanelle hinter den Stirnknochen medizinisch wichtig, weil die Geburtshelfer hier bei der Geburt tasten können, ob das Kind richtig im Geburtskanal liegt. Man kann auch den Puls der Hirnarterien an den Fontanellen tasten, was ihnen den Namen „kleine Quellen" eingebracht hat. Genau das heißt Fontanelle nämlich übersetzt. So viel noch für Ihr „Aufschneider"-Wissen.

Schlecht ist es, wenn die Schädelnähte vorzeitig verknöchern. Das kann während des Wachstums schlimme Verformungen des Schädels zur Folge haben, sodass der Schädel später teilweise wieder an allen Verwachsungen aufgebrochen werden muss. Wenn dagegen kleine Kinder innerhalb weniger Wochen einen verformten Kopf bekommen, kann das eine Folge von erhöhtem Hirndruck sein, sodass sich der Schädel nach oben ausdehnt. Das bezeichnet man dann als **Wasserkopf.**

Bleiben wir aber erst noch einmal beim Gesicht, bevor wir in den Kopf reinschauen, um uns näher mit dem Gehirn und den Sinnesorganen zu beschäftigen. Ob jemand ein kantiges Gesicht hat, ein rundes, breites, langes, schmales oder spitzes, liegt vor allem am Fettgewebe, das unter der Haut eingelagert ist. In die Haut strahlt die Gesichtsmuskulatur ein, die man als **mimische Muskulatur** zusammenfasst. Das sind etwa 40 verschiedene Muskeln (die finden Sie jetzt nicht in Ihrem Baukasten, das wäre zu viel Fitzelkram). Im Gegensatz zu den Skelettmuskeln, die wir ja schon kennengelernt haben, haben die Gesichtsmuskeln keine Faszie. Also keine Muskelhaut, die Muskeln beim Zusammenziehen das Gleiten erleichtert. Die Gesichtsmuskeln strahlen direkt in die Haut ein und verschieben die Haut dabei, was man als **Mimik** bezeichnet. Anhand dieser Bewegungen können Sie sehen, ob sich jemand freut oder traurig ist. Und solche Gefühle zu erkennen, ist ja für das soziale Zusammenleben von Menschen von entscheidender Bedeutung. Der Nachteil ist, dass die Bewegungen des Gesichts Falten machen. Bei jedem. Ist so.

Wenn Sie lachen, brauchen Sie dafür alleine im Gesicht 20 Muskeln, weil neben den Muskeln um den Mund auch die Augenwinkel verengt werden, die Nase gerümpft und auch die Stirn mitbewegt wird. Sie lachen also immer mit dem ganzen Gesicht. Verzieht jemand dagegen nur die Mundwinkel, ist das ein falsches Lachen. Und das wird nicht als wirklich freundlich empfunden.

Alle mimischen Muskeln werden von einem Hirnnerv gesteuert, der schlicht und einfach **Gesichtsnerv** heißt (oder VII. Hirnnerv). Wie wichtig die soziale Bedeutung von Mimik ist, kann man an einer (zum Glück sehr seltenen) genetischen Störung ablesen, dem **Möbius-Syndrom:** Hier funktioniert der motorische Teil des Gesichtsnervs nicht, sodass die Babys von Geburt an keine Mimik haben. Die Eltern dieser Kinder beklagen in der Regel, dass es für sie enorm schwer ist, eine emotionale Beziehung zum Kind aufzubauen, weil das Kind selbst keine Emotionen ausdrücken kann.

Wenn man sich das mal vor Augen geführt hat, überlegt man sich vielleicht zweimal, ob man sich mit **Botulinum-Toxin,** auch kurz **Botox®,** alle Muskeln im Gesicht „wegspritzen" lässt. Botox® ist ein Gift des Bakteriums *Clostridium botulinum* (falls Sie sich den Namen merken wollen – für Ihren Fundus an „Aufschneider"-Wissen). Dieses Bakterium wurde früher vor allem über unzureichend konserviertes Dosenfleisch aufgenommen. Es hemmt die chemische Signalübertragung an den Verknüpfungen zwischen Nerven und Muskeln. Dann bleibt man (aal)glatt und für seine Umwelt immer etwas schwer interpretierbar. Wie ein Eisbär im Zoo, bei dem ich mich im Vergleich zu den Menschenaffen deutlich schwerer tue, seine Emotionen abzulesen (da muss ich auch gleich an das Lied der Band Grauzone denken: „Willst du ein Eisbär sein, im kalten Polar …!").

Der Gesichtsnerv versorgt alle Muskeln einer Gesichtshälfte mit Reizen. Weil er einen recht komplizierten Verlauf hat, gibt es auch mehrere „Sollbruchstellen", an denen er leicht geschädigt werden kann. Dann hängt die jeweilige Gesichtshälfte schlaff herunter. Das sieht meist recht dramatisch aus, weil ein Mensch mit kaputtem Gesichtsnerv das Auge nicht schließen kann, während sein Mundwinkel herunterhängt und beim Lachen nicht mitbewegt wird.

Die Schädigung des Gesichtsnervs (auf „aufschneiderisch": **Fazialis-Parese**) ist eine der häufigsten Hirnnervenverletzungen, deshalb will ich kurz auf sie eingehen. Der Nerv zieht im Schädel erst durch das Mittelohr, tritt dann durch die Ohrspeicheldrüse aus dem Schädel aus und verläuft unter der Gesichtshaut weiter bis zu jedem einzelnen Gesichtsmuskel. Daher kann er bei Mittelohrentzündungen und auch durch Tumoren der Ohrspeicheldrüse beschädigt werden, wobei die letzte Ursache sehr selten ist. Wie jeder motorische Nerv wird der Gesichtsnerv vom Gehirn gesteuert. Deshalb können auch Schlaganfälle zu einem Ausfall des Gesichtsnervs führen. Wenn Sie also merken, dass Sie Ihr Gesicht plötzlich nicht mehr so bewegen oder verziehen können wie sonst, sollten Sie in einer neurologischen Klinik einen Schlaganfall ausschließen lassen! Meist ist die Ursache für den Ausfall jedoch harmlos beziehungsweise die Ärzte finden keine Ursache. Das heißt dann „idiopathische Fazialis-Parese". „Idiopathisch" sagen Ärzte immer, wenn sie keine Ahnung haben, weil es einfach besser klingt als „Keine-Ahnung-Gesichtsnerv-Lähmung". Das soll nicht überheblich sein – Sie kennen mich ja inzwischen. Vermutlich stecken irgendwelche harmlosen Viren hinter dieser Lähmung. Jedenfalls gibt man meist Cortison, und die Störung bildet sich wieder zurück.

Ein guter Arzt schließt vorher aber noch eine andere mögliche Ursache aus, die bei Kindern der häufigste Grund für so eine Gesichtsnervenstörung ist: nämlich Borrelien! Diese Bakterien werden durch Zeckenbisse übertragen. Sie lösen eine **Borreliose** aus, die sich im Unterschied zur **FSME (Frühsommer-Meningo-Enzephalitis)**, einer durch Viren bedingten Hirnhautentzündung, leider nicht durch eine Impfung verhindern lässt. Eine Borreliose kann man nicht so eindeutig diagnostizieren wie zum Beispiel einen Sonnenbrand. Sie kann ganz unkonkrete Symptome zeigen, wie Müdigkeit und Antriebslosigkeit. Oder sie kann hinter Gelenkschmerzen stecken, für die sich partout keine Erklärung finden lässt. Eine Lähmung des Gesichtsnervs ist ein relativ häufiges Symptom einer Borreliose, und dann muss man die Borrelien natürlich gezielt mit Antibiotika ausmerzen. Daher an alle Mütter und Väter: Keine Panik, wenn Ihr Kind morgens mit einem halbseitig „hängenden" Gesicht aufwacht. Meist sind es „nur" Borrelien und kein Schlaganfall oder ein Hirntumor!

So, nach diesem Abstecher kommen wir wieder zu unserem Schädel zurück. Seitlich an ihm sitzen die **Kaumuskeln,** die auf die **Kiefergelenke** wirken. Das Gelenk können Sie gut tasten: Legen Sie mal den Finger vor Ihre Ohrmuschel und machen Sie dann den Mund auf und zu. Wenn Sie dann schön fest zubeißen, können Sie auf dem Unterkiefer auch die Anspannung des Unterkieferkaumuskels und an der Schläfe den Schläfenmuskel fühlen. Der Schläfenmuskel ist übrigens der kräftigste Muskel des menschlichen Körpers (das ist wieder was für Ihr „Aufschneider"-Wissen, diesmal ganz ohne Latein!). Das Kiefergelenk ist ein kompliziertes Gelenk aus zwei Kammern, die man getrennt voneinander bewegen kann. Probieren Sie mal: Sie können den Unterkiefer nach vorne und hinten verschieben. Und wenn Sie den Unterkiefer nach vorne ziehen, öffnet sich der Mund – die Mundbodenmuskulatur hat da mitgeholfen. Das Vorschieben geht auch einseitig, damit man Mahlbewegungen ausführen kann und mit Genuss auf einem Kaugummi oder weniger Genuss auf einem zähen Schnitzel herumkauen kann.

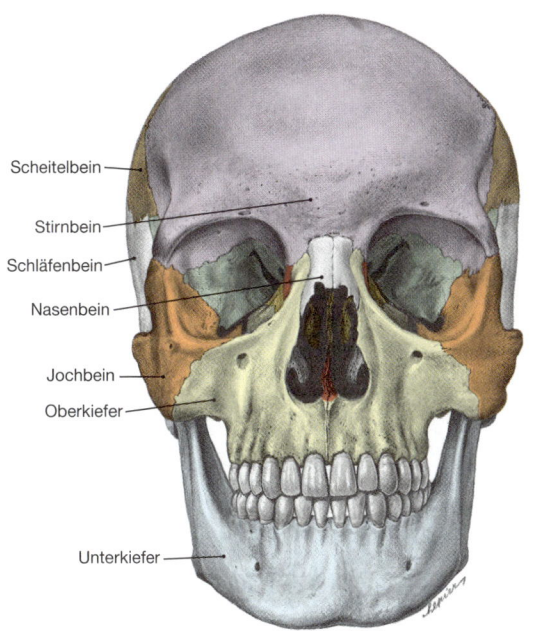

Scheitelbein

Stirnbein

Schläfenbein

Nasenbein

Jochbein

Oberkiefer

Unterkiefer

22 Der Schädel

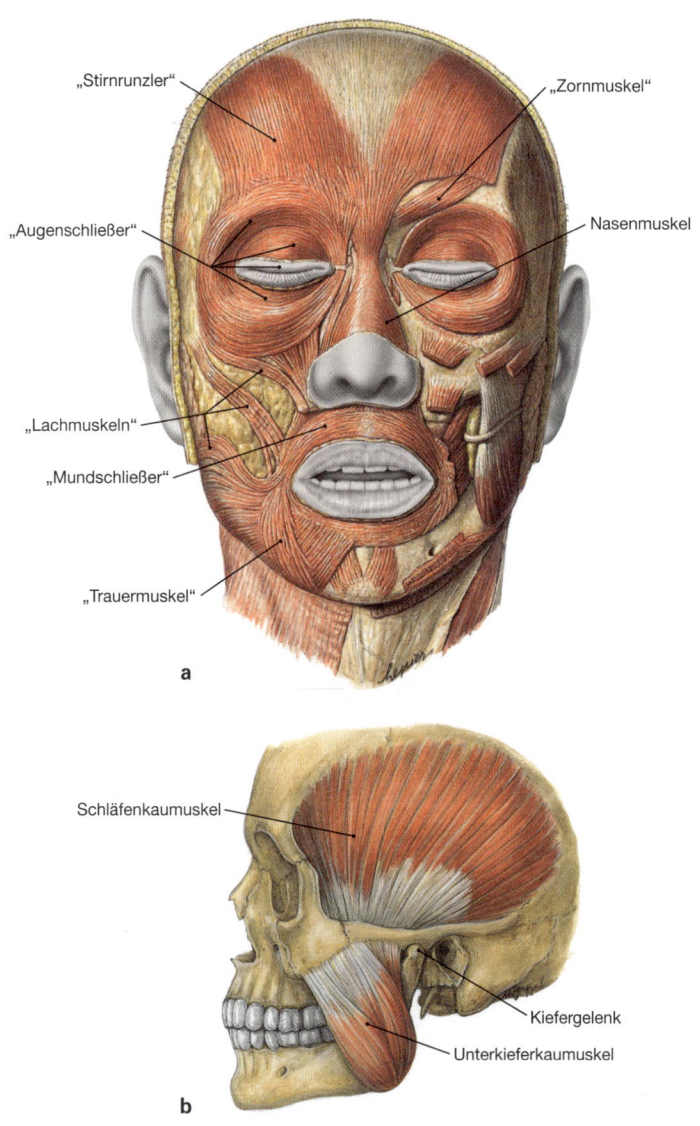

"Stirnrunzler"

"Zornmuskel"

"Augenschließer"

Nasenmuskel

"Lachmuskeln"

"Mundschließer"

"Trauermuskel"

a

Schläfenkaumuskel

Kiefergelenk

Unterkieferkaumuskel

b

23 Mimische Muskeln des Gesichts (a), Kaumuskeln und Kiefergelenk (b)

146

Mund und Schlund

Stellen Sie sich doch mal vor den Spiegel. Welche Farben sehen Sie? Wahrscheinlich braune, blaue oder grüne Augen. Hellere oder dunklere Augen. Und rote **Lippen**. Sie begrenzen die Mundöffnung. Dass die Lippen so rot sind, liegt daran, dass hier die Haut so dünn ist, dass man das gut durchblutete Bindegewebe hindurchsehen kann. Hat jemand sehr weiße Lippen, kann das auf eine **Blutarmut** hindeuten.

Jetzt machen Sie mal die Klappe auf und schauen rein in den Mund. Die rote Höhle, die Sie jetzt sehen, ist die **Mundhöhle**. Aber haben Sie sich schon mal gefragt, wie die Stelle innen im Mund, aber außerhalb der Zahnreihe heißt? Also all das Zahnfleisch zwischen Lippen, Wangen und Zähnen? Nicht verzagen, Waschke fragen: Das ist der Vorhof des Mundes. Nun aber verlassen wir den Vorhof und begeben uns direkt in die Höhle.

Auf dem Mundboden liegt die **Zunge** auf. Gut, dass die so beweglich ist: Das ist nicht nur wichtig, um Nahrung beim Kauen zerkleinern zu können, sondern auch fürs Schlucken und die Lautbildung beim Sprechen. Haben Sie sicher schon mal erlebt, dass jemand zum Beispiel nach intensiver Alkoholzufuhr lallt, weil ihm die Zunge nicht richtig gehorcht. Die Zunge kann aber auch **Geschmack** wahrnehmen. Sie hat dazu als kleine Erhebungen sogenannte Geschmackspapillen, in die Geschmacksknospen eingebaut sind. Verwunderlicherweise nehmen wir nur fünf verschiedene Geschmacksrichtungen wahr: salzig, sauer, süß, bitter und dann noch „umami", was den typischen Fleischgeschmack ausmachen soll. Selbst mit einer Kombination aus den fünf Qualitäten würde man keine feinen Geschmacksnoten unterscheiden können. Da hilft die Nase mit, die mehr als tausend verschiedene Duftnoten wahrnehmen kann. So viel verrate ich Ihnen schon mal an dieser Stelle über unser Riechorgan. Deshalb schmeckt bei einer Erkältung auch das Essen nicht, wenn der Rotz (mein neues „Super-Organ") die Nase ausfüllt. Wenn wir etwas als scharf empfinden, wird das übrigens über Nervenenden wahrgenommen, die eigentlich Hitze feststellen sollen, damit wir uns nicht den Mund verbrennen.

Das Dach der Mundhöhle bildet der **Gaumen,** der hinten im Zäpfchen ausläuft. Das ist jener Teil, der nach unten baumelt und beim „Aaaah-Sagen" so schön wackelt. Das Zäpfchen wird übrigens auch sehr gut von den Nerven mit Reizen versorgt und löst (wie auch die angrenzenden Gaumensegel) einen **Brechreflex** aus. Daher jetzt bitte nicht herzhaft dran ziehen, sonst müssen Sie den Spiegel putzen.

Hinter dem Gaumensegel schließt sich der Rachen an. Das Zäpfchen sorgt dafür, dass der Rachen nicht permanent nach oben offen steht. Es legt sich wie ein Verschluss vor ihn. Stellen Sie sich vor, Sie wollen gerade etwas trinken, der Rachen steht offen, und die Limo fließt nicht über die Speiseröhre nach unten in den Magen. Sondern über den Rachen nach oben in die Nase und vorne wieder raus. Ungenehm, sag ich Ihnen! Kann passieren, wenn man sich gerade nicht das Lachen verkneifen konnte, als man schlucken wollte. Andererseits ist die Nase dann wieder frei, besonders nach Getränken mit schön viel Kohlensäure. Und ein Taschentuch hat man auch gespart!

Die Stelle, an der das Gaumensegel baumelt und der Rachen sich anschließt, nennt man Schlundenge. Leider sitzen genau in dieser Engstelle die **Gaumenmandeln.** Das wissen Sie vielleicht, weil Sie schon mal eine Mandelentzündung hatten. Für ihre Funktion ist dieser Ort aber sehr praktisch, wie wir gleich sehen werden. Im Übrigen haben Sie noch mehr Mandeln („aufschneiderisch": Tonsillen) im Mund – nicht nur, wenn gerade Weihnachten ist: Es gibt nämlich auch welche an der Zungenwurzel, also da, wo die Zunge hinten am Schädel festgewachsen ist, und im oberen Rachen. Mandeln, zumindest die Gaumenmandeln in der Schlundenge, sind in etwa so groß und schrumpelig wie getrocknete Mandeln und dienen der Immunabwehr. Sie enthalten lymphatisches Gewebe – das haben wir ja schon kennengelernt, denken Sie an das Filterpapier. Und dieses Gewebe ist voll mit **Immunabwehrzellen.** Sie gehören zu den weißen

Blutkörperchen und wandern demnach mit dem Blut in die Mandeln ein. Dort halten sie dann Ausschau nach Krankheitserregern in der Nahrung und der Atemluft. Und finden sie einen feindlichen Eindringling, zack, wird der plattgemacht. Da sich die Abwehrzellen dann vermehren, werden die Mandeln bei Erkältungskrankheiten manchmal dick, wie wir schon bei den Lymphknoten gesehen haben, und man hat eine **Mandelentzündung.** Dann wird es eng, und das Schlucken tut weh. Kommt es ganz fies, schwillt auch das anschließende Gewebe an, das seitlich bis in den Rachen hineinreicht und daher Seitenstrang heißt. Dieses Engegefühl wird Ihr Arzt als **Seitenstrang-Angina** benennen. Die Immunabwehrzellen werden übrigens im Knochenmark und im Thymus (aus)gebildet, bevor sie in die Mandeln und die anderen Lymphorgane einwandern. Statt Thymus könnte ich jetzt auch Bries sagen, aber da denken Sie dann vermutlich an ein leckeres Kalbsbries und nehmen mir nicht ab, dass auch der Mensch so eine Drüse hat: Der **Thymus** also ist ein kleines Organ, das hinter dem Brustbein vorne in der Brusthöhle liegt. Da es sich nach der Pubertät weitgehend in Fett umwandelt, kann man es beim Erwachsenen mit dem bloßen Auge gar nicht deutlich erkennen. Trotzdem ist der Thymus lebensnotwendig: Wenn er nicht funktioniert, stirbt man an Immunschwäche, da man dann lebensgefährliche Entzündungen bekommt, etwa in der Lunge.

Vom Bries geht's jetzt wieder zur Mandel – aber ein Kochbuch wird dies trotzdem nicht: Bei Kindern können die Mandeln oben am Rachen auch ohne Entzündung groß werden. Man nennt sie dann **Polypen.** Diese Polypen versperren dann den Eingang in die **Ohrtrompete.** Gut, werden Sie als Eltern jetzt vielleicht sagen, nicht so schlimm, wenn das Kind nicht mehr so rumtrompeten kann. Die Ohrtrompete ist aber nötig, um das Mittelohr zu entlüften. Kennt man ja, wenn man mit dem Flugzeug oder Auto schnell große Höhenunterschiede zurücklegt: Die Ohren fühlen sich dann „belegt" oder „zu" an, weil man einfach nicht so gut hört. Das Problem ist nicht nur, dass die Kinder dann nicht hören (manchmal liegt das Problem aber auch zwischen den Ohren, wie Sie sicher schon erlebt haben, wenn Sie selbst Kinder haben ...). Aber Spaß beiseite: Wenn Kinder nicht gut hören, vor allem Kleinkinder, beeinträchtigt das ihre Sprachentwicklung. Wer nicht hört, was andere sagen, kann eben auch nicht sprechen lernen. Also werden Polypen oft entfernt.

Jetzt wenden wir uns wieder unserem Spiegelbild zu: Wenn wir schon davor stehen, dann beschäftigen wir uns auch gleich noch mit den **Zähnen**. Sie können jetzt durch Abzählen nachvollziehen, wie alt Sie sind. Wenn Ihnen insgesamt bis zu 20 Zähne entgegenblitzen, sind Sie ein Kind. Wenn es dagegen 28–32 Zähne sind, dann sind Sie erwachsen. Kinder haben im **Milchgebiss** auf jeder Seite oben und unten zwei Schneidezähne, je einen Eckzahn und je zwei Milchmolaren – so nennt man die Mahlzähne in den Backen. Echte Backenzähne haben Kinder noch nicht. Die **bleibenden Zähne** (zumindest bis mit einer Prothese die dritten Zähne fällig werden) schlummern unter den Milchzähnen und warten auf ihren Durchbruch. Dabei lassen sie sich unterschiedlich lange Zeit. Erwachsene haben auf jeder Seite neben den beiden Schneidezähnen, dem Eckzahn und zwei vorderen Backenzähnen noch 2–3 große Backenzähne. Meist ist es der in der Mitte liegende Schneidezahn, der als erster von den bleibenden Zähne durchbricht. In der Regel passiert das im 6.–8. Lebensjahr. Dann folgen nach und nach die übrigen Zähne, sodass in der Grundschule die Klassenfotos immer aussehen, als hätte gerade eine Runde Wettboxen mit Zahnausschlagen stattgefunden. Der hinterste Backenzahn ist der **Weisheitszahn,** er kommt, wenn überhaupt, erst zwischen dem 18. und 40. Lebensjahr durch, auch wenn man bis dahin meist keine Weisheit erlangt hat. Die Weisheitszähne sind die Lieblinge der Kieferorthopäden. Ich will gar nicht ausschließen, dass die Weisheitszähne bei einem engen Kiefer zu schweren Fehlstellungen des Gebisses führen können. Andererseits erinnere ich mich noch an die drastischen Ausführungen meines Zahnarztes am Anfang meines Studiums, der dringend zur Entfernung meiner Weisheitselemente geraten hat. Ich habe nicht auf meinen Zahnarzt gehört – und mein Gebiss ist auch nicht schiefer als vor 25 Jahren.

Jetzt schauen wir mal den Bauplan eines Zahns genauer an, und zwar am Beispiel eines Schneidezahns. Den erkennt man daran, dass er nur einen Höcker hat und auch nur eine **Zahnwurzel** – im Unterschied zu Backenzähnen, die im Oberkiefer bis zu vier Wurzeln ausbilden können. Entsprechend schwieriger sind Backenzähne auch zu ziehen, da sie an jeder Wurzel unter dem Zahnfleisch durch Haltebänder im Kieferknochen befestigt werden. Das **Zahnziehen** tut in der Regel weh und blutet, da unten am Zahn Blutgefäße und Nerven eintreten.

Der Zahn selbst besteht aus drei verschiedenen harten Substanzen. Die äußerste Schicht um die Wurzel herum ist das **Zahnzement**. Kann man sich leicht merken, die tragenden Pfosten in Ihrem Gartenzaun würden Sie auch einzementieren. Den Teil des Zahns, der oben aus dem **Zahnfleisch** rausschaut, nennt man **Zahnkrone**. Die besteht innen aus **Dentin** oder auf Deutsch **Zahnbein**. Das ist tatsächlich noch härter als das Zahnzement von der Wurzel unten. Für Ihr „Aufschneider"-Wissen: Das liegt am höheren Anteil an Kalzium-Phosphat. Nun kommt's aber noch härter: Das Zahnbein wird umhüllt von einer extraharten Schicht, dem **Zahnschmelz** – das ist die äußerste Schicht des Zahns, die Sie sehen können, wenn Sie Ihre Zahnreihe im Spiegel anschauen. Auch wenn Schmelz weich und niedlich klingt, ist genau das Gegenteil der Fall: Schmelz enthält überhaupt keine lebenden Zellen mehr und kann daher auch zeitlebens nicht mehr nachgebildet werden. Wenn sich also **Karies** in den Zahn gefressen hat und **Löcher in den Zahn** gebohrt hat, müssen diese mit einer Füllung verschlossen werden. Das sollte man machen, bevor das Loch das Zahninnere mit seinen Nerven erreicht, weil es dann richtig fies wehtun kann.

Es gibt aber noch einen anderen Grund, warum man schlechte Zähne sanieren sollte. Die Bakterien der Mundhöhle, die Karies verursachen, gelangen bei jedem Zähneputzen ins Blut, auch wenn es dabei nicht sichtbar blutet. Sie setzen sich dann gerne auf den Herzklappen fest, besonders wenn die Klappen ohnehin nicht mehr ganz intakt sind. Dann kommt es zu einer **Herzinnenhautentzündung**, besser bekannt als **Endokarditis.** Wenn sich die Bakterien hier weiter vermehren, können sie über das Blut in alle anderen Organe fortgeschleppt werden, etwa ins Gehirn oder die Niere, und diese schwer schädigen. Wenn Sie sich dauerhaft schlapp fühlen und immer mal Fieberschübe bekommen, obwohl kein Infekt feststellbar ist, sollten Sie sich von Ihrem Arzt mal auf eine Endokarditis durchchecken lassen.

Wenn ein Zahn nicht mehr zu retten ist, muss er raus, und da die Zähne gut mit Nerven versorgt sind, ist eine lokale Betäubung manchmal sogar nett. Bei den Hirnnerven werde ich Ihnen ersparen, genauer auf deren Anatomie einzugehen – zumal das vermutlich das Anspruchsvollste ist, das wir in der Anatomie unterrichten. Aber auf den **Drillingsnerv** möchte ich doch kurz eingehen, weil er für die Zahnbetäubung relevant ist. Vielleicht kennen Sie diesen Drilling als **Trigeminus-Nerv.** Dieser Drillingsnerv teilt sich direkt über dem Ohr, und zwar noch im Schädel, in drei Äste mit jeweils mehreren kleinen Zweiglein auf und versorgt alle Kaumuskeln mit Reizen. Außerdem sorgt er dafür, dass wir im Gesicht, aber auch in der Mund- und Nasenhöhle Berührungen und Schmerz wahrnehmen können. Der unterste Ast des Drillingsnervs versorgt alle Zähne im Unterkiefer. Im Oberkiefer ist die Sache nicht so einfach: Hier versorgen mehrere Zweiglein des mittleren Asts die Zähne mit Nerven. Das macht die Betäubung schwieriger. Am Unterkiefer gibt es nur eine kritische Stelle: Hier liegt kurz vor dem zu betäubenden Zweiglein des unteren Asts der Zungennerv. Wenn sich also das Betäubungsmittel ausbreitet, kann deshalb auch der Zungennerv einen Schlag abbekommen. Das kennen Sie vielleicht. Es fühlt sich dann an, als sei die Zunge dick und taub. Ist aber kein Problem, diese Taubheit ist ja nur vorübergehend. Es handelt sich also nicht um einen Fehler des Arztes, sondern um eine anatomisch bedingte Fehlkonstruktion. Daher einfach mal den Ball flach halten!

Ich hoffe, Sie haben noch keinen Krampf im Kiefer bekommen, wenn Sie immer noch mit offenem Mund vor dem Spiegel stehen. Sie können die Klappe jetzt ruhig wieder schließen. Vielleicht tropft Ihnen sogar schon Speichel aus dem Mund? Wie beim Zahnarzt … Da ist es lästig, wenn man aus dem Mund sabbert, aber ohne Speichel ist das Leben auch nichts. Vielleicht essen Sie gerade nebenbei ein Stück Brot oder einen Apfel. Ohne **Speichel** könnten Sie so lange darauf herumkauen, wie Sie wollen. Sie würden den Bissen nicht herunter bekommen. Den Speichel bilden die **Speicheldrüsen,** von denen die wichtigsten die **Ohrspeicheldrüse** und die **Unterkieferspeicheldrüse** sind. Die Ohrspeicheldrüse heißt so, weil sie neben oder besser vor der Ohrmuschel liegt. Wer schon einmal **Mumps** hatte, eine durch Viren hervorgerufene Infektion, weiß das. Hier schwillt die Drüse an, sodass man manchmal aussieht wie ein Hamster mit vollen Backen. Da die Ohrspeicheldrüse in eine enge Bindegewebskapsel eingehüllt ist und viele Nerven in ihr Gewebe eingebettet sind, tut das entsprechend weh.

Die Speicheldrüsen geben ihren Speichel in die Mundhöhle oder in deren Vorhof ab. Jetzt fragen Sie sich bestimmt, warum es zwei von diesen Speicheldrüsen gibt. Ganz einfach: Weil jede von ihnen eine andere Funktion hat. Die Unterkieferspeicheldrüse (tolles Wort, was?) ist für den Ruhespeichel zuständig. Also dafür, dass es einem beim Sprechen nicht aus dem Mund staubt. Die Ohrspeicheldrüse wird aktiviert, wenn wir essen oder etwas Leckeres sehen und riechen. Es läuft einem also buchstäblich das Wasser im Mund zusammen. Wer jetzt aufgepasst hat, weiß auch, durch welchen Teil des Nervensystems das angeworfen wird. Ja, jetzt lässt er wieder den Professor raushängen, der Waschke. Genau: Da wir nicht aktiv darüber nachdenken müssen, ist es das vegetative Nervensystem. Da es außerdem wenig sinnvoll wäre, wenn uns bei einer Verfolgungsjagd eine Speichelspur an den Verfolger verraten würde, oder wenn wir jedesmal erst Sport machen müssten, um etwas essen zu können (das wäre für die Gesundheit wohl nicht mal übel), wird es nicht der Sympathikus, sondern der Parasympathikus sein. So logisch kann Anatomie sein.

Aber zu früh gefreut. Natürlich hat die Sache auch einen Haken. Denn selbst so eine kleine Speicheldrüse kann Zicken machen: Die Öffnungen der beiden Speicheldrüsen können nämlich durch sogenannte **Speichelsteine** verstopfen, dann bildet sich kaum mehr Speichel. Die Steine sind natürlich keine echten Steine, sondern eingedickter Speichel. Solche Speichelsteine bilden sich meist an der Unterkieferdrüse, und man bemerkt sie meist erst, weil man Schmerzen am und unter dem Unterkiefer bekommt. Dann bleibt einem also buchstäblich „die Spucke weg"!

Jetzt haben wir aber wirklich alles Wichtige durch„gekaut", was der Schädel an Innenleben hergibt. Zu den einzelnen Organen kommen wir schon noch, keine Sorge. Entspannen Sie sich, wackeln Sie mit dem Kopf, denn jetzt bewegen wir uns langsam abwärts. Zum **Hals**. Der ist gar nicht so langweilig, wie Sie vielleicht denken. Was soll der Waschke dazu schon sagen? Hülle für Speise- und Luftröhre, denken Sie vielleicht.

Zunächst mal: Der Hals ist ein Bindegeweberaum vor der Wirbelsäule, der von Muskeln umgeben ist. Zudem enthält er verschiedene Organe und auch die Leitungsbahnen, die Kopf und Rumpf verbinden. Die **große Halsschlagader** steigt hier zum Kopf auf und versorgt innen das Gehirn. In ihre Wand sind Druckfühler eingebaut, die einen zu **hohen Blutdruck** wahrnehmen können. Weil hoher Blutdruck auf Dauer ungünstig ist, können diese Fühler über das vegetative Nervensystem gegensteuern und den Blutdruck wieder senken. **Niedriger Blutdruck** ist dagegen kein Problem, solange einem nicht schwindelig wird und man unsicher auf den Beinen ist. Bei manchen Personen sind die Fühler so empfindlich, dass sie ohnmächtig werden, wenn sie im Auto rückwärts fahren müssen und dabei nach hinten blicken – weil dann nämlich die Gurte auf die Fühler drücken. Ob so eine Fehlkonstruktion des Körpers aber als Rechtfertigung für regelmäßiges Zuspätkommen bei der Arbeit anerkannt wird, weiß ich nicht. Ich denke, das ist genau so eine schlechte Ausrede, wie die der Automobilhersteller, dass die Steuersoftwares für die Abgasreinigung wirklich völlig aus Versehen eingebaut wurden!

Jetzt wird es wieder Zeit für unseren Baukasten. Da finden Sie nun zwei ziemlich dicke Gummibänder, die mal wieder für einen Muskel herhalten müssen. Am Hals gibt es mehrere Muskelgruppen, wir schauen uns mal den kräftigsten an. Das ist der **Sternoclei-domastoideus-Muskel.** Jetzt werden Sie, wie unsere Studierenden anfangs auch, den Eindruck haben, der Name sei eine Frechheit. Auf Deutsch hieße er Brustbein-Schlüsselbein-Warzenfortsatz-Muskel, was nicht besser ist. Andererseits gibt der Name ziemlich gut den Verlauf wieder, sodass man den nicht mehr lernen muss. Er entspringt also an Brust- und Schlüsselbein und zieht zum Warzenfortsatz hinter dem Ohr. Jetzt wissen Sie, wo Sie die Gummibänder befestigen müssen. Und zwar auf beiden Seiten des Skeletts. Und dann spielen Sie mal damit ein bisschen herum. Zieht sich der Gummi beziehungsweise der Muskel zusammen, neigt sich der Kopf und dreht sich dabei zur Gegenseite. Bewegen Sie die Muskeln beider Seiten zusammen, beugt sich der Hals nach vorne und das Gesicht hebt sich. Der Anatom Andreas Vesal verwendete übrigens im 16. Jahrhundert in seinem Lehrbuch noch keine einheitlichen Bezeichnungen für anatomische Strukturen (die wir als Nomenklatur bezeichnen). Je nach Standpunkt erleichtern einem diese das Leben – oder sie machen es zur Hölle. Vesal benannte die Muskeln immer nach der Funktion. Der Muskel hieß dann etwa „Der-Muskel-am-Hals-der-den-Kopf-neigt-und-dabei-das-Gesicht-zur-Gegenseite-dreht". Leider müssen unsere Studierenden auch am Hals die anderen Muskeln genau kennen, die ich Ihnen hier erspare. Daher eine Runde Mitleid!

Die Halsmuskeln bedecken und schützen auch die Organe des Halses. In Ihrem Baukasten finden Sie jetzt zwei Schläuche, einen Pfropfen und einen kleinen Schwamm. Stecken Sie den Pfropfen auf einen Schlauch – dann haben Sie den **Kehlkopf** und darunter die **Luftröhre.** Nun klemmen Sie noch den Schwamm an die Luftröhre, und zwar unter den Pfropfen, das wäre die **Schilddrüse.** Den zweiten Schlauch bauen Sie hinter die Luftröhre, sodass man ihn von vorne nicht sehen kann. Das wäre die **Speiseröhre.** Sie verbindet den Rachen mit dem Magen.

Gucken wir uns mal den Schwamm an, unsere Schilddrüse: Sie bildet Hormone, die für die Entwicklung wichtig sind und den Stoffwechsel regulieren. So wichtig sogar, dass bei den ersten Vorsorgeuntersuchungen eines Neugeborenen ein Schilddrüsenfunktionstest gemacht wird. Denn wenn man übersieht, dass die Schilddrüse nicht genügend Hormone produziert (das nennt man Unterfunktion), kann das zu einer körperlichen und geistigen Behinderung führen. Bei uns Erwachsenen ist eine Fehlfunktion der Schilddrüse nicht mehr ganz so dramatisch. Wenn Sie zum Beispiel antriebslos sind und dauernd frieren, sollten Sie mal checken lassen, ob bei Ihnen eine Unterfunktion der Schilddrüse vorliegt. Sie sind auch dauernd müde und kommen so gar nicht in die Socken. Bei einer Überfunktion dagegen sind Sie hibbelig, leiden unter Schlaflosigkeit und schwitzen stark. Wer das bei sich feststellt, sollte auch mal beim Hausarzt die Schilddrüsenhormone bestimmen lassen.

Wenn die Schilddrüse vergrößert ist, nennt man das **Kropf.** Haben Sie sicher schon mal gehört. Die Schilddrüse kann dann sogar die Luftröhre einquetschen, und das kann zu Luftnot führen. Soweit kommt es aber selten, denn meist sieht man die Schwellung am Hals schon vorher. Obwohl man es annehmen könnte, sagt ein Kropf aber nichts über die Funktion aus: Eine vergrößerte Schilddrüse muss also nicht zwangsläufig auch überreagieren. Sie kann genauso gut normal funktionieren oder zu lasch sein. Wenn Ihr Arzt die Schilddrüsenwerte bestimmt, kann er den Grund für die Vergrößerung finden. Manchmal sind es Autoimmunerkrankungen, die nach ihren Erstbeschreibern abgefahrene Namen haben wie **Basedow- oder Hashimoto-Erkrankung.** Eine große Schilddrüse kann aber auch ein Zeichen für einen gut- oder bösartigen **Schilddrüsentumor** sein. Bei einer schnell wachsenden Schilddrüse sollten Sie also nicht zu lange warten, bis Sie zum Arzt gehen!

Hinten kuscheln sich vier erbsengroße **Nebenschilddrüsen** an das Schilddrüsengewebe – so eng, dass man sie oft nur schwer sehen kann. Deshalb finden Sie die auch nicht in Ihrem Baukasten. Der Einzige, der die Nebenschilddrüsen gelegentlich mal sehen muss, ist der Chirurg, der eine Schilddrüse entfernt. Dabei darf er nämlich nicht die Nebenschilddrüsen, zumindest nicht alle, entfernen. Die Nebenschilddrüsen gehören nämlich auch zu den Hormondrüsen.

Sie bilden ein **Nebenschilddrüsenhormon,** mit dem sie den **Kalzium-spiegel** im Blut steuern. Für Ihr „Aufschneider"-Wissen: Das Hormon heißt **Parathormon.** Denn die Nebenschilddrüsen stellen Kalzium parat (und erhöhen so den Spiegel) – das Kalzium ist wichtig für den Knochenbau. Jetzt sind Sie wohl ungeduldig, was passiert, wenn man alle Schilddrüsen entfernt. Also nicht nur den Kropf vorne, sondern auch aus Versehen auch alle Nebenschilddrüsen. Wenn die Nebenschilddrüsen kein Kalzium mehr bilden, bekommt man Muskelkrämpfe und manchmal auch Herzrhythmusstörungen. Jetzt wissen Sie, warum man nicht alle entfernen sollte.

Nun gucken wir uns mal den Pfropfen genauer an, der da über der Schilddrüse sitzt. Der **Kehlkopf** ist das komplizierteste Organ des Halses. Er besteht aus einem Knorpelskelett, dessen einzelne Teile durch Skelettmuskeln und Gelenke verbunden sind und willkürlich bewegt werden können. Für ein Organ also etwas Besonderes. Das hat mit seinen beiden Funktionen zu tun. Zum einen verschließt sich der Kehlkopf mit seinem Kehldeckel beim **Schlucken,** sodass keine Nahrung in die darunter liegende Luftröhre gelangt. Im **Rachen,** an den unsere beiden Schläuche, also Luft- und Speiseröhre, angeschlossen sind, überkreuzen sich nämlich Luft- und Speiseweg. Die Luft soll nach vorne über den Kehlkopf und die Luftröhre in die Lunge. Die Nahrung soll vom Rachen über die Speiseröhre weiter in den Magen transportiert werden. Der Kehldeckel klappt quasi wie ein Klodeckel auf den Kehlkopf runter. Im Unterschied zur Toilette ist der Kehldeckel aber vorne befestigt.

Für die zweite Funktion des Kehlkopfs benötigt man sogar einen luftdichten Verschluss. Der Kehlkopf ist für die Tonerzeugung beim **Sprechen** da. Das funktioniert so: Bei der Ausatmung muss die gesamte Luft durch den dünnen Spalt zwischen den **Stimmlippen** strömen. Diesen Spalt nennt man **Stimmritze.** Durch die ausströmende Luft geraten die **Stimmbänder** in den Stimmlippen in Schwingung und bilden einen Ton. Mehrere Muskeln verschließen dabei die Stimmritze, den genau gesteuerten Feinverschluss übernimmt der **Vocalis-Muskel.** Wie bei der Saite einer Gitarre ist der

Ton tiefer, wenn die Saite lang und wenig gespannt ist, oder hoch, wenn die Seite kurz und stark gespannt wird. Wie aber werden die Stimmbänder gespannt? Das übernimmt der äußere Kehlkopfmuskel: Er kippt einfach die Skelettabschnitte des Kehlkopfs gegeneinander – so wie Sie die Glieder Ihres Daumens gegeneinander kippen, wenn Sie den Daumen beugen. Das verkürzt die Stimmbänder, und der Ton erhöht sich. Also das Kippen – nicht das Beugen des Daumens. Wenn der äußere Kehlkopfmuskel ausfällt, ist man heiser und die Stimme tief. Jetzt wissen Sie auch, warum Männer tiefere Stimmen haben als Frauen. Eben. Weil ihr Kehlkopf größer ist, und die Stimmbänder entsprechend länger sind. Dass die Jungs in der Pubertät manchmal recht kieksen und ihre Stimme zwischen hoch und tief schwankt, liegt daran, dass die Feinabstimmung der Stimmbandspannung nicht ganz mit dem Größenwachstum des Kehlkopfs mithalten kann.

Was für die Ausatmung gilt, gilt natürlich auch fürs Einatmen: Die Luft muss durch die Stimmritze. Bei jedem Atemzug wird die Stimmritze geöffnet und geschlossen. Der Muskel, der dafür zuständig ist, heißt **Postikus-Muskel**. Geht's noch, werden Sie sich jetzt denken, zählt der Waschke nun jeden einzelnen Muskel auf? Nein, dieser ist der Letzte – zumindest der letzte der Halsmuskeln. Und ihn erwähne ich auch nur, weil ein ganz bestimmter Nerv ihn mit den Reizen versorgt. Und zwar ist das ein bestimmter Ast des Vagus-Nervs. Sie erinnern sich, dieser im Körper „herumirrende" Nerv. Der Nervenast zum Kehlkopf entspringt am Übergang zwischen Hals und Brustkorb und steigt dann zwischen Speise- und Luftröhre bis zum Kehlkopf auf. Leider liegt der Nerv in seinem Verlauf ganz nah hinten an der Schilddrüse, sodass er bei etwa 2 Prozent der ausgedehnteren Schilddrüsenoperationen verletzt wird. Eine einseitige Verletzung führt zu Heiserkeit, eine beidseitige Schädigung kann starke Luftnot zur Folge haben und zum Ersticken führen. Deswegen passen Schilddrüsen-Chirurgen immer höllisch auf diesen Nervenast auf.

Die Stimmritze ist also nicht nur medizinisch gesehen die Engstelle des Kehlkopfs. Sondern auch real. Wenn Kinder Fremdkörper verschlucken, bleiben die nicht selten da stecken. Wenn Sie diese nicht entfernen können, indem Sie dem Kind auf den Rücken klopfen oder es auf den Kopf stellen, wird das ein Fall für den Notarzt. Auch wenn die Schlundenge zum Beispiel durch einen Insektenstich so zuschwillt, dass keine Luft mehr reinkommt.

Wenn es ganz kritisch wird, gibt es eine Notfallmaßnahme, von der man immer wieder hört, die aber selbst erfahrene Notärzte nur ein oder zwei Mal in ihrer Berufskarriere anwenden, um einen so fies festsitzenden Fremdkörper rauszuholen oder einen Schlauch in die Luftröhre zu bekommen, damit der Patient beatmet werden kann. Der Eingriff heißt **Kehlkopfschnitt**. Jetzt sollten Sie wirklich nur weiterlesen, wenn Sie sehr hart im Nehmen sind oder ein angehender Notarzt: Dazu schneidet man in den Kehlkopf rein – und zwar genau zwischen dem Schildknorpel und dem Ringknorpel. An dieser Stelle ist man sicher unterhalb der Stimmritze, und es kann wieder Luft in die Lunge strömen. Legen Sie mal Ihren Kopf in den Nacken. Dann tasten Sie den Vorsprung am Kehlkopf, den man **Adamsapfel** nennt. Darunter kommt eine Einsenkung, bevor es wieder hart wird. In diese Einsenkung schneiden Sie rein. Halt, nicht jetzt! Nur im Notfall. Man erzählte sich ja früher gerne als Jugendlicher, dass man da dann auch einen Kugelschreiber reinstecken kann. Damit konnte man im Schwimmbad die hübschen Mädchen beeindrucken und sich als Lebensretter inszenieren. Da kann ich nur sagen, hoffentlich haben die Helden auch die Mine rausgenommen. Sonst kommt durch die Kugelschreiberröhre keine Luft rein – und sowohl das Opfer als auch die Angebetete sind dahin. Obwohl, heute geht wahrscheinlich keiner mehr ins Schwimmbad, sondern definiert sich eher über die Zahl der Level bei „World of Warcraft". Da ist dann wohl auch der Kehlkopfschnitt weniger von Bedeutung …

Jetzt sind wir gleich durch, durch Mund und Schlund. Eines muss ich aber noch loswerden: Die größte Gefahr für den Kehlkopf ist das Rauchen. Es kann durch die andauernde Schleimhautreizung zu **Kehlkopfkrebs** führen. Es sind zwar nur etwa 1 Prozent aller Krebs-Todesfälle die Folge von Kehlkopfkrebs, aber diese sind alle vermeidbar, wenn man das Rauchen abschaffen würde. Wenn Sie rauchen, sollten Sie daher regelmäßig zum HNO-Arzt gehen, der mit einem einfachen Spiegel durch den Mund den gesamten Schlund bis zum Kehlkopf einsehen kann. So können Tumore rechtzeitig erkannt werden, bevor sie sich so weit ausgedehnt haben, dass man den ganzen Kehlkopf entfernen muss oder schon Metastasen vorhanden sind. Dagegen sind **Kehlkopfentzündung** als Folge einer Erkältung oder **Sängerknötchen** auf den Stimmlippen ziemlich harmlos und heilen meist von alleine wieder ab.

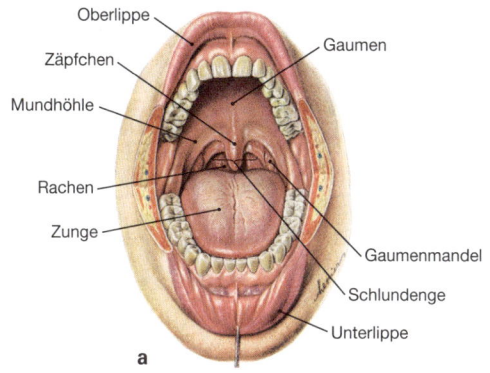

Oberlippe

Gaumen

Zäpfchen

Mundhöhle

Rachen

Zunge

Gaumenmandel

Schlundenge

Unterlippe

a

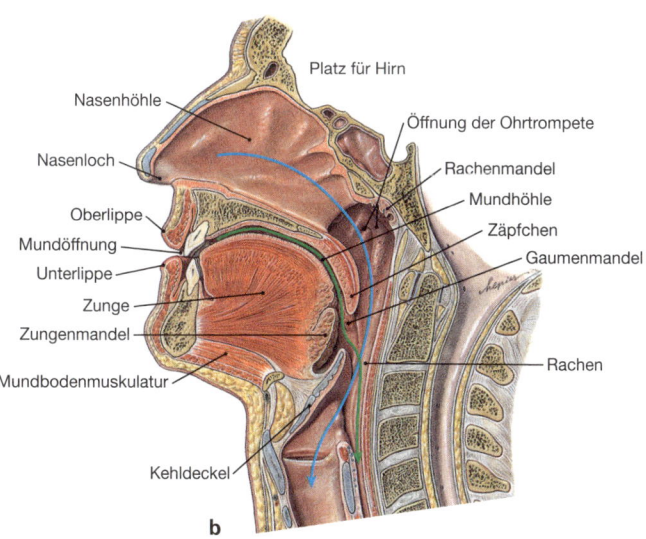

Platz für Hirn

Nasenhöhle

Öffnung der Ohrtrompete

Nasenloch

Rachenmandel

Mundhöhle

Oberlippe

Zäpfchen

Mundöffnung

Gaumenmandel

Unterlippe

Zunge

Zungenmandel

Rachen

Mundbodenmuskulatur

Kehldeckel

b

24 Die Mundhöhle (a), Schnitt durch Kopf und Hals (b)

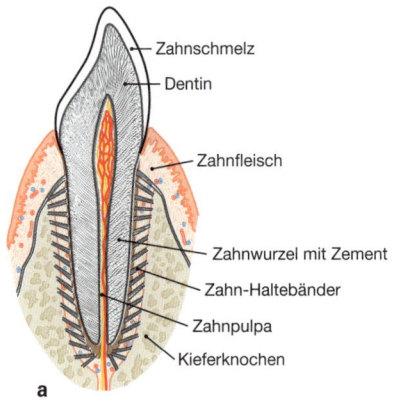

a

- Zahnschmelz
- Dentin
- Zahnfleisch
- Zahnwurzel mit Zement
- Zahn-Haltebänder
- Zahnpulpa
- Kieferknochen

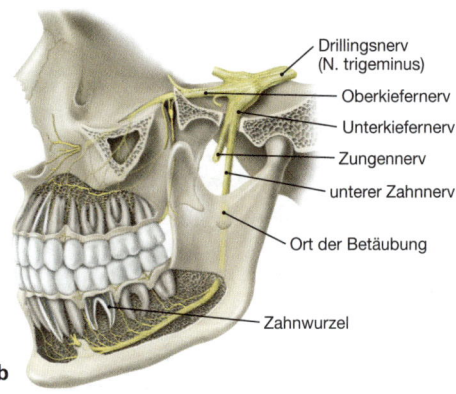

b

- Drillingsnerv (N. trigeminus)
- Oberkiefernerv
- Unterkiefernerv
- Zungennerv
- unterer Zahnnerv
- Ort der Betäubung
- Zahnwurzel

■25 Schnitt durch einen Zahn (a), Nervenbahnen zu den Zähnen (b)

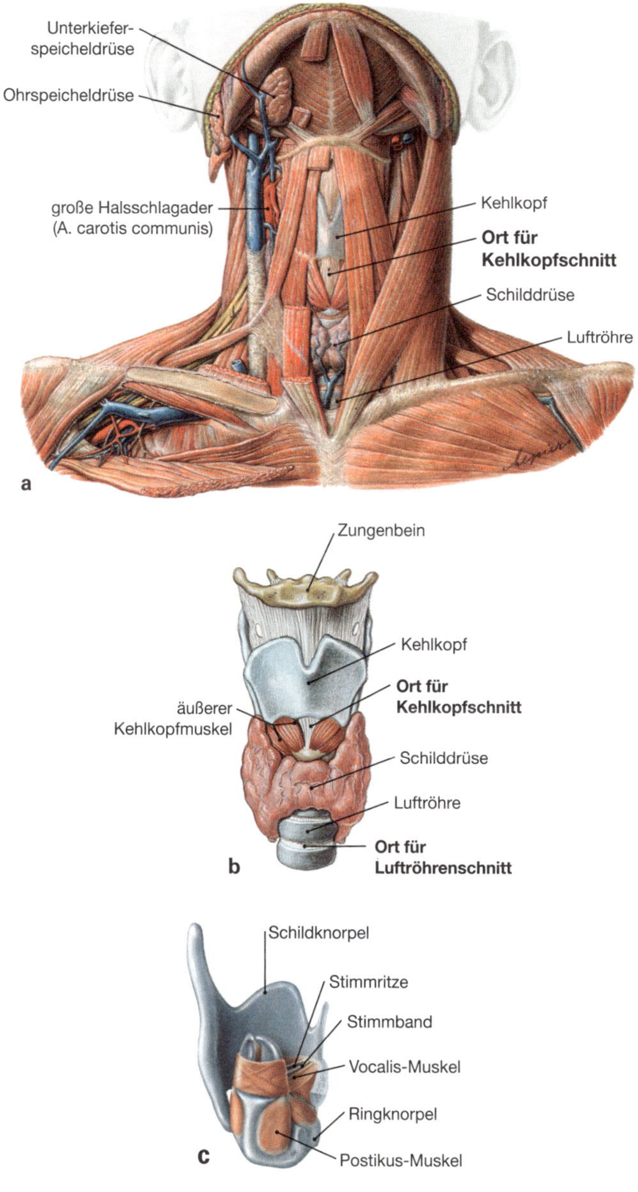

Unterkiefer-
speicheldrüse

Ohrspeicheldrüse

große Halsschlagader
(A. carotis communis)

Kehlkopf

**Ort für
Kehlkopfschnitt**

Schilddrüse

Luftröhre

a

Zungenbein

Kehlkopf

**Ort für
Kehlkopfschnitt**

äußerer
Kehlkopfmuskel

Schilddrüse

Luftröhre

**Ort für
Luftröhrenschnitt**

b

Schildknorpel

Stimmritze

Stimmband

Vocalis-Muskel

Ringknorpel

Postikus-Muskel

c

■26 Organe und Leitungsbahnen des Halses (a), Kehlkopf, Luftröhre und
Schilddrüse (b), der Kehlkopf von innen (c)

163

Die Nase und die Höhlen daneben

Egal, ob Sie einen großen Zinken haben oder eine eher kleine Stupsnase, innen sind sie alle gleich: Die **Nase** ist hohl und enthält die **Nasenhöhle,** in die durch die Nasenlöcher beim Atmen Luft einströmt. Innen ist die Nasenhöhle mit Schleimhaut ausgekleidet. Sie dient zur Befeuchtung, Reinigung und Erwärmung der Atemluft und enthält auch die **Riechschleimhaut.** In der Schleimhaut hocken Schleimdrüsen, die **Rotz** bilden – eigentlich ein klares, schleimiges Sekret. Wenn er gelb oder sogar grünlich wird, ist er voll von Bakterien und weißen Blutkörperchen, die die Bakterien aufgefressen haben und dabei zugrunde gegangen sind. Vermutlich fühlen Sie sich dann auch entsprechend elend: nämlich verrotzt, grippig und krank, und Ihr Arzt wird eine Behandlung mit einem **Antibiotikum** für sinnvoll halten. Solange der Rotz klar bleibt, handelt es sich eher nur um eine Virus-Erkrankung, gegen die kein Kraut gewachsen ist und gegen die auch Antibiotika nicht helfen – höchstens der Pharmaindustrie und den Apotheken. In diesem Fall können Sie sich den Arztbesuch sparen.

Wenn Sie sich jetzt wieder vor den Spiegel stellen, können Sie außer der Form Ihrer Nase aber gar nichts Spannendes erkennen. Deshalb ist es gut, dass Sie in Ihrem Baukasten auch den knöchernen Schädel haben. Direkt hinter der birnenförmigen Öffnung am Schädel, an der Stelle, wo bei uns die Nase draufsitzt, liegen die **Nasenmuscheln.** Und obendrauf auf der Öffnung sitzt eine Weichnase aus Knorpel, die im Wesentlichen die doch sehr unterschiedlichen Nasenformen hervorruft. Und jetzt wird es spannend – zumindest für Höhlenforscher. Denn neben der Nasenhöhle gibt es noch diverse **Nasennebenhöhlen.** Wie viele, kann ich Ihnen gar nicht sagen. Und zwar nicht wegen meiner unbestreitbar zahlreichen Wissenslücken, sondern weil manche Höhlenformen bei jedem Menschen unterschiedlich häufig sind. Sie alle sind mit der Nasenhöhle verbunden und ebenfalls mit Schleimhaut ausgekleidet. Die größte Nebenhöhle ist die **Kieferhöhle,** die beidseits fast den ganzen Oberkieferknochen ausfüllt. Sie heißt Kieferhöhle, weil sie im Oberkieferknochen liegt, und nicht etwa Kiefernhöhle, da sie nichts mit irgendwelchen Nadelbäumen am Hut hat!

Über der Kieferhöhle liegen im Dach der Nasenhöhle mehrere kleine Höhlen, deren Namen Sie vermutlich noch nie gehört haben: die **Siebbeinzellen**. Das sind unterschiedlich viele, meist ungefähr erbsengroße (oder besser erbsenkleine) Hohlräume. Noch weiter oben, nämlich über den Augenhöhlen, die nicht zu den Nasennebenhöhlen gehören, liegt die **Stirnhöhle** – die kennen Sie vermutlich. Weiter hinten, unter der Mitte der Schädelhöhle, liegt noch eine Höhle, die **Keilbeinhöhle**. Diese ist unpaar, wie wir Anatomen sagen. Jeder Mensch hat also nur eine. Sie sehen schon, das ist ein ganzes Labyrinth. Obwohl die Ausdehnung der Nebenhöhlen relativ groß ist, sind ihre Öffnungen in die Nasenhöhle leider recht klein. Sie liegen überwiegend unter der mittleren Nasenmuschel. Das ist ein Problem, weil bei vielen Menschen die Öffnungen zu eng und daher die Nasennebenhöhlen chronisch verstopft sind – was man als **Nasennebenhöhlenentzündung** bezeichnet. Das wissen Sie sicher, denn bei schweren Erkältungen sind so viele Menschen davon betroffen, dass es keine gesicherten Zahlen gibt. Und Sie kennen bestimmt jemanden, der auch chronisch Probleme mit seinen Nebenhöhlen hat. Wenn Nasenspülungen und Antibiotika nicht helfen, müssen die Nebenhöhlenöffnungen in der Nasenhöhle manchmal endoskopisch, also über einen kleinen Schlauch, erweitert werden. Um das zu lernen, kommen immer wieder HNO-Ärzte zu uns in die Anatomie, damit sie nicht am Patienten üben müssen. Das nur am Rande – es kommen natürlich auch andere Fachärzte zur Weiterbildung zu uns.

Weiter geht's mit der Höhlenforschung. Unter der unteren Nasenmuschel mündet keine Nebenhöhle, sondern der **Tränennasengang,** der die Tränenflüssigkeit ableitet, die das Auge permanent bildet. Ohne den wären wir konstant am Heulen! Dafür ist aber nach jedem Heulen die Nase verstopft, weil die Tränenflüssigkeit den Nasenschleim anwachsen lässt. Man kann eben nicht alles haben.

Aber jetzt kommen wir doch mal zum Eigentlichen: Schließlich denkt bei Nase und Nebenhöhlen keiner als Erstes ans Heulen, sondern ans Riechen. Oder Duften oder Stinken. Wie auch immer. Wenn man es genau nimmt, können wir Menschen gar nicht gut riechen. Hunde oder Bienen können das hundert Mal besser. Dass wir hier so versagen, liegt daran, dass unsere Riechschleimhaut im Bereich der oberen Nasenmuschel ziemlich klein ist. Sie ist etwa so groß wie ein 1-Cent-Stück. Na, werden Sie jetzt einwenden, immer noch größer als bei einer Biene – aber auf deren Anatomie gehe ich hier nicht ein. Auf diesem 1-Cent-großen Stück Riechschleimhaut haben aber immer noch gut 10 Millionen Riechsinneszellen Platz, die 400 verschiedene Duftstoffe wahrnehmen können. Und für jeden Duftstoff ist jeweils eine eigene Nervenzelle zuständig. Das ist der Hammer, wenn man es mit den gerade mal fünf Geschmacksrichtungen vergleicht, die wir auf unserer Zunge wahrnehmen können. Es hat schon seinen Sinn, dass wir feiner riechen als schmecken können. Es ist besser, verdorbene Nahrung schon am Geruch zu erkennen, bevor man sie in den Mund nimmt. Außerdem weiß man inzwischen, dass wir sehr stark auf den Geruch unserer Mitmenschen reagieren, der auch bei der Partnerwahl eine Rolle spielt. Unbewusst treffen wir so eine Auswahl, wer von seiner genetischen Ausstattung am besten zu einem passt. Umgekehrt kann man manche Mitmenschen wohl tatsächlich nicht riechen! Wenn Sie das mal wieder über irgendjemand sagen, wissen Sie, dass Sie das nicht einfach so dahinsagen, sondern Sie können sich auf die Wissenschaft berufen.

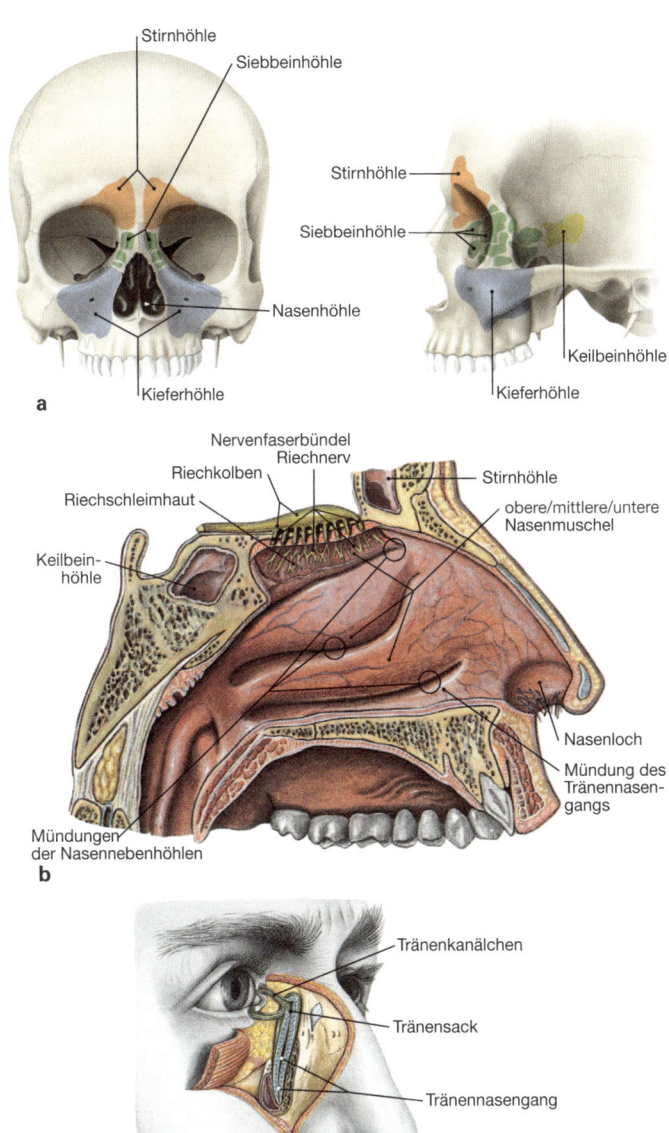

a

Stirnhöhle

Siebbeinhöhle

Stirnhöhle

Siebbeinhöhle

Nasenhöhle

Keilbeinhöhle

Kieferhöhle

Kieferhöhle

b

Nervenfaserbündel
Riechnerv

Riechkolben

Riechschleimhaut

Stirnhöhle

obere/mittlere/untere
Nasenmuschel

Keilbein-
höhle

Nasenloch

Mündung des
Tränennasen-
gangs

Mündungen
der Nasennebenhöhlen

c

Tränenkanälchen

Tränensack

Tränennasengang

27 Nasenhöhle und Nasennebenhöhlen (a), Nasenhöhle von innen (b), ablei-
tende Tränenwege (c)

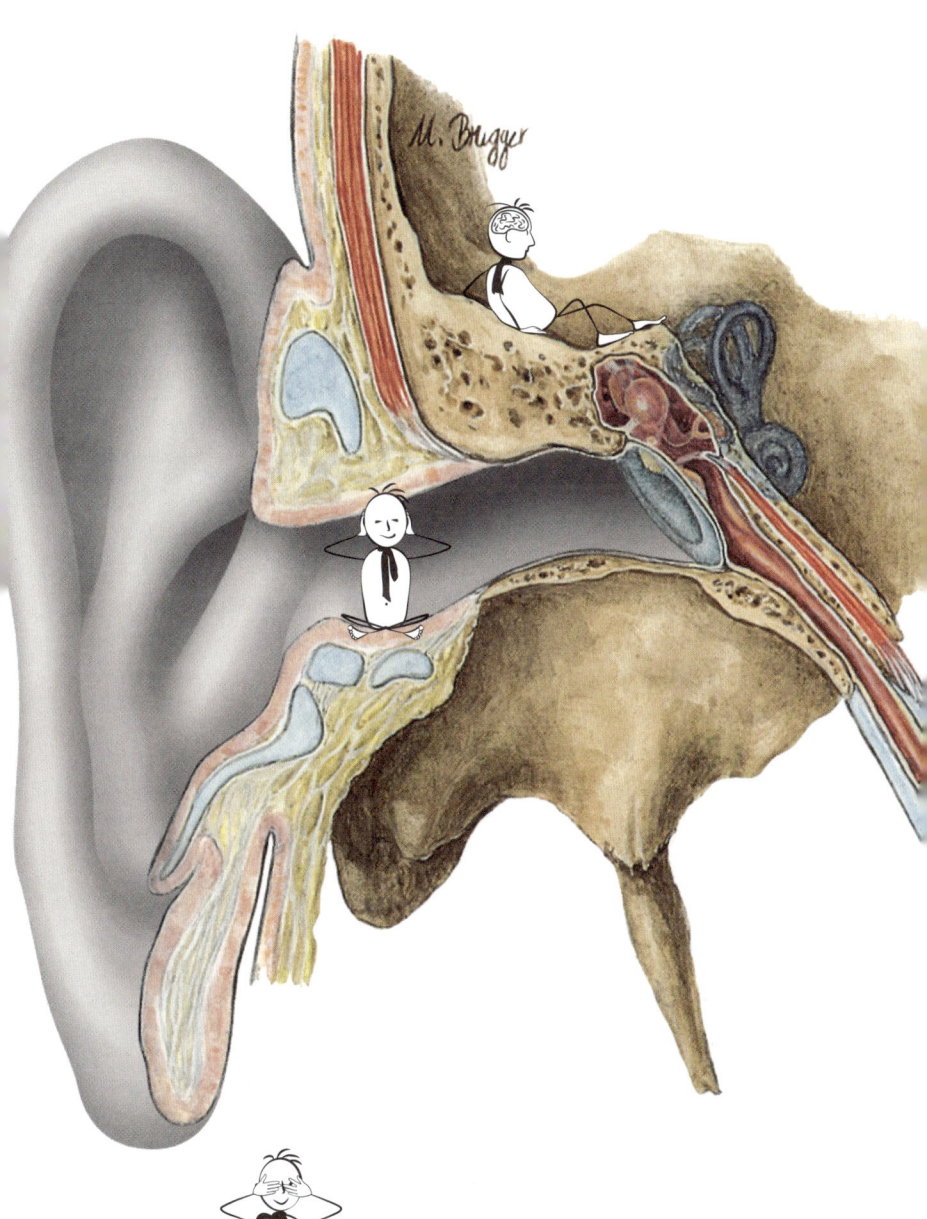

SINNESORGANE
UND GEHIRN

Du bist geboren, mit Augen und Ohren

Wie gesagt, die Sinnesorgane sind am Kopf, damit die Verbindung zum Gehirn kurz ist und die Leitung damit nicht zu lang. Das Auge ist nicht nur zum Sehen da, sondern auch um gesehen zu werden. Denn das **Auge** trägt viel zu unserer individuellen Ausstrahlung bei – und das hat nichts mit der Augenfarbe oder der wunderbaren Augenform zu tun, sondern allein wegen der permanenten Bewegung unseres Augapfels und des Wimpernschlags. Der starre Blick aus den Augen eines Toten ist immer irgendwie unangenehm.

Vielleicht stehen Sie ja noch vor dem Spiegel. Dann sehen Sie, dass die **Augenlider** einen großen Teil der knöchernen **Augenhöhle** und des **Augapfels** bedecken. Der Lidrand ist mit Wimpern besetzt. Die sind nicht nur dazu da, dass wir verführerisch mit den Wimpern klimpern können, sondern sie halten auch Fremdkörper vom Augapfel fern. Vorausgesetzt, wir schließen die Lider. Bei geöffnetem Auge sehen wir in der Mitte des Augapfels die schwarz erscheinende **Pupille** und darum herum die **Iris** oder **Regenbogenhaut,** die für die jeweilige Augenfarbe verantwortlich ist. Das Weiße des Auges nennt man **Lederhaut.** Sie ist von einer **Bindehaut** bedeckt, die feine Nerven und Blutgefäße enthält. Diese Gefäße können bei einer **Bindehautentzündung** so angeschwollen sein, dass das ganze Auge rot leuchtet und entsprechend wehtut.

Da Sie ja in Sachen Anatomie inzwischen keine blutigen Anfänger mehr sind, ahnen Sie bestimmt schon, warum sich der Augapfel bewegen kann. Genau, das liegt an den Muskeln, die ganz schlicht **Augenmuskeln** heißen und von außen in das Auge führen. Wir haben vier gerade und zwei schräg verlaufende Muskeln, damit wir in alle Richtungen schauen können. Gesteuert werden die Muskeln von ihren Chefs, den Nerven. Und zwar, wenn Sie es genau wissen wollen, von den Hirnnerven III, IV und VI. Sind diese Nerven geschädigt, blicken beide Augen nicht in die gleiche Richtung, das heißt, man schielt. Außerdem sieht man dann Doppelbilder, da die beiden Augen keine übereinstimmenden Informationen an das

Gehirn weiterleiten. Ein sogenanntes **latentes (verstecktes) Schielen** liegt sehr häufig an einer meist angeborenen Koordinationsstörung der Augenmuskeln. Genau genommen hat das die Mehrzahl aller Menschen, wenn man nur genau genug hinschaut, allerdings hat kaum jemand Probleme damit. **Sichtbares Schielen** im Kleinkindalter muss dagegen vom Augenarzt behandelt werden, da das betroffene Auge sonst seine Sehfähigkeit nicht richtig ausbilden kann. Dabei handelt es sich aber nicht um einen Notfall. Ganz anders ist die Situation beim Erwachsenen: Wenn Sie merken, dass Sie plötzlich von heute auf morgen schielen und Doppelbilder sehen, sollten Sie rasch zum Neurologen gehen. Denn dahinter kann auch ein Schlaganfall stecken, ein Hirntumor, Hirnmetastasen oder **Gefäßaussackungen,** die auf die Nerven drücken – sogenannte Aneurysmen. Haben Sie vielleicht schon mal gehört. Faszinierend, oder, dass auch ein knöcherner Schädel plötzlich lebendig aussieht, sobald man ihm ein künstliches Auge einsetzt? Gucken Sie mal das Titelbild an.

So, und jetzt sehen Sie sich mal ganz tief in die Augen – Sie stehen ja hoffentlich noch vor dem Spiegel. Blicken Sie zum äußeren Augenwinkel unter dem Oberlid – da liegt verborgen unter dem Oberlid die **Tränendrüse.** Wenn diese Stelle geschwollen ist, kann das auf eine **Entzündung der Tränendrüse** hinweisen. Und aus den Tränendrüsen fließen naturgemäß die Tränen, denken Sie. Fast. Die Tränendrüse gibt ein wässriges Sekret auf die Augenoberfläche ab, nämlich die **Tränenflüssigkeit.** Damit dieser Flüssigkeitsfilm aber nicht gleich verdunstet, ist dem Wasser noch ein fettiger Talgfilm beigemischt. Der wird von den **Meibom-Drüsen** freigesetzt, die in den Augenlidern liegen. Manchmal machen aber auch diese kleinen Drüsen und die Tränendrüse Zicken und funktionieren nicht richtig. Dann kann ein „**trockenes Auge**" die Folge sein, unter dem bis zu 20 Prozent der Gesamtbevölkerung und vor allem ältere Menschen leiden.

Jetzt fragen Sie sich bestimmt (und das zu Recht), wohin denn all die Tränenflüssigkeit rinnt, wenn die Tränendrüse permanent offen ist und Flüssigkeit abgibt – wie ein tropfender Wasserhahn.

Sie verdunstet ja nicht, und wir laufen ja auch nicht dauernd heulend durch die Gegend. Dafür gibt es in beiden Lidern oben und unten am inneren Augenwinkel (also auf der Seite zur Nase hin) **Tränenkanäle**. Den Tränenkanal im Unterlid können Sie sehr gut sehen, wenn Sie vor dem Spiegel stehen. Das ist das kleine Loch im unteren Lidrand. Und in diese Öffnungen der Tränenkanälchen fließt die Tränenflüssigkeit. Von dort wird sie zum **Tränensack** geleitet, aus dem dann der **Tränennasengang** abgeht. Dieser mündet in der Nasenhöhle. Haben wir ja gerade schon im Kapitel über die Nase besprochen. Auch der Tränensack kann entzündet sein. Dann ist der innere Augenwinkel geschwollen. Durch diese Schwellung verändert sich das Auge meist so deutlich, dass es Ihnen schon auffällt, wenn Sie eine **Tränensackentzündung** haben. Zur Behandlung reicht es meist, wenn man ein paar Tage antibiotische Augentropfen anwendet, da es sich überwiegend um bakterielle Infektionen handelt. Ich sage das bewusst, da es anders ist als bei den meisten Erkältungskrankheiten oder Schnupfen: Die sind meist durch Viren ausgelöst, und Antibiotika sind da wie gesagt wirkungslos. Sie helfen nur bei Infektionen, die durch Bakterien verusacht sind.

Nachdem ich jetzt ewig um den heißen Apfel herumgeredet habe, kommen wir nun endlich zum **Augapfel** selbst. Hier wieder eine Info für Ihr „Aufschneider"-Wissen: Medizinisch heißt Augapfel Bulbus – auf Deutsch heißt Bulbus aber eigentlich Zwiebel und nicht Apfel. Wir können uns jetzt darüber streiten, ob Apfel oder Zwiebel der bessere Begriff ist. Zwiebel macht wegen der einzelnen Schichten Sinn, Apfel wegen der Form. Legen Sie einen Apfel so vor sich hin, dass der Stiel nach unten zeigt, und schauen Sie ihn von der Seite an. Das wäre jetzt unser Auge. Der Stiel ist der Sehnerv. Allerdings wäre der Apfel dann hohl … Glühbirne hätte mal besser gepasst, aber in der Zeit der LED-Lampen wäre das auch schon wieder eine veraltete Bezeichnung. Na gut, wir sind ja flexibel. Darum stellen wir uns den Apfel jetzt kurz als Zwiebel vor: Denn die Wand des Augapfels ist in Schichten gegliedert, die man (wie bei einer Zwiebel) abziehen kann. Doch nach drei Schichten ist

Schluss. Dann folgt ein Hohlraum. Dieser Hohlraum macht Sinn: Schließlich muss der Lichtstrahl, der durch die Pupille ins Auge fällt, da ungehindert durch. Denn erst ganz hinten im Augapfel trifft der Lichtstrahl auf die Sinneszellen der **Netzhaut.** Deshalb ist der größte Teil des Auges vom **Glaskörper** ausgefüllt, der zu 99 Prozent aus Wasser besteht und damit wirklich glasklar ist. Leer ist der Apfel also doch nicht!

Anders als ein Apfel oder eine Zwiebel ist der Augapfel nahezu kreisrund. Der Durchmesser beträgt im Schnitt 24 Millimeter. Wichtig ist dabei, dass der Durchmesser immer genau konstant bleibt, da es sonst zu **Kurz- oder Weitsichtigkeit** kommt. Denn vorne in der **Linse** (die hinter der Pupille sitzt) wird das Licht so gebrochen, dass die Strahlen dann auf der Netzhaut wieder als Bündel zusammentreffen. Wenn die Brechung zu groß ist, bündeln sich die Strahlen schon vor der Netzhaut im Glaskörper und auf der Netzhaut weichen die Strahlen schon wieder auseinander. Dann ist die **Brechkraft** zu hoch – das zeigt sich als Kurzsichtigkeit. Bei Weitsichtigkeit ist es genau anders herum. Der Augapfel ist dann zu klein und die Strahlen haben nicht genug Platz, um sich wieder zu bündeln. In beiden Fällen braucht man eine **Brille** oder **Kontaktlinsen,** die die Brechung durch eine geeignete Krümmung wieder ausgleichen. Jetzt wissen Sie, warum der Großteil der Menschheit mit Brille oder Kontaktlinsen herumläuft. Weil der Durchmesser des Augapfels nun mal nicht genormt ist oder bleibt, wie ein EU-genormter Apfel.

Um Kurz- oder Weitsichtigkeit möglichst zu vermeiden, hat der Augapfel ein paar ziemlich stabile Schichten. Wenden wir uns nun also den zwiebelartigen Schichten des Auges zu. Ganz außen liegt die Lederhaut, diese weiße Haut, die wir beim Blick in unser Auge vor dem Spiegel ja schon kennengelernt haben. Und wie Sie richtig vermuten, wenn Sie das Wort „Leder" hören, ist diese Schicht ziemlich stabil. Sie besteht weitgehend aus Fasern, wie sie auch in den Sehnen eines Muskels vorkommen. Nur vorne ist noch ein etwas stärker gewölbter Anteil eingesetzt: die **Hornhaut.** Stellen Sie sich diese Hornhaut wie das Glas einer Armbanduhr vor. Ich meine eine richtige Uhr, nicht den Handgelenkscomputer, der seinen Träger überwacht wie ein ferngesteuertes Auto. Die Hornhaut ist durchsichtig, sodass man von vorne die Pupille sehen kann. Die **Pupille** ist allerdings keine Schicht, sondern ein Loch in der kreisförmigen **Regenbogenhaut,** so als hätte man aus einem runden Bierdeckel in der Mitte ein Loch rausgestanzt. Das kann man aber nur sehen, wenn man einen Augapfel durchschneidet und im Querschnitt betrachtet.

Durch diese Konstruktion kann die Iris regulieren, wie viel Licht ins Auge reingelassen wird. Ähnlich wie bei einer Jalousie. Der Mechanismus, der dahintersteckt, sind – Sie ahnen es – wieder Muskeln. Wenn es draußen dunkel wird, würden wir die Jalousie öffnen, um möglichst viel Licht reinzulassen. Genauso macht es die Pupille. Der Muskel heißt entsprechend Dilatator-Muskel, also Erweiterer-Muskel (was aber nicht so schön klingt wie Dilatator). Wenn es dagegen draußen so grellen Sonnenschein gibt, dass einem die Augen brennen, würden wir die Jalousie vor dem Fenster runterlassen. Ähnlich macht es die Iris: Sie stellt die Pupille ganz klein. Das macht sie über den Sphinkter-Muskel – was übersetzt einfach Schließmuskel heißt. Nie werde ich den Studenten vergessen, der statt „Sphinkter-Muskel" immer „Finster-Pupille-Muskel" gesagt hat. Aber eigentlich stimmt's, der Muskel macht es finster.

Die Regenbogenhaut, die wir vorne sehen, wenn wir in den Spiegel blicken, geht in den **Ziliarkörper** und von dort in die **Aderhaut** über. Die Aderhaut ist die zweite Schicht des Augapfels, deren große Blutgefäße zu ihrem Namen geführt haben. Wenn man den Augapfel im Querschnitt anschaut, sieht man oben und unten, bevor die Aderhaut beginnt, kleine Säckchen: Das ist der Ziliarkörper. Er bildet das Kammerwasser, das immer durch die Pupille in die vordere Augenkammer strömt und die Hornhaut mitversorgt. Die Hornhaut hat ja keine eigenen Gefäße, damit sie klar und durchsichtig bleibt. Aber der Ziliarkörper hat noch eine zweite Funktion: Er steuert die Linsenkrümmung und damit ihre Brechkraft. Er ist damit so was wie die Linse in einer Kamera, die scharf stellt, was

wir sehen. Die Linse ist nämlich am Ziliarkörper festgespannt, sodass sie platt gezogen wird. Diese Spannung kann durch einen Muskel im Ziliarkörper aufgehoben werden. Dann kugelt sich die Linse
und erhöht dadurch ihre Brechkraft – sodass sie immer alles scharf
sehen kann. Diesen Vorgang bezeichnet man als **Akkommodation.**
Leider hat die Linse das Problem, dass sie in einer festen Kapsel
steckt. Im Unterschied zu anderen Geweben des Körpers kann sie
alte Zellen daher nicht einfach loswerden, indem sie sie raus-
schmeißt. Die Müllzellen werden daher im Inneren der Linse de-
poniert. Damit verliert die Linse in höherem Alter aber die Fähigkeit zur spontanen Abkugelung – und das Scharfsehen wird ein
Problem. Daher wird man im Alter oft **altersweitsichtig** (aber leider
nicht gleich auch altersweise). Durch die Ablagerungen bekommt
die Linse dann Schichten wie eine Zwiebel, was die alten Anatomen
vielleicht endgültig von dem Namen überzeugt hat. Bei manchen
Menschen trübt die Linse auch ein, was man als **Grauen Star** bezeichnet. Man sieht dann alles unscharf und weniger farbig, also
grau. Zum Glück kann man heute mit einer ganz schnell durchzu-
führenden Operation einen Schnitt in den Augapfel machen, die
Linse aus ihrer Kapsel pressen und eine Kunstlinse einsetzen. Hört
sich vielleicht ein bisschen makaber an, ist aber mittlerweile wirklich eine Standard-OP.

Die vordere Augenkammer liegt zwischen Regenbogenhaut
und Hornhaut. Damit sich diese Kammer aber nicht wie eine Was-
serbombe füllt und irgendwann platzt, muss das Kammerwasser
wieder abgeleitet werden. Dafür ist an den Winkeln zwischen Iris
und Hornhaut, im sogenannten **Kammerwinkel**, ein Maschenwerk
eingelassen, das die Flüssigkeit über Venen wieder aus dem Auge
heraustransportiert. Solche Filter kennen Sie aus der Spülmaschine.
Und deshalb wissen Sie, dass die verstopfen können. Im Auge ist das
genauso. Wenn dieses Maschenwerk verstopft ist oder der Abfluss
sonst irgendwie gestört ist, steigt der innere Augendruck an. So etwas sollten Sie nicht auf die leichte Schulter nehmen. Denn wenn
der Augendruck ansteigt, kann das von innen die Netzhaut und den

Sehnerv schädigen. Die Folge: man erblindet. Dieses Druckgefühl bemerkt man oft selbst erst, wenn es zu spät ist und der Sehnerv schon kaputt ist. Versuchen Sie mal, ob Sie den Augapfel mit zwei Fingern ganz leicht abwechselnd eindrücken können. Vergleichen Sie, ob das beim anderen Auge genauso gut geht. Wenn nicht, könnte der Augendruck erhöht sein: Man nennt das **Grüner Star** oder Glaukom. Für Ihr „Aufschneider"-Wissen: Diese Bezeichnung hat wohl der Philosoph Aristoteles erfunden. Grüner Star deshalb, weil sich die Regenbogenhaut langfristig blaugrün verfärbt, wenn der Druck länger nicht stimmt. Daher sollte man alle paar Jahre mal beim Augenarzt den Augendruck bestimmen lassen. Früher war nicht bekannt, wie die einzelnen Starformen entstehen. Doch am Ende war man immer blind. Beim **Schwarzen Star** sogar sofort. Denn wenn man diesen hat, ist schlicht der Sehnerv durchtrennt oder geschädigt. Dann ist es zappenduster, sodass die Farbzuordnung passt! Trotzdem ist es leider eher verwirrend, diese verschiedenen Augenerkrankungen alle als „Star" zusammenzufassen. Die Bezeichnung hat übrigens nichts mit dem gleichnamigen Singvogel zu tun und auch nichts mit dem Rockstar unserer Jugendträume, sondern kommt wohl daher, dass früher alle genannten Augenerkrankungen zu Blindheit führten, wenn sie nicht behandelt wurden. Und dann ist der Blick oft star(r), weil er nicht durch Gegenstände aus der Umgebung eingefangen wird.

Zum Abschluss sollten wir noch klären, wie die Lichtstrahlen wahrgenommen werden. Dazu müssen wir uns jetzt die dritte Zwiebelschicht des Augapfels anschauen: die **Netzhaut.** Auch bekannt als Retina. Sie hat **Fotorezeptoren** oder einfacher **Sehzellen**, die durch Licht erregt werden. Diese Erregung führt dazu, dass ein elektrischer Reiz gebildet wird und dann über nachgeschaltete Zelltypen über den Sehnerv zum Gehirn geleitet wird. Am besten funktioniert diese Reizweiterleitung in der Mitte des **Gelben Flecks** – das ist der Punkt des schärfsten Sehens. Der Gelbe Fleck wäre somit genau das Gegenteil des „blinden Flecks": Das ist die Sehnervpapille, an der der Sehnerv entspringt.

Und weil wir es hier ja genau nehmen: In der Netzhaut liegen sogar zwei verschiedene Typen von Sehzellen. Einmal circa 6 Millionen **Zapfen** (bitte nicht mit Zäpfchen verwechseln – das hängt am Gaumen, oder man steckt es sich in den Po). Die Zapfen also, die für das Farbsehen da sind. Und dann 120 Millionen **Stäbchen,** die nur hell und dunkel registrieren können. Das muss man sich mal vorstellen, 126 Millionen Zellen in einem einzigen Auge! Mehr Details gehen hier zu weit und wären ein Fall für Physiologen! Der Physiologe ist übrigens einer, der weiß, was in den Zellen und Geweben und Organen so passiert. Er weiß, wie es geht, aber nicht, wie es aufgebaut ist. Der Anatom weiß, wie alles aufgebaut ist, aber nicht, wie es funktioniert. Der Biochemiker weiß, wie alles aussieht und wie es funktioniert, aber oft in so kleinen Details, dass ihm der Blick fürs Ganze fehlt. Daran sieht man, dass man die Zusammenarbeit der verschiedenen Disziplinen braucht, um die zukünftigen Ärztinnen und Ärzte umfassend auf ihre Tätigkeit vorzubereiten!

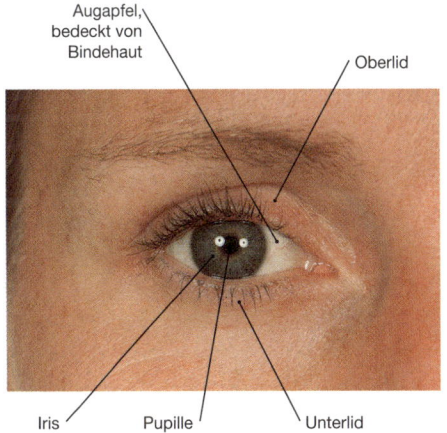

■28 Das Auge von außen

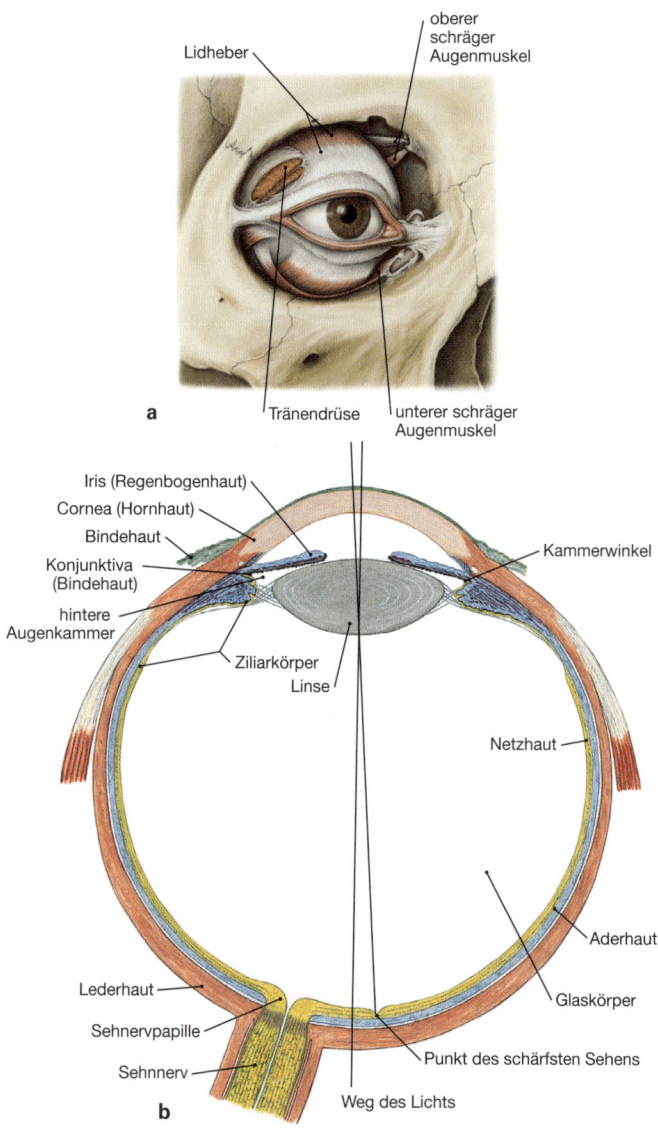

a

Lidheber

oberer schräger Augenmuskel

Tränendrüse

unterer schräger Augenmuskel

Iris (Regenbogenhaut)

Cornea (Hornhaut)

Bindehaut

Konjunktiva (Bindehaut)

hintere Augenkammer

Ziliarkörper

Linse

Kammerwinkel

Netzhaut

Aderhaut

Glaskörper

Lederhaut

Sehnervpapille

Sehnnerv

Punkt des schärfsten Sehens

Weg des Lichts

b

■29 Das Auge in der Augenhöhle (a), Schnitt durch einen Augapfel (b)

In den Ohren sollst du nicht bohren

Stehen Sie noch vor dem Spiegel? Dann werden Sie schnell feststellen, dass wir fast durch sind, mit allen Öffnungen und Sinnesorganen. Wir haben bei der Zunge den **Geschmackssinn** kennengelernt und bei der Nase den **Geruchssinn.** In beiden Organen werden Stoffe über Rezeptoren wahrgenommen, das sind spezielle Zellen an den Enden der Nervenfasern. Sie werden chemisch erregt, indem sich Bestandteile aus der Nahrung oder der Atemluft an sie binden. Der **Tastsinn** funktioniert ebenfalls über kleine Rezeptoren. Sie sitzen in der Haut und reagieren auf Berührung, Druck oder Temperatur. Zum Auge gehört der **Sehsinn,** mit dem Lichtstrahlen wahrgenommen werden. Bleibt noch ein Sinnesorgan: das **Ohr.** Es ist für **Gehör und Gleichgewichtssinn** da. Und jetzt kommt das Besondere: Anders als bei Zunge, Nase, Haut und Auge liegen die eigentlichen Sinnesorgane, die fürs Hören und den Gleichgewichtssinn zuständig sind, gar nicht im Ohr. Also nicht in der Ohrmuschel, die der normale Mensch ja als Ohr bezeichnet. Nein, diese Sinnesorgane liegen gut geschützt in eigenen Höhlen im Schädel.

Das Ohr ist anatomisch gesehen nämlich in drei Teile gegliedert: Außenohr, Mittelohr und Innenohr. Ganz simpel und ganz logisch. Zum **Außenohr** gehört die **Ohrmuschel,** an die man (vor allem am **Ohrläppchen**) allen möglichen Krempel hängen kann, sodass manche Menschen aussehen wie ein Weihnachtsbaum. Manche durchbohren ihre Ohrläppchen auch mit Rohrstücken jeder Größe, die man „Flesh-Tunnels" nennt, also Fleischtunnel. Und so wie sie klingen, sehen diese Tunnel auch aus.

Wenn Sie sich jetzt noch mal den Schädel aus Ihrem Baukasten anschauen, sehen Sie sofort, dass der gar keine Ohrmuscheln hat. Kein Wunder, denn Ohrmuscheln bestehen nicht aus Knochen, sondern aus einem elastischen Knorpel, der von Haut und sogar Muskeln bezogen ist. Im Unterschied zu manchen Tieren können wir unsere Ohren und Ohrmuskeln aber nicht verformen. Immerhin haben wir aber noch die Muskeln, die man braucht, um mit den Ohren zu wackeln (die gehören übrigens zur mimischen Muskulatur – das nur am Rande für Ihr „Aufschneider"-Wissen). Das Ohrenwackeln muss man aber meistens ein bisschen üben, da diese Fähigkeit in unserem mimischen Repertoire keine allzu große Bedeutung mehr hat.

Jetzt versteigt sich der Waschke aber, werden Sie denken. Ohrenwackeln! Soll er lieber mal erklären, wofür die Ohrmuscheln eigentlich da sind. Schlangen und Frösche haben ja auch keine und können trotzdem hören. Stimmt. Aber wir hören besser. Denn die Ohrmuscheln dienen der Schallverstärkung – bei manchen besonders schön ausgebildeten Exemplaren funktioniert das auch sicher besonders gut. Vor allem aber sind die Ohrmuscheln für das Richtungshören wichtig. Durch kleine Unterschiede in der Zeit, die ein Schall braucht, um in beiden Ohren anzukommen, können wir so sehr präzise wahrnehmen, woher ein Geräusch kommt. In Ihrem Baukasten finden Sie für die Ohrmuschel einen kleinen Trichter.

Der Schall wird über die Ohrmuschel durch den **äußeren Gehörgang** auf das **Trommelfell** übertragen, das dann schwingt wie das Fell auf einer Trommel. Wenn das nicht mehr gut funktioniert und Sie schlecht hören, sollten Sie vielleicht mal die Ohren ausspülen. Genau, mit warmem Wasser einweichen lassen und vorsichtig ausspülen (zu Risiken und Nebenwirkungen fragen Sie Ihren Arzt oder Apotheker, nicht Ihren Anatomen). Denn in kleinen Drüsen des äußeren Gehörgangs wird **Ohrschmalz** produziert – und nach einer gewissen Zeit reicht die Menge fast aus, um ein Brot damit zu bestreichen. Wenn Sie sich mit Wattestäbchen selbst das Ohr ausputzen, müssen Sie vorsichtig sein, dass Sie nicht Ihr Trommelfell verletzen. Der äußere Gehörgang ist nämlich nur 2,5–3,5 Zentimeter lang. Wenn Sie nicht vorsichtig sind und das Stäbchen zu fest und zu weit reinrammen, hat die Trommel nämlich ein Loch. Dann hört man nicht mehr, und beim Duschen oder Baden kann Wasser ins Mittelohr kommen, das gleich hinter dem Trommelfell liegt. Ich selbst muss beim Ausputzen immer husten, manche erbrechen sich sogar. Kein Witz! Das kommt daher, dass der gleiche Nerv, der die Ohrmuschel und den äußeren Gehörgang versorgt, auch die Lunge mit Reizen versorgt. Und die Bronchien in der Lunge eng macht, sodass man husten muss. **Husten** ist als Schutzreflex gedacht, um Fremdkörper aus den Atemwegen herauszuhusten. Das bringt einem jetzt beim Ohrenausputzen wenig, da man meistens nicht so stark hustet, dass einem das Ohrschmalz rausbröckelt – zumindest nicht so vollständig, dass man dann wieder perfekt hört. Der Nerv, der für dieses Phänomen verantwortlich ist, ist wieder unser Vagus-Nerv, dieser herumirrende Nerv. Spätestens jetzt sieht man, wie passend die Bezeichnung ist.

Nach dem Außenohr folgt jetzt das Mittelohr. Aus Ihrem Baukasten müssen Sie jetzt ein kleines Verbindungsstück raussuchen und da anstecken. Im **Mittelohr** liegen drei **Gehörknöchelchen** – sie sind zusammen nicht mal halb so groß wie der Nagel Ihres kleinen Fingers und damit die kleinsten Knochen des menschlichen Körpers. Sie sind wirklich putzig, und die Studierenden sind jedes Mal begeistert, wenn wir sie im Präpsaal freilegen. Doch an sie ranzukommen ist einigermaßen schwierig, weil Mittel- und Innenohr im härtesten Teil des Schädels untergebracht sind. Nicht umsonst heißt dieser Teil „Felsenbein". Man muss also mit einem Hammer und einem feinen Meißel Stück für Stück den Knochen abtragen und dabei hoffen, dass man beim letzten Schlag (und man weiß es oft erst danach, dass es der letzte Schlag war) nicht die Knöchelchen auch mit entfernt.

Wofür haben wir Knochen im Ohr? Sie werden es nicht glauben, aber jetzt kommt reine Mechanik ins Spiel. Keine Muskeln, keine Nerven, keine Zellen, die ihren Job machen und dafür sorgen, dass die Abläufe klappen. Sondern drei Knochen leiten den Schall weiter – Steinzeit-Technik gewissermaßen: Hammer, Amboss und Steigbügel. Der Hammer ist am Trommelfell festgewachsen und überträgt dessen Schwingungen über den Amboss und den Steigbügel auf die Schnecke im Innenohr. Jetzt werden Sie sagen: Hammer-Amboß-Steigbügel-Schnecke … jetzt hat's den Waschke endgültig erwischt. Keine Sorge, die heißen wirklich so. Und zwar, Sie ahnen es, weil die Knochen einfach so aussehen, wie ein Miniatur-Hammer, ein winziger Amboss und ein klitzekleiner Steigbügel. Okay, ich gebe zu, heutzutage sind die Gegenstände (abgesehen vom Hammer) nicht mehr so gebräuchlich, dass jeder noch genau weiß, wie sie aussehen. Das passiert übrigens öfter in der Anatomie. Deshalb sollten moderne Anatomen vielleicht darüber nachdenken, manche Begriffe umzubenennen: den Hammer in Selfie-Stick und den Steigbügel in Was-weiß-ich-was.

Durch diese Schallübertragung wird der Schall verstärkt, auch weil die Grundplatte des Steigbügels viel kleiner ist als das Trommelfell. Damit nimmt der Druck auf die Schnecke zu. Und jetzt kommen doch wieder ein paar Muskeln ins Spiel: Sie können nämlich die Schallübertragung nach Bedarf verstärken oder bei lautem Krach sogar abschwächen. Einer der Muskeln wird dabei vom Gesichtsnerv mit Reizen versorgt, der andere vom Drillingsnerv, dem Trigeminus. Alte Bekannte also. Weil der Gesichtsnerv über das Mittelohr läuft, kann er bei **Mittelohrentzündungen** geschädigt werden. Das ist aber zum Glück recht selten. Diese Entzündungen entstehen meist, wenn sich plötzlich Bakterien auf eine zunächst harmlose Erkältung draufsetzen. Wenn Sie also Schmerzen im Ohr haben, dazu Fieber und Hörstörungen, sollten Sie mal den Hausarzt aufsuchen oder beim HNO-Arzt vorbeischauen. Denn der muss Ihnen dann ein Antibiotikum verschreiben, bevor die Mittelohrerkrankung chronisch wird und zu bleibendem Hörverlust oder sogar zu einem Loch im Trommelfell führen kann. Mittelohrentzündungen (und das gilt für Kinder wie für Erwachsene) sind deshalb nicht harmlos, weil sich die Infektion durch die Knochenwände des Mittelohrs im Schädel und bis in das Gehirn ausbreiten kann. Im schlimmsten Fall kann sie tödlich verlaufende Hirnhaut- und Hirninfektionen verursachen.

Wenden wir uns aber wieder erfreulicheren Dingen zu. Nämlich der Schönheit der Anatomie – und im Speziellen der Schönheit der Schnecke, die ich ja schon erwähnt habe. Diese **Schnecke** sieht verblüffend aus wie das Haus einer Weinbergschnecke mit zweieinhalb Windungen. Und mit ihr sind wir elegant im Innenohr angelangt. Das **Innenohr** entspricht in Ihrem Baukasten jenem Teil, das aussieht wie eine missglückte Schleife mit drei Schlaufen, einem dicken Knoten in der Mitte und einem Kringel vorne dran. Dieser Kringel ist die Schnecke. In ihrem gewundenen Gang versteckt sich das Hörorgan, das nach seinem Entdecker **Corti-Organ** heißt und ein bisschen wie der Bürstenkopf einer Zahnbürste aussieht. Der Gang enthält drei Abschnitte, die alle mit Flüssigkeit gefüllt sind, sodass die Schallwellen nun durch Druck in Wasserwellen übertragen werden. Und diese Wasserwellen breiten sich im Schneckengang von unten bis zur Spitze der Schnecke aus. Jetzt werden Sie sich fragen, was das bringen soll. Erkläre ich Ihnen. Durch die Druckwelle im oberen Abschnitt schwingt auch der Boden des mittleren Abschnitts, der den eigentlichen Schneckengang darstellt. Nun müssen Sie noch wissen, dass das kleine Hörorgan, das wie ein Zahnbürstenkopf in der Schnecke liegt, etwa 15.000 äußere **Haarzellen** enthält. Äußere deshalb, weil diese haarartigen Zellen im Hörorgan zum Schneckenrand hin sprießen. Und durch die Druckwelle werden diese Haarzellen gegen die Deckschicht des Hörorgans geschrubbelt und verstärken die Schwingungen noch. Zusätzlich gibt es in der Schnecke auch noch 3.500 innere Haarzellen – die schlicht weiter innen, also näher zur Schneckenachse liegen. Diese inneren Haarzellen sind die eigentlichen Sinneszellen: Denn erst wenn sie erregt sind, wird dieser Reiz vom **Hörnerv** an das Gehirn übermittelt.

Nun fehlt uns noch das **Gleichgewichtsorgan**. Das liegt auch im Innenohr, jener missglückten Schleifen-Knoten-Kringel-Konstruktion. Und zwar in der Mitte, wo der dicke Knoten liegt. Dieser Knoten ist in Wirklichkeit eine kleine Knochenhöhle des Felsenbeins. Dazu gehören auch noch zwei kleine rundliche Säckchen, die mit Flüssigkeit gefüllt sind. In diesen Säckchen liegen jeweils die Sinneszellen. So wie die Sinneszellen des Hörorgans in der Schnecke werden auch die Sinneszellen des Gleichgewichtsorgans durch die Bewegung der Flüssigkeit erregt. Die drei Schlaufen der Schleife stellen drei Bogengänge dar. Auch sie sind voll mit Flüssigkeit und

Sinneszellen. Ihr Job ist es, uns klarzumachen, wie wir uns im Raum bewegen. Vorwärts, rückwärts oder seitlich. Je nachdem, wie Sie Ihren Kopf bewegen, wird auch die Flüssigkeit mitbewegt. Allerdings dauert es immer ein bisschen, bis sich die Bewegung auf die Flüssigkeit übertragen hat und dann über kleine Fortsätze auf der Oberfläche der Sinneszellen schubbert. Solche Verzögerungen kennen Sie, wenn Sie zum Beispiel mit dem Auto stark beschleunigen und dann vom Sicherheitsgurt unsanft in den Sitz gepresst werden. Durch solche Verzögerungen können Drehbeschleunigungen wahrgenommen werden. Dieser Reiz wird dann durch den Hör-Gleichgewichts-Nerv an das Gehirn gemeldet.

Jetzt wollen wir aber nicht nur wissen, wie wir uns bei Drehungen im Raum bewegen – dafür würden die Bogengänge im Prinzip ausreichen. Wir wollen auch mitbekommen, wo oben und unten ist, ob wir ganz still im Bett liegen, auf einem Stuhl sitzen oder uns in einem Aufzug befinden. Und zwar ohne dass wir dafür die Augen aufmachen müssen. Manchmal ist es ja auch dunkel, und man kann eh nichts sehen. Gerade dann ist man auf sein Gleichgewichtssystem (und seinen Tastsinn) angewiesen. Damit wir auch das wahrnehmen können, sind die kleinen Fortsätze der Sinneszellen in den beiden Säckchen in eine durchsichtige Masse eingebettet, eine sogenannte Gallertschicht. Auf diesen Fortsätzen der Sinneszellen liegen kleine Ohrsteine aus Kalzium-Karbonat. So als würden auf der Zahnbürste kleine Brösel liegen. Und diese Brösel scheren durch ihr Gewicht permanent die Fortsätze der Sinneszellen ab – auch wenn wir uns gar nicht bewegen. Wenn man sich dann aber nach vorne, hinten oder im Fahrstuhl senkrecht nach oben oder unten bewegt, geht's ab, und die Sinneszellen werden erregt und tanzen Samba! Manchmal so sehr, dass das Gehirn völlig überfordert ist und einem speiübel wird. Mancher muss sogar wirklich zur Kloschüssel rennen und sich übergeben. Das ist natürlich bei den Drehbewegungen, die über die Bogengänge registriert werden, nicht anders. Diese Übelkeit, die durch Bewegungen ausgelöst wird, nennt man **Reisekrankheit**. Die Neigung dazu ist bei jedem Menschen individuell sehr unterschiedlich ausgeprägt. Ein kleiner Trick, was Sie tun können, wenn Sie selbst leicht reisekrank werden: Oft genügt es schon, mit den Augen der Bewegungsrichtung zu folgen. Also wenn Sie im Auto fahren, gucken Sie geradeaus in Fahrtrichtung und nicht nach unten aufs Handy – ich spreche jetzt natürlich vom Beifahrer! Denn für das Hirn ist es schon hilfreich, wenn verschiedene Sinnesorgane wenigstens dasselbe sagen, nämlich dass der Körper sich wild bewegt. Wenn man dagegen während der Autofahrt liest, nimmt das Auge keine Bewegung war, und das Hirn dreht komplett durch.

Manchmal passiert es auch, dass sich Ohrsteine einfach so lösen, etwa nachts im Bett, und wenn man dann am Morgen aufsteht, hat man einen üblen **Drehschwindel** – obwohl man einen Kater aufgrund von zu viel Alkohol sicher ausschließen kann. Dann wird einem bei jeder Bewegung übel. Sie können natürlich zum HNO-Arzt gehen – aber der kann auch nichts anderes machen, als Ihnen zu sagen, dass dies nichts Ernstes ist und Sie einen **gutartigen Lagerungsschwindel** haben. Vielleicht kann er Ihnen noch ein paar Übungen zeigen, wie Sie den Kopf ruckartig bewegen müssen, sodass die Steinchen wieder in ihre richtige Position geschleudert werden. Aber meist vergeht der Schwindel nach ein paar Tagen, sobald sich das Gehirn an das Malheur gewöhnt hat. Womit wir beim nächsten Thema wären. Dem Gehirn.

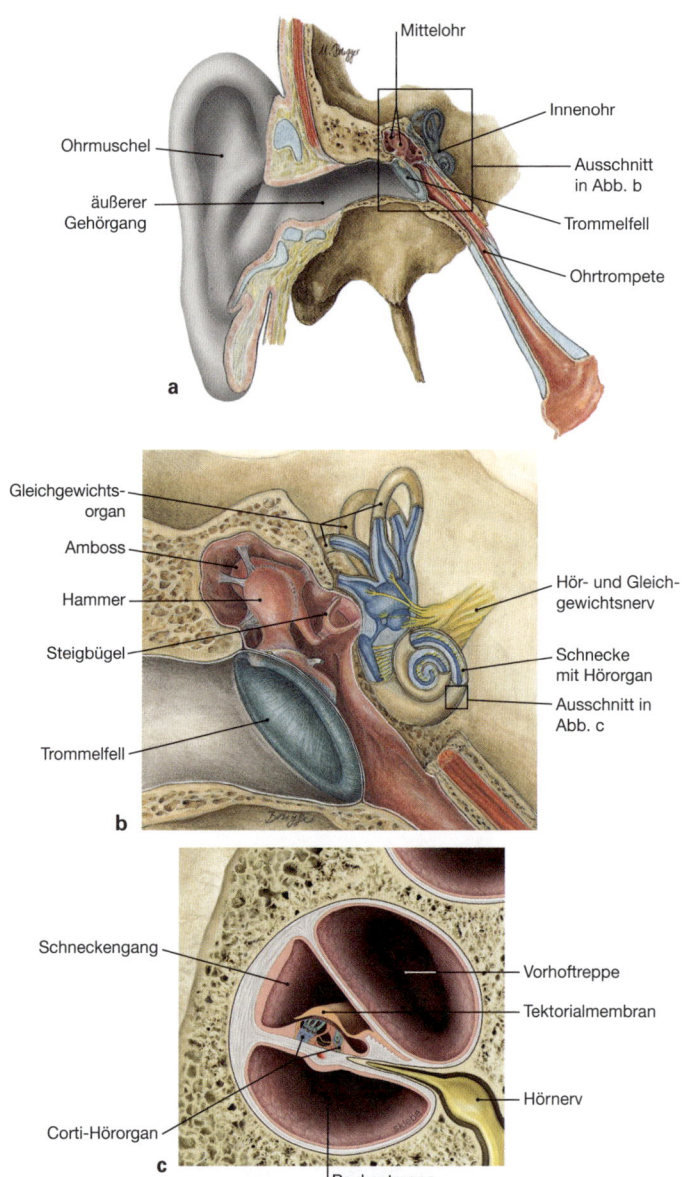

a

Mittelohr

Innenohr

Ausschnitt
in Abb. b

Trommelfell

Ohrtrompete

Ohrmuschel

äußerer
Gehörgang

b

Gleichgewichts-
organ

Amboss

Hammer

Steigbügel

Trommelfell

Hör- und Gleich-
gewichtsnerv

Schnecke
mit Hörorgan

Ausschnitt in
Abb. c

c

Schneckengang

Corti-Hörorgan

Vorhoftreppe

Tektorialmembran

Hörnerv

Paukentreppe

■30 Das Ohr (a), das Mittelohr (b), das Hörorgan (c)

Ooops, das Gehirn!

Jetzt hätte ich doch beinahe dieses nicht ganz unwichtige Organ vergessen, wenn wir nicht beim Schwindel darauf gekommen wären. Das **Gehirn** ist ohne Zweifel das Organ, das uns am meisten von allen anderen Lebewesen unterscheidet und dem wir verdanken, dass der Mensch sich einzigartig im Tierreich entwickelt hat. Manchmal denkt man aber, dass etwas weniger Größenwachstum vielleicht auch gereicht hätte. Wir hätten dann vermutlich einige Probleme weniger, sowohl als Individuum als auch als Gesellschaft.

Das Gehirn ist so komplex, das es an dieser Stelle nicht ausführlich genug beschrieben werden könnte, selbst wenn ich das wollte und dazu ausreichend qualifiziert wäre. Dafür gibt es spezialisierte Neuroanatomen, die sich fast nur mit Nervenzellen beschäftigen und ganz überwiegend mit diesem Organ. Wir beschränken uns hier aufs Grundwissen. Aber das ist trotzdem ein bisschen mehr als bei den anderen Organen. Deshalb erst mal ein paar Zahlen, damit Sie so richtig ins Staunen kommen: Das Gehirn wiegt nicht viel mehr als ein ordentlicher Sonntagsbraten – nämlich ungefähr 1.400 Gramm. Da hineingepackt sind etwa eine Billion **Nervenzellen**. Eine Eins mit zwölf Nullen. Und dann noch zehnmal so viele **Gliazellen**. Also zehn Billionen einer anderen Zellsorte. Früher dachte man, dass nur die Nervenzellen für die Hirnleistung ausschlaggebend sind, da nur sie in der Lage sind, Signale als elektrische Impulse über ihre Fortsätze zu leiten und über chemische Synapsen (also Kontaktstellen) auf andere Nervenzellen oder Muskelfasern zu übertragen. Da hat man sich aber getäuscht: Die Gliazellen sind nicht mehr nur die dummen Geschwister. Sie bilden nämlich Hüllen um die Fortsätze der Nervenzellen. Ohne diese Hüllen wäre die Erregungsleitung so langsam, als würde man permanent auf dem Schlauch stehen. Außerdem haben Gliazellen viele verschiedene Stoffwechselfunktionen, und seit ein paar Jahren weiß man, dass sie sich sogar in Nervenzellen umwandeln können. Wie wichtig Gliazellen sind, sieht man bei der **Multipen Sklerose (MS)**. Das ist eine Erkrankung, bei der wohl durch eine Autoimmunerkrankung zunächst die Nervenhüllen aus Gliazellen und dann auch die Nervenzellen im Gehirn zugrunde gehen. Je nach betroffenem Hirnareal und zeitlichem Verlauf der Zerstörung ist das Krankheitsbild der MS dabei sehr unterschiedlich.

Das Gehirn hat außen eine wenige Millimeter dicke **Hirnrinde,** in der die Nervenzellen sitzen. Die Nervenzellen schicken ihre Fortsätze in das **Mark,** in dem vor allem Gliazellen liegen. Ein paar Ansammlungen von Nervenzellen bilden im Mark auch Kerne. Etwa die Kerne der Hirnnerven, in denen die Nervenzellen der Hirnnerven beginnen oder enden. Oder die Kerne, die dafür wichtig sind, dass wir Bewegungen fein aufeinander abstimmen können (die nennt man Basalganglien).

Jetzt würde ich Ihnen am liebsten erzählen, dass das Gehirn absolut spektakulär aussieht und dass man ihm sofort ansieht, was für ein krasses Teil es ist. Stimmt aber nicht. Beim Herz ist das ganz anders. Dem sieht man sofort an, dass es mit seinen Kammern und großen Blutgefäßen ein mechanischer Wunderapparat ist, der wie ein Motor oder eine Pumpe funktionieren könnte.

Natürlich ist der Moment, in dem man ein Gehirn wie ein Straußen-Ei vorsichtig in beiden Händen hält, immer wieder besonders. Und führt einem ehrfürchtig vor Augen, dass so etwas ein Privileg von Anatomen oder zumindest von Studierenden der Medizin ist. Aber leider sieht das Gehirn nicht wirklich spektakulär aus. Es gleicht auf den ersten Blick einem Zwischending aus einem sehr weichen Laib Weißbrot und einer etwas vergilbten Koralle. Beim Gehirn kann man die komplizierten Verschaltungen zwischen den Nervenzellen ja mit dem bloßen Auge nicht erfassen. Erst beim genauen Studium und der Präparation zeigt sich die grazile Schönheit der einzelnen Hirnabschnitte. Zum Beispiel beim Hippocampus, dem Lieblingstierchen der Neuro-Wissenschaftler. Der **Hippocampus** ist so hübsch aufgerollt wie ein Seepferdchen, was ihm auch seinen Namen eingebracht hat. Dieser Teil in der Tiefe des Großhirns ist für das Gedächtnis zuständig und daher bei **Alzheimer** und anderen Formen von **Demenz** oft betroffen.

Gucken Sie sich den Brotlaib mal genauer an: Der größte Teil, der wie der Schirm eines schrumpeligen Pilzes die anderen Hirnteile überdeckt, ist das **Großhirn**. Das ist der Teil, der im Laufe der Evolution enorm gewachsen ist. Bei unseren Vorfahren aus dem Neandertal und anderen Frühmenschen war dieses Großhirn noch deutlich kleiner. Interessant wäre jetzt die Frage, ob das kleinere Großhirn damals auch schon Großhirn hieß ... Egal. Das Großhirn, wie wir es kennen, ist in zwei Hirnhälften geteilt, die man wie bei einer Weltkugel als Hemisphären bezeichnet. Beide Hirnhälften kommunizieren über eine Brücke, die **Balken** heißt. Hier ziehen Nervenfasern von einer Hälfte zur anderen, damit jede Seite weiß, was die andere tut. Jede Hälfte ist dann noch mal in Lappen gegliedert, die so heißen wie die Schädelknochen, die sie außen an dieser Stelle bedecken – also etwa Schläfenlappen oder Stirnlappen. Jeder dieser Lappen verarbeitet die Wahrnehmungen aus einem Sinnesorgan. Die Schläfenlappen, die seitlich da liegen, wo außen die Ohren sitzen, verarbeiten in der **Hörrinde** das Hören. Der Hinterhauptslappen liegt (wie der Name sagt) hinten und beherbergt die **Sehrinde,** wo das Sehen verarbeitet wird. Stürze auf den Hinterkopf können deshalb zu Blindheit führen, obwohl die Augen selbst völlig gesund sind. Im Übergangsgebiet zwischen Schläfenlappen und dem darüber liegenden Scheitellappen wölbt sich die **Inselrinde** hervor: Sie verarbeitet die Geschmackswahrnehmungen. Unten am Frontallappen, der, wie der Name sagt, direkt an der Front, also hinter der Stirn sitzt, befindet sich ein kleines Areal für Riechwahrnehmungen.

Wo Hören, Sehen, Schmecken und Riechen verarbeitet werden, wissen Sie jetzt. Dafür braucht es natürlich kein ganzes Gehirn. Und weil dazwischen noch ziemlich viel Platz ist, gibt es dort noch viele sogenannte Assoziationsgebiete. Das heißt, es reicht ja nicht nur, wenn der Mensch hören und sehen kann. Er muss auch verstehen, was er da so hört und sieht. Deshalb müssen diese einzelnen Gebiete auch miteinander arbeiten. Speziell für das Sprachverständnis und die Sprachbildung gibt es zwei **Sprachzentren.** Und jetzt müssen wir uns leider von dem Bild, das Gehirn sei ein Laib Brot, verabschieden. Jetzt geht es ins Innere des Gehirns, und so spannend ist das Innenleben eines Brotlaibs nicht. Passender ist jetzt sich das Gehirn wie ein Mehrfamilienhaus vorzustellen. Darin gibt es verschiedene Wohnungen. Eine davon ist das Großhirn. Sozusagen die Luxusvariante mit zwei Wohneinheiten, die über den Balken wie über einen Balkon verbunden sind. Jede Wohneinheit hat mehrere Zimmer – und in zwei davon sind die Sprachzentren untergebracht. Da ist einmal das sensorische Sprachzentrum, das nach seinem Entdecker auch Wernicke-Zentrum heißt und nahe an der Hörrinde liegt. Ohne das **Wernicke-Sprachzentrum** können wir Sprache nicht verstehen, und zwar sowohl beim Hören als auch beim Lesen. Auch wenn Augen und Ohren ebenso wie die Sehrinde und Hörrinde völlig in Ordnung sind. Das zweite Sprachzentrum ist das motorische **Broca-Sprachzentrum** – auch das ist wieder nach seinem Entdecker benannt. Es sitzt in den unteren seitlichen Windungen des Stirnlappens. Man braucht es, damit man die Muskeln ansteuern kann, die für das aktive Sprechen (und auch das Schreiben) nötig sind. Beim Sprechen wären das die Muskeln im Kehlkopf, in der Zunge, im Mund und im Kiefer. Im Unterschied zu den bisher besprochenen Hirnrindengebieten liegen die Sprachzentren in den meisten Fällen (über 90 Prozent) nur in der linken Hirnhälfte. Zumindest bei allen Rechtshändern, die mit rechts alles besser können als mit links. Auch bei den sogenannten ambidextren Personen ist das so: Das sind Menschen, die verschiedene Bewegungen mit beiden Armen und Beinen ausführen können. Nur bei den reinen Linkshändern liegen diese Sprachzentren rechts. Toll, könnten Sie jetzt sagen, da lasse ich mein Kind doch gleich nach der Geburt durchchecken: Wenn ich weiß, auf welcher Seite die Sprachzentren liegen, kann ich ihm gleich den Stift in die richtige Hand geben. Effiziente Frühförderung sozusagen. Klingt in der Theorie richtig, bringt aber in der Praxis leider nichts: Denn bei Kindern gibt es diese Zuteilung noch nicht. Sie entwickelt sich erst im Laufe des Lebens.

Aber der Mensch spricht ja nicht nur, er bewegt sich auch. Und auch für die Bewegungen sind wieder bestimmte Zentren im Gehirn zuständig. Wieder sind es zwei Stück – also zwei weitere Räume im

Großhirn. Diese Zentren sind für alle Bewegungen zuständig, die man gezielt ausführen will, und auch für alle Wahrnehmungen des Tastsinns aus den unterschiedlichen Teilen des Körpers. Der eine „Raum" trägt die Bezeichnung **motorische Rinde** und liegt am Hinterrand des Stirnlappens. Der zweite „Raum", die **sensorische Rinde,** liegt gleich dahinter im Scheitellappen. Und beide „Räume" sind genau gleich eingerichtet: Nämlich nach dem Prinzip – Achtung „Aufschneider"-Wissen! – der sogenannten somatotopen Gliederung. Somatotop ist griechisch und bedeutet „lebendiger Körper".

Hä, denken Sie jetzt, was hat denn ein lebendiger Körper mit der Einrichtung der Hirnzentren zu tun? Ganz einfach: All unsere Muskeln und Körperteile sind bestimmten Flecken auf der Hirnoberfläche zugeordnet. Und diese Flecken liegen in den Hirnzentren so, als wären sie kleine Männchen. Sie können sich also tatsächlich ein kleines Männchen auf das motorische und das sensorische Zentrum des Gehirns malen. Oder Sie schauen sich die Abbildung für die motorische Rinde an. Das Männchen liegt dann so, dass Arm und Gesicht auf der Außenseite des Gehirns liegen (das sich unten anschließende Gebilde ist übrigens die Zunge, nicht der Penis, wie ich schon mal gefragt wurde). Das Bein liegt dagegen auf der Innenseite der Hirnhälfte. Nun kommt aber was Trickreiches. Ähnlich wie wir es schon in den Sprachzentren gesehen haben: Jetzt könnte man ja denken, das Zentrum auf der rechten Seite ist für die Muskeln auf der rechten Seite zuständig und links ebenso. Aber es ist genau umgekehrt: Jedes Zentrum steuert immer die Muskeln der gegenüberliegenden Körperseite. Und es erhält auch die Wahrnehmungen aus der jeweils anderen Körperhälfte. Das hat damit zu tun, dass im Hirnstamm, den wir später noch kennenlernen werden, die meisten Nervenfasern auf die gegenüberliegende Seite wechseln. Wir Anatomen sagen: kreuzen.

Jetzt denken Sie vielleicht: Wollte der Waschke eigentlich nicht nur auf wichtige anatomische Details eingehen und uns nicht mit kompliziertem Schnickschnack zu Tode langweilen? Richtig. Aber für Mediziner sind diese Zuständigkeiten der einzelnen Hirngebiete von großer Bedeutung. Zum Beispiel, um einen **Schlaganfall** zu erkennen. Und leider kommt es fast alle Tage vor, dass irgendwen der Schlag trifft. Bei ungefähr 270.000 Schlaganfällen im Jahr haut es pro Tag 740 Leute um. Das erkennt man als Laie oft daran, dass bestimmte Muskeln plötzlich nicht mehr funktionieren oder Körperteile gelähmt herunterhängen. In einem solchen Fall müssen Sie schnell einen Notarzt holen, damit der Patient in eine neurologische Klinik kommt. Das ist wichtig, da man beim Schlaganfall meist nur ein Zeitfenster von wenigen Stunden hat, bevor es durch die Zerstörung von Hirngewebe zu Ausfällen kommt, die nicht mehr rückgängig gemacht werden können.

Wenn wir uns nun das Gehirn wie eine Wohnung mit verschiedenen Zimmern vorstellen, wird klar, dass in diese Zimmer auch Leitungen führen müssen, um das Haus mit Wasser zu versorgen und es an die Kanalisation anzuschließen. Im Falle des Großhirns sind das drei große Arterien. Sie heißen ganz einfach **vordere, mittlere und hintere Großhirnarterie**. Die Bezeichnungen beziehen sich nur darauf, wo die Gefäße herkommen. Sie stimmen nicht mit den Hirnteilen überein, die sie versorgen. Entsprechend ungehalten werde ich auch, wenn Studierende im Staatsexamen auf die Frage, was die Arterien versorgen, einfach antworten: „Die vordere Arterie versorgt den vorderen Teil des Großhirns, die mittlere Arterie den mittleren Abschnitt und das hintere Gefäß den hinteren Teil vom Hirn." Wer so etwas von sich gibt, ist fast schon durchgefallen, da dieses Wissen für einen Arzt wirklich wichtig ist. Richtig ist nämlich: Die vordere Großhirnarterie versorgt den Stirnlappen vorne und zieht dann auf der Innenseite der Hirnhälfte nach hinten. Die mittlere Großhirnarterie versorgt den allergrößten Teil des Großhirns, allerdings nur auf der Außenseite. Nur der hinterste Teil des Großhirns und der untere Teil des Schläfenlappens werden von der hinteren Großhirnarterie ernährt.

Problematisch wird es, wenn Leitungen verstopft sind. Das ist im Gehirn nicht anders als zu Hause. Wir wissen ja schon, dass im hinteren Teil des Großhirns die Sehrinde liegt. Und wenn nun die hintere Großhirnarterie durch ein Blutgerinnsel verstopft ist und es dann zu einer Durchblutungsstörung kommt, oder wenn es aus der Arterie ins Hirngewebe einblutet, kann das zu Blindheit führen – obwohl der Augapfel und der Sehnerv völlig intakt sind. Wenn dagegen die mittlere Großhirnarterie verschlossen ist, dann sind nicht nur die motorische und sensorische Großhirnrinde, sondern auch die Hörrinde und die Sprachzentren in Mitleidenschaft gezogen – zumindest wenn der Verschluss auf der linken Seite liegt. Und jetzt erinnern Sie sich vielleicht noch, wie diese Räume eingerichtet sind – das war die Sache mit dem Männchen auf dem Hirn: Da sieht man, dass vor allem Gesicht und Arm betroffen sind. Ist der Raum für die Bewegung betroffen, kommt es zu einer Lähmung. Ist der Raum für die Sensorik, also das Reizempfinden betroffen, kommt es zu einer Gefühlsstörung. Dann hängt die Gesichtshälfte runter, und der Arm kann nicht bewegt werden. Und weil sich die Nervenfasern ja kreuzen, liegt das Problem auf der gegenüberliegenden Seite der Schädigung. Wenn also bei Ihnen oder einem Angehörigen plötzlich auf einer Seite eine Lähmung auftritt, Sie nicht mehr klar sprechen können und auch das Hören beeinträchtigt ist, liegt ein Schlaganfall und damit ein Notfall vor, dann brauchen Sie einen Notarzt! Bei einem Verschluss der vorderen Arterie kommt es dagegen nicht zu Hör- und Sprachstörungen. In diesem Fall finden sich die motorischen und sensorischen Ausfälle vor allem am Bein.

Damit endet erst einmal die Wohnungsbesichtigung im Großhirn. Wenden wir uns den anderen Wohnungen in unserem Mehrfamilienhaus „Gehirn" zu. Auch diese anderen Abschnitte sind lebensnotwendig. Denn der Mensch funktioniert nur vollständig, wenn all diese Wohnungen bezogen sind. Steht eine Wohnung leer, können wir zwar trotzdem leben. Aber nicht so, wie wir es jetzt gewohnt sind. Das geht sogar, wenn das Großhirn ausfällt. Wir können dann allerdings nicht mehr bewusst mit unserer Umwelt kommunizieren und Bewegungen nicht mehr willentlich auslösen. Solche extrem schweren (Groß-)Hirnschädigungen kommen immer wieder vor, zum Beispiel bei Unfällen, nach Sauerstoffmangel bei Ertrinken oder nach missglückten Selbstmordversuchen. Der Patient liegt dann komatös im

Bett, kann zwar atmen und ist medizinisch gesehen am Leben – er kann aber nicht mehr auf seine Umwelt reagieren. Man spricht dann von **Wachkoma**. Die übrigen Abschnitte des Gehirns sind intakt. Das wären die Wohnungen Zwischenhirn, Mittelhirn und Kleinhirn. Außerdem die Wohnungen Brücke und verlängertes Mark. So, und jetzt stellen Sie sich vor, dass in Mittelhirn, Brücke und verlängertem Mark drei miteinander verwandte Familien leben – die alle **Hirnstamm** mit Nachnamen heißen. So ist das nämlich bei diesen drei Abschnitten: Sie fasst man unter diesem Begriff zusammen. Und wie das in einer Familie so ist (auch wenn man es manchmal vielleicht nicht wahrhaben will), haben alle einige Gemeinsamkeiten.

Im Hirnstamm liegen die sogenannten Hirnnervenkerne: An diesen entspringen oder enden die Nervenfasern der Hirnnerven. Auch einige andere lebensnotwendige Zentren liegen hier. Denken Sie wieder an Räume in den Wohnungen. Ein solches Zentrum ist die **Retikulärformation** (ja, sagen Sie es ruhig, jemandem mit so einem Namen würden Sie auch ein eigenes Zimmer geben). Diese Formation ist eine netzartige Ansammlung von Nervenzellen, die auch das **Kreislaufzentrum** und das **Atemzentrum** bilden. Beim Tod durch **Genickbruch,** etwa bei Verkehrsunfällen, bricht der Zahnfortsatz des zweiten Halswirbels ab und bohrt sich in das verlängerte Mark. Genau dorthin, wo das Herz-Kreislauf- und das Atemzentrum liegen. Diese Zentren werden dann zerstört, sodass es zum Tod durch Herz- und Atemstillstand kommt. Das ist auch beim Tod durch **Erhängen** so, aber nur wenn man aus größerer Höhe in eine Schlinge springt. Sonst tritt beim Erhängen der Tod dadurch ein, dass die Blutgefäße des Halses abgedrückt werden, sodass das Hirn kein Blut mehr bekommt und kaputtgeht. Aber das gehört in das Arbeitsgebiet der Rechtsmedizin. Doch auch ohne Genickbruch kann eine **Hirndrucksymptomatik** durch Herz-Kreislauf- oder Atemstillstand zum Tode führen. Bei schweren Hirnverletzungen kann das Hirngewebe anschwellen wie ein Hefeteig , sodass man es als Notfallmaßnahme „entdeckeln" muss, wie die Neurochirurgen in ihrer einfühlsamen Weise sagen. Dann nehmen sie Teile der

Schädelknochen raus, sodass das Hirn offen liegt und durch die Knochen nicht noch mehr Schaden nimmt.

Back to sports! Und wir machen weiter bei unserer Wohnungsbesichtigung, als wäre nichts gewesen und der letzte Absatz nur ein böser Traum. Da wären noch zwei Einheiten übrig. Das Kleinhirn und das Zwischenhirn. Besichtigen wir mal die Wohnung „Zwischenhirn". Sie ist gewissermaßen die Hausmeisterwohnung und liegt leider ein bisschen dunkel, im Souterrain sozusagen. Das **Zwischenhirn** wird nämlich fast komplett vom Großhirn bedeckt, sodass man an seiner Unterseite nur einen kleinen Teil sieht. Den Balkon gewissermaßen: Nämlich die **Hirnanhangsdrüse**, die am **Hypothalamus** hängt. Genau genommen hängt die Hirnanhangsdrüse nicht, sondern sitzt im sogenannten Türkensattel. Das ist ein Knochenvorsprung des Keilbeins in der mittleren Schädelgrube. Und die Hirnanhangsdrüse ist wichtig als oberste Hormondrüse, wie wir ja schon besprochen haben.

Der Hypothalamus, also das Zimmer, an dem die Hirnanhangsdrüse dranhängt, ist sozusagen der Wirtschaftsraum der Wohnung „Zwischenhirn": Er reguliert den Schlaf-Wach-Rhythmus, die Nahrungsaufnahme und den Sexualtrieb. Außerdem steuert er das ganze Hormonsystem. Über dem Hypothalamus liegen mehrere Ansammlungen von Nervenzellen, die als **Thalamus** zusammengefasst werden. Der Thalamus wird auch „Tor zum Bewusstsein" genannt, weil alle Wahrnehmungen außer dem Geruchssinn auf ihrem Weg zum Gehirn hier verschaltet werden. Das wäre dann gewissermaßen der Sicherungskasten unserer Wohnung.

Nach hinten schließt sich noch ein Zimmer an, nämlich der Epithalamus. Zu diesem gehört die **Zirbeldrüse**. Diese Drüse bildet das Hormon **Melatonin** und reguliert zusammen mit dem **Suprachiasmaticus-Kern** des Hypothalamus den **Schlaf-Wach-Rhythmus**. Verzeihen Sie, aber dieser komplizierte Name musste jetzt sein, eine passende deutsche Übersetzung kann ich Ihnen nicht anbieten. Beide Instanzen jedenfalls, also Drüse und Kern, hängen in einem Regelkreis zusammen, wie wir ihn beim Hormonsystem schon kennengelernt haben. Dabei erhält der Suprachiasmaticus-Kern vom Auge über Nervenfasern die Information, ob es draußen hell oder dunkel ist, also Tag oder Nacht sein sollte. Dann kontrolliert er, ob die Zirbeldrüse Melatonin freisetzt. Das geschieht bei Dunkelheit und bewirkt, dass wir müde werden und schlafen können.

Deshalb ist Melatonin das Hormon der Jet-Set-Society oder auch anderer berufsbedingter Vielflieger, weil man beim **Jetlag** kurz vor dem Ins-Bett-Gehen Melatonin nehmen kann in der Hoffnung, dann besser zu schlafen. An das Melatonin kommt man relativ leicht ran – in den USA zumindest. Dort kann man ja alle möglichen Dinge im Supermarkt kaufen, und damit meine ich jetzt nicht nur Pistolen und Schnellfeuergewehre, sondern auch echte Medikamente, für die man in zivilisierten Ländern einen Apotheker braucht. Früher habe ich auch mal Melatonin gekauft, als ich gerade zu meinen ersten Forschungsaufenthalten in den USA war. Ein Kollege hatte mir davon vorgeschwärmt. Also habe ich mal eine Dose Melatonin gekauft, die aussieht wie bei uns Vitaminpillen. Ich muss sagen, man fühlt sich als junger Wissenschaftler für einen kurzen Moment schon fast wichtig, weil man soooo oft fliegen muss. Zumindest kurzfristig. Weil ich also der Meinung war, dass ich jetzt wichtig sei und Melatonin unbedingt bräuchte, hätte dies bei mir den Placebo-Effekt durchaus verstärken können. Beim **Placebo-Effekt** wirkt eine Substanz ja nur, weil man daran glaubt. Deshalb wirkt ja auch **Homöopathie,** obwohl in den Globuli außer Zucker ja kein Wirkstoff ist. Denn der ist so stark verdünnt, dass rein von der statistischen Wahrscheinlichkeit her kein einziges Molekül mehr in einem einzelnen Globulus enthalten sein kann. Was vielleicht gut ist, denn manche Dinge, die zu den „Wirkstoffen" der Homöopathie gehören, möchte man vielleicht nicht unbedingt zu sich nehmen. Jetzt kann man pragmatisch sagen, dass es am Ende egal ist, was alles nach der Verdünnung der Inhaltsstoffe nicht mehr drin ist in den Globuli. Aber egal …

Zurück zum Melatonin: Bei mir hat's nicht gewirkt. Manchmal hatte ich Jetlag, manchmal nicht. Also habe ich es schnell wieder weggelassen. Inzwischen glaube ich, dass man mehr Jetlag hat, wenn man insgesamt sowieso schon übermüdet ist. Und dann muss man es einfach so hinnehmen, dass man entweder mal nachts aufwacht oder tagsüber müde ist. Trotzdem mal eine Geschichte zu einem Hormon, das man einfach so im Laden kaufen und wohldosiert zu sich nehmen kann, ohne sich über größere Nebenwirkungen Gedanken zu machen. Bei anderen Hormonen würde ich das lieber sein lassen. Inzwischen haben übrigens auch Getränkehersteller diese Substanzen für sich entdeckt und bieten dem überdrehten Zeitgenossen melatoninhaltige Schlummertrunks an.

Bevor Sie jetzt abschweifen, so wie ich gerade, kommen wir wieder zurück zu unserer Wohnungsbesichtigung. Das im Souterrain gelegene Zwischenhirn zickt manchmal ein bisschen rum. Da gibt es wichtige Zentren, wie den **Subthalamicus-Kern,** der für die Grobmotorik zuständig ist und mit den **Basalganglien** zusammenspielt. Ein anderer Mitspieler ist die sogenannte „schwarze Substanz": Bei der handelt es sich nicht um ein schwarzes Loch oder dunkle Materie, sondern um ein Gebiet im **Mittelhirn,** das beim Aufschneiden eines Hirns wirklich als ein schwarzer Streifen auffällt. Hier wird als Nebenprodukt ein schwarzes Pigment hergestellt – deshalb ist diese Stelle schwarz. Das Hauptprodukt der schwarzen Substanz ist **Dopamin,** ein Botenstoff, der bei der **Parkinson-Erkrankung** zu wenig gebildet wird. Wenn Dopamin fehlt, kommt es zu Zittern, Bewegungsstörungen und Starre-Zuständen des Körpers. Menschen, die zu wenig Dopamin bilden, bekommen daher oft das Medikament Dopa als Ersatz. Seit einiger Zeit wird auch eine **tiefe Hirnstimulation** (**THS**) eingesetzt, bei der man den Subthalamicus-Kern durch elektrische Impulse stimuliert: Dazu bohrt man an der richtigen Stelle Sonden durch den Schädel ins Hirn, die auch als „Hirnschrittmacher" bezeichnet werden. Das hört sich grausam an, wirkt aber bei vielen Patienten, denen Tabletten nicht mehr helfen, verblüffend gut. Bei manchen ist es sogar so, dass wie auf Knopfdruck die Starre nachlässt, wenn das Gerät zur Stimulation eingeschaltet wird.

Weil wir gerade bei den Krankheiten sind, die durch Probleme im Gehirn hervorgerufen werden, blicken wir noch mal in den Hirnstamm, dieser Wohneinheit der drei verwandten Familien. Hier laufen auch einige Leitungen durch: nämlich sämtliche Nervenfasern, die zwischen Hirn und Rückenmark auf- und absteigen. Wird nun, auf welche Weise auch immer, der Hirnstamm geschädigt, kann das dazu führen, dass diese Bahnen ausfallen. Gehirn und Rückenmark funktionieren dann unabhängig voneinander. Das heißt, der Patient kann die Muskulatur nicht mehr bewusst steuern und auch seinen Körper nicht mehr wahrnehmen. Wenn die Schädigung in der Brücke oder im Mittelhirn auftritt, sind das Kreislauf- und das Atemzentrum noch intakt. Die Patienten sind bei vollem Bewusstsein, können aber nicht mehr mit der Außenwelt kommunizieren, höchstens noch durch ein paar Augenbewegungen. Man spricht daher vom **Locked-in-Syndrom** (Eingeschlossensein-Syndrom). Neue Therapieansätze versuchen diesen Patienten Mikrochips einzusetzen. Mithilfe dieser Mikrochips kann man dann die Aktivität der einzelnen Hirnareale, besonders der motorischen Rinde, erkennen und diese Impulse über Computer und Roboter-Arme in Bewegungen oder Schrift umsetzen. Wenn das funktioniert, können die Patienten wieder mit ihrer Umwelt Kontakt aufnehmen.

Kommen wir wieder zurück zur Wohnungsbesichtigung. Sie haben bemerkt, dass ich Ihnen noch eine Wohnung unterschlagen habe. Nämlich das **Kleinhirn**. Sagen wir mal, das ist die Einliegerwohnung des Gehirns. Das Kleinhirn ist nämlich für die Feinabstimmung aller Bewegungen wichtig und zusammen mit dem Gleichgewichtsorgan auch für das Gleichgewicht und Balance-Halten beim Gehen und Stehen. Wenn das Kleinhirn durch eine Durchblutungsstörung oder einen Tumor zerstört wird, werden alle Bewegungen fahrig, und man läuft schrecklich unsicher. Und damit sind wir am Ende der Wohnungsbesichtigung angekommen.

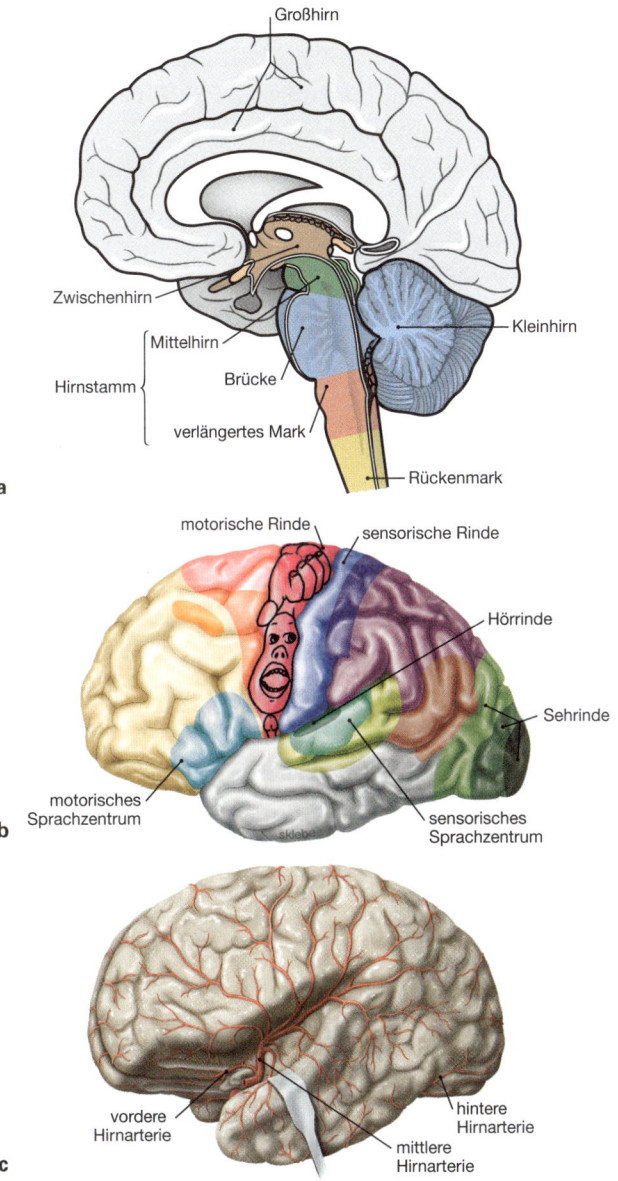

Großhirn

Zwischenhirn

Hirnstamm
Mittelhirn
Brücke
verlängertes Mark

Kleinhirn

Rückenmark

a

motorische Rinde   sensorische Rinde

Hörrinde

Sehrinde

motorisches
Sprachzentrum

sensorisches
Sprachzentrum

b

vordere
Hirnarterie

hintere
Hirnarterie

mittlere
Hirnarterie

c

31 Gliederung des Gehirns (a), Regionen des Großhirns mit besonderen Rindengebieten mit Blick von außen (b), Großhirnarterien (c)

Mark im Rücken und Häute im Kopf

Wie, das war's schon, was der Waschke zum Gehirn zu sagen hat? Diesem komplexen System? Natürlich nicht. Wir haben uns entschieden, hier ein neues Kapitel zu beginnen und mal kurz durchzuschnaufen, einfach weil das Gehirn doch ganz schön nervig ist! Also weiter: Das Gehirn gehört zum **zentralen Nervensystem (ZNS)** – genauso wie das **Rückenmark**. Wie das Gehirn ist auch das Rückenmark in „graue" und „weiße Substanz" gegliedert. Vielleicht erinnern Sie sich noch, dass die Nervenzellen des Gehirns, genauer des Großhirns, in der äußeren Rinde liegen. Im Rückenmark dagegen liegen die Nervenzellkörper als graue Substanz innen angeordnet wie ein Schmetterling. Aus den Flügeln des Schmetterlings entspringen als Vorder- und Hinterwurzel zwei Schenkel, die sich zum Rückenmarksnerv vereinigen. Über diese Schenkel treten die Nervenfasern der Rückenmarksnerven in das Rückenmark ein und aus. Das Rückenmark eines Erwachsenen ist insgesamt etwa 45 Zentimeter lang – also nicht einmal einen halben Meter lang. Es ist in kleine Abschnitte gegliedert, die den Wirbeln entsprechen, und erinnert ein bisschen an einen Tausendfüßler mit 31 Beinpaaren. Das sind die Rückenmarksnerven, die immer zwischen zwei Wirbeln austreten. Faszinierend ist, dass das Rückenmark nur fingerdick ist, also nur etwas mehr als einen Zentimeter Durchmesser hat. Und dieser lange 31-paarige Tausendfüßler wiegt gerade mal 30 Gramm. So viel wie ein etwas dickerer Brief, für den das Porto von 70 Cent gerade nicht mehr reicht. Rechnen wir weiter: Jedes Stück Rückenmark mit einem Nervenpaar dran wiegt dann etwa ein Gramm.

Wenn wir im Präpsaal eine kleine Scheibe Rückenmark abtrennen und den Studierenden in die Hand geben, geht immer ein Raunen der Überraschung durch die Gruppe. Wegen dieses Leichtgewichts, das sie nun in Händen halten. Das hat auch damit zu tun, dass die Abbildungen in Büchern meist vergrößerte Darstellungen zeigen, da man sonst einfach nichts erkennen kann. Wenn man dann bedenkt, dass die meisten anderen Organe und Körperteile in

Büchern verkleinert dargestellt werden müssen, weil sie sonst nicht auf die Buchseiten passen, ergibt sich eine gehörige Verzerrung. Vielleicht ist auch etwas Entsetzen dabei, weil die Schädigung eines so kleinen und leichten Stückchen Rückenmarks eine **Querschnittslähmung** zur Folge hat. Der Körper ist ab der Stelle der Durchtrennung oder Quetschung gelähmt. Das heißt, bei einer Verletzung auf Höhe der unteren Rippen sind die Beine gelähmt. Bei einer Verletzung oberhalb der Rippen im Bereich der Halswirbelsäule kann man weder Arme noch Beine bewegen, nur noch Hals und Kopf. Auf Höhe des vierten Halswirbels entspringt der **Zwerchfellnerv**, der, wie der Name sagt, das Zwerchfell mit Reizen versorgt. Wenn auf dieser Höhe das Rückenmark zerstört wird, erstickt man. Auch wenn alle anderen Teile des Rückenmarks vielleicht unversehrt bleiben, weil Atmen ohne Zwerchfell nicht möglich ist!

Widmen wir uns nun den Außenanlagen des Mehrfamilienhauses. Damit man vor den Nachbarn ein bisschen Ruhe hat, gibt es auch im zentralen Nervensystem einen Garten mit Mauer, Zaun und Wassergraben drumherum. Eine recht ordentliche Schutzzone.

Und mit diesen Schutzzonen meine ich diesmal nicht die Knochenhülle des Schädels oder die Wirbelsäule, sondern die **Hirnhäute** zwischen Knochen und Hirn. Der Begriff Hirnhaut klingt irgendwie gewöhnungsbedürftig. Es ist auch eigentlich keine Haut (wenn Sie es genau wissen wollen), sondern eher eine Art Organkapsel aus Bindegewebe, die außen zum Schädel hin derb und mit dem Knochen verwachsen ist. Wenn wir den Schädel eröffnen, kann man diese harte Hirnhaut in einem Stück entnehmen, was dann aussieht wie eine dieser festen Badekappen aus Gummi. Das wäre also die äußerste Schutzzone – vergleichbar einer Mauer. Diese **harte Hirnhaut** bildet auch die Wände der venösen Blutleiter, über die das ganze Blut aus dem Gehirn aus dem Schädel abfließt. In der Mauer liegen also die Abwasserrohre für den Anschluss an die Kanalisation.

Unter der harten Hirnhaut liegt eine zweite Schicht. Mit dem leider nicht so wirklich wohlklingenden Namen **Spinnwebhaut**. Der Name verrät aber, dass es sich hier um ein Maschenwerk handelt –

das wäre gewissermaßen ein Maschendrahtzaun hinter der Mauer. Unter dieser Haut liegt der **Subarachnoidalraum** – was man mit Raum-unter-der-Spinnwebhaut übersetzen kann. Dieser Raum ist nicht leer, sondern mit Hirnwasser gefüllt. Diese dritte Schutzzone können Sie sich wie eine Art Wassergraben vorstellen. Die Flüssigkeit bettet das Gehirn in ein Wasserkissen ein, damit es sich auch bei plötzlichen Bewegungen nicht am Schädel stößt. Das Gehirn würde das zwar nicht merken, da es keinen Schmerz empfinden kann, aber kaputtgehen könnte es dabei. Nebenbei: Finden Sie das nicht verwunderlich, dass das Gehirn, das letztlich für alle Wahrnehmungen verantwortlich ist, selbst nichts spürt? Nur die harte Hirnhaut (die Mauer ganz außen) und die Blutgefäße des Gehirns sind schmerzempfindlich, weshalb man bei **Hirnhautentzündung,** bei **Migräne,** einem Kater oder einfach so fürchterliche Kopfschmerzen haben kann.

Unter der dritten Schutzzone, dem Wassergraben, liegt nun die nächste und letzte Schicht: Die **Pia mater** – das ist jetzt mal ein lateinischer Ausdruck, den ich Ihnen nicht erspare. Einfach weil er schön ist und nicht allzu kompliziert. Übersetzt heißt „pia" eigentlich „liebend" oder „zart". Diese Schicht wird also die „zarte Mutter" genannt. Stellen wir sie uns als Blumenbeet vor, das sich eng an das Mehrfamilienhaus Gehirn anschmiegt. Zusammen mit der Spinnwebhaut wird die Pia als weiche Hirnhaut zusammengefasst. So, wenn Sie jetzt gerade auf Namenssuche für Ihr Töchterlein sind, haben Sie jetzt mit Pia doch den ultimativen Namen am Start!

Vielleicht interessiert Sie noch, wo dieses Hirnwasser eigentlich herkommt. Insgesamt brauchen wir etwa 150 Milliliter, um Gehirn und Rückenmark zu „pampern" – das ist so viel wie ein kleines Glas Wasser. Damit es aber schön frisch bleibt, wird es dreimal am Tag erneuert: Das heißt, es muss etwa ein halber Liter am Tag her! Dieses Hirnwasser wird in einem Hohlraumsystem im Gehirn gebildet. Tja, jetzt ist es leider raus. Das Hirn ist innen hohl – und wir sind alles Hohlköpfe. Naja, nicht ganz. Die meisten von uns zumindest nicht. Diese Hohlräume werden als Kammern oder **Ventrikel** bezeichnet.

Insgesamt haben wir vier solche Kammern: Zwei davon liegen auf beiden Seiten in den Großhirnhälften. Kein Wunder, denken Sie jetzt, zu einer Luxuswohnung wie dem Großhirn gehören halt auch zwei Swimmingpools. Nur kein Neid. Die Hausmeisterwohnung Zwischenhirn hat auch einen kleinen Pool, der mit den beiden Pools des Großhirns verbunden ist. Und dieser Hausmeisterwohnungspool ist über einen dünnen Kanal mit dem vierten Pool verbunden – dem, der zur Einliegerwohnung gehört, zum Kleinhirn. Von dort fließt das Hirnwasser in den Subarachnoidalraum und von hier weiter in die venösen Blutleiter. Dieser Wasserkreislauf darf nicht unterbrochen werden, da die Kammern (also unsere Pools) munter immer weiter Hirnwasser bilden. Wenn es zu einem Stau kommt wird das Gehirn von innen zerquetscht. Diese Störung nennt man **Wasserkopf**. Bei Kindern, die noch wachsen und deren Schädelnähte noch nicht zu sind, geht der Kopf dann auf wie ein Ballon. Das sieht zwar schrecklich aus, aber wenigstens merkt man so eine Schädigung relativ schnell, und das Gehirn wird nicht gleich geschädigt. Bei Erwachsenen dehnen sich die „Pool-Kammern" immer mehr aus und schädigen das Gehirn. Das kann man aber nicht sehen, weil die Schädelnähte schon verknöchert sind und der Schädel daher nicht mehr mitwachsen kann. Dann bekommt man eine Hirndrucksymptomatik, wird schläfrig und irgendwann bewusstlos und fällt ins Koma.

Bei einem Stau des Hirnwassers ist meistens der Abfluss irgendwo gestört, oft an dem dünnen Kanal zur vierten Kammer: dem Pool der Einliegerwohnung. (Jetzt verstehen Sie auch, warum Einliegerwohnungen mit Pool leider selten sind.) Das kann durch einen Hirntumor geschehen oder durch eine Einblutung in die Kammern, wenn das geronnene Blut die Kammern verstopft. Man sieht daran, dass der knöcherne Schädel nicht nur ein Segen ist, weil er das Hirn schützt. Er kann das Gehirn auch von außen zerquetschen, wenn es unter Druck gerät. Der Schädel ist auch dafür verantwortlich, dass letztlich jeder **Hirntumor** zum Tode führen kann: Wenn die Neurochirurgen ihn nicht entfernen können, wird es eng im Schädel. Dann steigt der Hirndruck, und der Schädel steht wie ein

Kessel unter Dampf! Dann wird das Gehirn nach unten in die Schädelöffnung gepresst, durch die das Rückenmark austritt. Dadurch werden das Kreislauf- und das Atemzentrum, die im verlängerten Mark liegen, eingequetscht – und das war's dann mit dem Leben. Dabei ist es egal, ob der Hirntumor gutartig ist oder bösartig. Natürlich sind bösartige Tumore besonders schlimm, da sie ungeordnet in das Gehirn eindringen und es unheimlich schwer ist, sie ganz zu entfernen. Zumal die Operateure die Grenzen des Tumors bei einer Operation oft nicht richtig erkennen können. Beliebig viel mehr wegschneiden (nach dem Motto: Darf's a bisserl mehr sein?) möchte man beim Hirn ja auch nicht. Trotzdem kann auch ein eigentlich gutartiger **Tumor der Hirnhaut (Meningeom)** ein echtes Problem werden: nämlich dann, wenn er so im Schädel liegt, dass der Neurochirurg nicht an ihn rankommen kann, weil der Tumor beispielsweise alle Hirnnerven eingemauert hat. Hierin liegt ein entscheidender Unterschied zu anderen Bereichen des Körpers, in denen gutartige Tumore nicht lebensgefährlich sind. Hirntumore können durch hirndruckbedingte Kopfschmerzen auffallen oder auch durch Ausfallserscheinungen, etwa wenn die für Bewegung oder Gefühlswahrnehmungen zuständigen Hirnareale betroffen sind.

Beim Rückenmark gibt es die gleichen Hirnhäute und auch den Subarachnoidalraum als Polster wie beim Gehirn. Allerdings ist dieser Unter-der-Spinnwebhaut-Raum unten an der Wirbelsäule besonders groß. Das Rückenmark ist nämlich kürzer als die Wirbelsäule – das haben Sie sich vielleicht schon gedacht, als ich vorhin sagte, das Rückenmark sei nur 45 Zentimeter lang. Man kann daher oberhalb des Beckenkamms, den man als Knochen tasten kann, wenn man sich mal beherzt an die Hüfte fasst, reinstechen und Hirnwasser entnehmen, ohne das Rückenmark zu treffen. Man nennt das **Liquorpunktion**. (Liquor – nicht zu verwechseln mit Likör – ist der Fachbegriff für Hirnwasser. Um mal wieder was für Ihr „Aufschneider"-Wissen zu tun.) Warum zum Himmel aber sollte man sich so einer Punktion unterziehen? Man macht das bei Verdacht auf eine Hirnhautentzündung, bei Hirntumoren oder auch anderen Erkrankungen des Nervensystems, da man im Hirnwasser Hinweise auf die Art der Erkrankung bekommen kann. Bei einer Hirnhautentzündung kann der Arzt dann feststellen, ob Bakterien oder Viren schuld sind und um welche es sich handelt.

Als Besonderheit hat das Rückenmark noch eine Fetthülle um die harte Hirnhaut. Die harte Hirnhaut auf der Innenseite der Wirbel bildet einen Durasack, der wie ein langgezogener Schlafsack das Rückenmark umgibt. Der Raum um den Schlafsack heißt **Epiduralraum.** Waschke, Hilfe, denken Sie sich jetzt. Muss ich das denn auch noch wissen? Naja, Sie vielleicht nicht. Aber Ihr Arzt, wenn bei Ihnen eine OP ansteht. Diesen Raum nutzt man nämlich für die **Narkose.** Bei einer Narkose gibt es grundsätzlich verschiedene Möglichkeiten. Sie können sich entweder eine **Vollnarkose** geben lassen, mit Beatmung und allem Pipapo. Dann schlafen Sie und bekommen gar nichts mit von dem, was an und mit Ihrem Körper passiert: Sie haben denn nämlich starke Betäubungsmittel ins Blut gespritzt bekommen, die auch Ihre Muskeln im ganzen Körper entspannen, sodass Sie nicht mehr selbst atmen können. Das ist in vielen Fällen praktisch und bei den meisten größeren Operationen auch gar nicht anders möglich. Bei einer Geburt zum Beispiel macht das aber keinen Sinn. Da will man ja als Mutter was mitbekommen – und vielleicht nur die Schmerzen der Wehen ausschalten. Wenn dann noch der Vater bei der Geburt ohnmächtig wird, war am Ende keiner so richtig dabei …

Bei kleineren Eingriffen kann Ihr Arzt **lokale Narkosen** (Lokalanästhesie) geben. Meistens betäubt der Doc dann einfach die Nerven, die das OP-Gebiet versorgen. So wie der Zahnarzt, wenn er Ihnen an die Wurzel will oder einen Zahn ziehen muss. Mit so einer lokalen Narkose kann man auch ein ganzes Nervengeflecht ausschalten, was man als **Plexusblockade** bezeichnet – ein Plexus ist eine netzartige Verknüpfung von Nerven. Das geht besonders gut beim Arm-Nervengeflecht in der Achselhöhle. Ich habe das mal ausprobiert und die Anästhesisten um eine Plexus-Narkose gebeten, als ich mir einen Arm gebrochen hatte. Ist faszinierend, Sie können dann die Operation live miterleben und sind auch danach gleich wieder fit. Andererseits weiß ich gar nicht, ob ich das noch mal miterleben will: Danach hängt einem nämlich für ein paar Stunden der Arm runter, da auch alle motorischen Nerven ausgeschaltet sind, und Sie müssen den Arm wie einen Leichenarm neben sich hertragen, wenn Sie aufs Klo gehen. Ein Leichenarm, der warm ist, war für mich schon hart zu ertragen, vielleicht auch, weil es mein eigener war.

Aber wir waren bei den verschiedenen Arten der Narkose: Da gibt es noch die **Periduralanästhesie (PDA)** – die kennen Sie vermutlich, wenn es in Ihrem Bekanntenkreis gerade von schwangeren Frauen oder kleinen Kindern wimmelt. „Mit PDA oder ohne?", wird da gern gefachsimpelt, wenn es um die Geburt geht. Periduralanästhesie bedeutet übersetzt „Neben-die-harte-Hirnhaut-Betäubung". Und damit ist Ihnen (Sie sind ja jetzt fast schon ein Anatomie-Profi) eh sofort klar, wo der Narkosearzt seine Spritze ansetzt. Nämlich in den Epiduralraum des untersten Rückenmarks. Damit betäubt man nur die Nerven, die hier austreten und den Beckenboden und den Geburtskanal versorgen. So lässt sich eine Geburt ohne starke Schmerzen ertragen, wie ich von mehreren Müttern erfahren habe. Ich meine eine normale Geburt, beim Kaiserschnitt schneidet man ja den Bauch auf, da wäre eine PDA unsinnig. Dann macht man eine **Spinalanästhesie,** bei der man die Betäubungsmittel in den Subarachnoidalraum des Rückenmarks gibt und dabei auch die Nerven für die Bauchwand betäubt. Auch hier bleibt das Bewusstsein erhalten, sodass Sie die Geburt voll miterleben und Ihren Nachwuchs gleich danach in den Armen halten können.

So, das war nun ein Ritt. Was haben wir alles erfahren über das Gehirn. Wahrscheinlich brummt Ihnen schon der Schädel und Sie denken: Krieg isch Hirndruck! Lappen und Zentren kamen vor, Wohnungsbesichtigungen und Pools mit Wasser. Um Leben und Tod ging es. Wir haben gehört, was passiert, wenn bestimmte Lappen und Regionen nicht mehr funktionieren, und auch was geschieht, wenn sich Wasser im Kopf breitmacht. Nur das Blut habe ich noch nicht erwähnt, zumindest nicht, wenn es irgendwo im Hirn zu viel Blut gibt.

Wenn es im Gehirn blutet, nennt man das **Hirnblutung.** Das kann bei hohem Blutdruck passieren, besonders wenn man gerinnungshemmende Medikamente nimmt wie Marcumar® und Konsorten. Dann hängt es vom betroffenen Hirnareal ab, wie sich der **Schlaganfall** äußert. So ein Schlaganfall passiert spontan, ohne Verletzung. Den Aufmerksamen unter Ihnen ist aufgefallen, dass wir schon einmal über Schlaganfälle gesprochen haben, nämlich bei den Verschlüssen der Hirnarterien. Die Folgen sind also zunächst gleich, ob ein Teil des Gehirns kein Blut bekommt und dadurch kaputtgeht und oder durch eine Einblutung!

Wenn es zu einer Blutung im Raum unter der Spinnwebhaut kommt, handelt es sich um eine **Subarachnoidalblutung.** Der Grund ist meist eine etwas ausgeleierte Stelle einer Hirnarterie, eine sogenannte **Gefäßaussackung** oder ein Aneurysma – auf „aufschneiderisch" gesagt. Ungefähr 3 Prozent aller Menschen laufen mit so einer Gefäßaussackung herum und wissen nichts von ihr. Das erste Zeichen sind rasende Kopfschmerzen. Wenn man Glück hat, geht man noch ins Krankenhaus, und die Neurochirurgen können diese Gefäßaussackung mit einem Metall-Clip verschließen oder Titan-Spiralen im Wert eines Kleinwagens darin versenken, um sie zu verschließen. Wenn man es nicht rechtzeitig merkt, wird man meist bewusstlos – und dann sieht es sehr schlecht aus. Mehr als zwei Drittel der Betroffenen sterben an einer Subarachnoidalblutung, da man das geplatzte Aneurysma nicht mehr schnell genug verschließen kann. Daher sollte man bei rasenden Kopfschmerzen unbedingt zur Hirnwasserpunktion ins Krankenhaus gehen. Hört sich einfach an. Leider sind Kopfschmerzen aber ein sehr unspezifisches Symptom. Und ich werde mich immer daran erinnern, wie ich eine meiner besten Freundinnen, die sehr starke Kopfschmerzen hatte, zur Abklärung ins Krankenhaus geschickt habe. Und dann war es ein Fehlalarm. So eine Punktion ist nämlich kein Spaß für die Patienten, wie ich Ihnen aus meiner Zeit im Krankenhaus noch sagen kann.

Neben diesen fiesen, hinterhältigen Blutungen, die ohne Ihr Zutun auftreten, gibt es auch noch Blutungen, die durch Verletzungen hervorgerufen werden. Bei der **Epiduralblutung** wird eine Hirnhautarterie verletzt, meist durch einen **Schädelbruch**. Das ist es auch, was Schädelbrüche so gefährlich macht. Der Knochen wächst nach so einem Bruch meist von selbst wieder zusammen. Das Gehirn wird aufgrund seines Polstersystems (damit meine ich die verschiedenen Schutzzonen: Mauer, Maschendrahtzaun, Wassergraben und Blumenbeet, Sie wissen schon) meist auch nicht direkt verletzt. Wenn aber eine Hirnhautarterie einreißt, merkt man das nicht sofort. Man ist dann bewusstlos wie bei jeder einfachen **Gehirnerschütterung**. Eine Gehirnerschütterung liegt dann vor, wenn man nach einem Sturz oder einem Schlag auf den Kopf bewusstlos ist, also tatsächlich für ein paar Sekunden nicht ansprechbar war. Daher ist die wichtigste Frage an alle, die dabei waren, wenn jemand hingefallen ist oder einen Schlag auf den Kopf abbekommen hat, immer: War der arme Tropf bewusstlos? Bei jeder Gehirnerschütterung muss man zum Ausschluss eines Schädelbruchs ins Krankenhaus. Stellen die Kollegen dort einen Bruch fest, muss man über Nacht im Krankenhaus bleiben. Das Fiese an einer Epiduralblutung ist nämlich, dass sie ein paar Stunden braucht, bis man die ersten Symptome sieht. Dazu muss nämlich erst mal so viel Blut aus der Hirnhautarterie austreten, dass sich die harte Hirnhaut vom Schädel ablöst. Deshalb hat man nach der Bewusstlosigkeit erst mal gar nichts! Erst später kommt es dann zum Ausfall der Motorik und Sensorik auf der Seite, die der Blutung gegenüber liegt – wie wir ja schon besprochen haben. Die Blutung drückt meist von außen auf die Großhirnrinde, sodass Arm und Gesicht betroffen sind. Danach kommt es durch den Hirndruck zu einer Bewusstseinseintrübung bis zum Koma und dann zum Tod. Deshalb muss jeder Patient mit Verdacht auf so eine Epiduralblutung überwacht werden! Vor der Lähmung wird oft noch die Pupille auf der Seite der Blutung weit, weil der dritte Hirnnerv, der neben der Augenbewegung auch die Pupille verengt, gedehnt wird. Dann aber zacki ins Krankenhaus!

Puh, jetzt haben wir aber oft vom Krankenhaus und schlimmen Dingen gesprochen. Für mich als Anatom ein bisschen zu viel. Deshalb bin ich ja Anatom, damit ich durch diese Hölle nur gehen muss, wenn ich unterrichte oder ein Buch schreibe, und nicht jeden Tag.

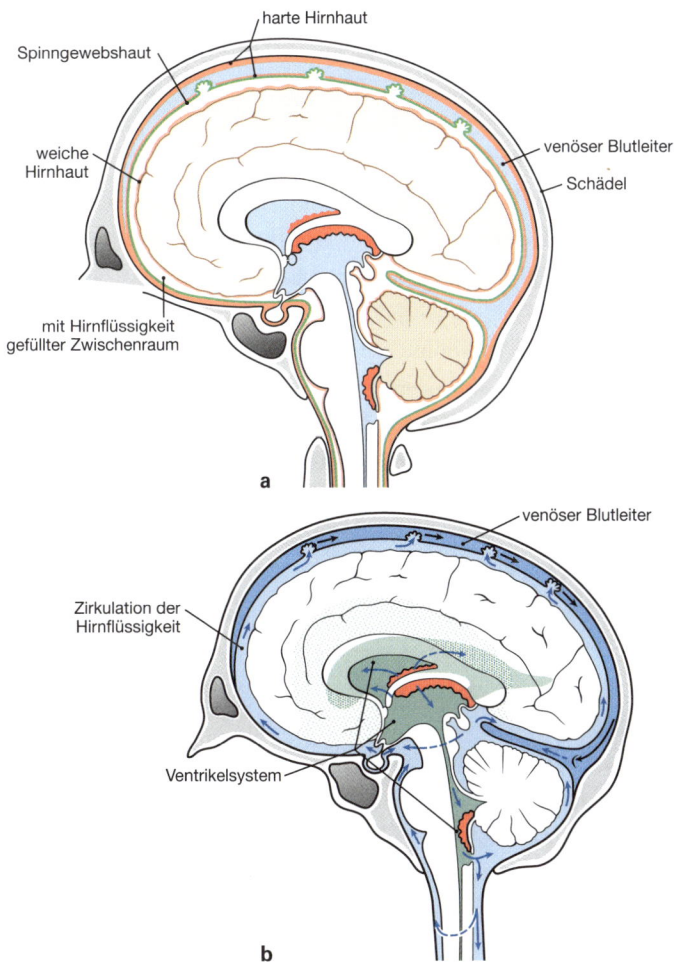

■32 Hirnhäute (a), das Gehirn mit Hirnwasser (b)

Was zur Höhle soll jetzt das?

Jetzt kommen wir zu den „großen inneren Organen". Also zu all dem, woran Sie vermutlich als Erstes bei dem Wort „Organ" denken: Herz, Lunge, Magen und Leber. All diese lebensnotwendigen Organe liegen gut geschützt in den Körperhöhlen. Vor allem in der Brusthöhle und Bauchhöhle. Auch in der Beckenhöhle liegen einige Organe – aber die sind schon nicht mehr lebensnotwendig. Zumindest nicht für das eigene Leben. Für die Fortpflanzung und damit die Arterhaltung natürlich schon.

Diese Körperhöhlen werden von den beiden Rumpfwänden eingehüllt. Die **Brusthöhle** ist vom Brustkorb umschlossen: also von den Rippen und dem Brustbein vorne und hinten von der Wirbelsäule. Darin liegen gut geschützt Herz und Lunge. Unter der Brusthöhle liegt die **Bauchhöhle**. Diese beiden Höhlen sind durch das Zwerchfell voneinander abgetrennt – Ordnung muss sein. Schließlich ist gerade in der Bauchhöhle einiges los: Gleich unter dem Zwerchfell liegen rechts die Leber und die Gallenblase und links die Milz. Dazwischen schmiegt sich der Magen ein. Auch die Nieren liegen in der Bauchhöhle. Fehlt noch der Darm. Er ist ein Wanderer zwischen den Höhlen: Seinen Anfang hat er am Ende des Magens – also in der Bauchhöhle. Dann schlängelt er sich aber weiter bis in die **Beckenhöhle**. Die Beckenhöhle ist sozusagen eine Fortsetzung der Bauchhöhle. Umgeben wird sie von den Beckenknochen.

Jetzt sind wir in dem Abschnitt angekommen, der für unser Überleben nicht wirklich wichtig ist. Aber ich nehme an, dass Sie diese Höhle trotzdem interessiert – vielleicht sogar mehr als die anderen Höhlen: In der Beckenhöhle liegen zum einen die Harnblase und Harnröhre und zum anderen die Geschlechtsorgane (der Erforschung dieser Höhle widmen wir uns auch, keine Sorge). Die Beckenhöhle hat wieder ein richtiges Ende, nämlich den Beckenboden. Das ist eine Muskelplatte, die wie ein Trichter zwischen Beckenknochen und Kreuz- und Steißbein aufgehängt ist.

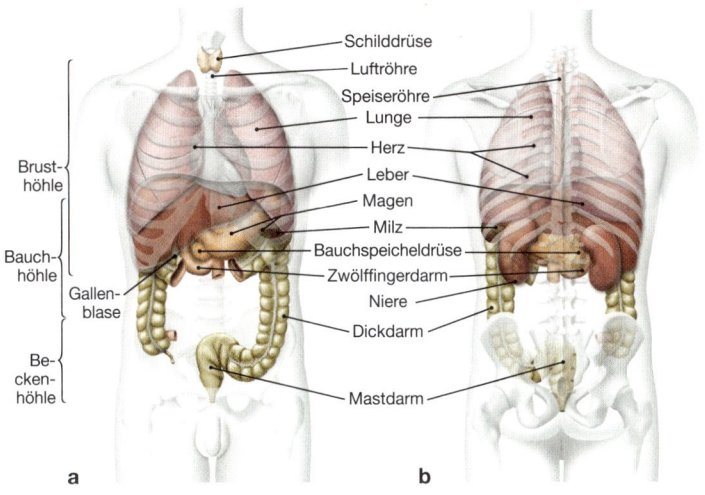

Schilddrüse
Luftröhre
Speiseröhre
Lunge
Brust-
höhle
Herz
Leber
Magen
Milz
Bauch-
höhle
Bauchspeicheldrüse
Zwölffingerdarm
Gallen-
blase
Niere
Dickdarm
Be-
cken-
höhle
Mastdarm

a   b

■33 Die Körperhöhlen mit ihren Organen von vorne (a) und von hinten (b)

BRUSTHÖHLE

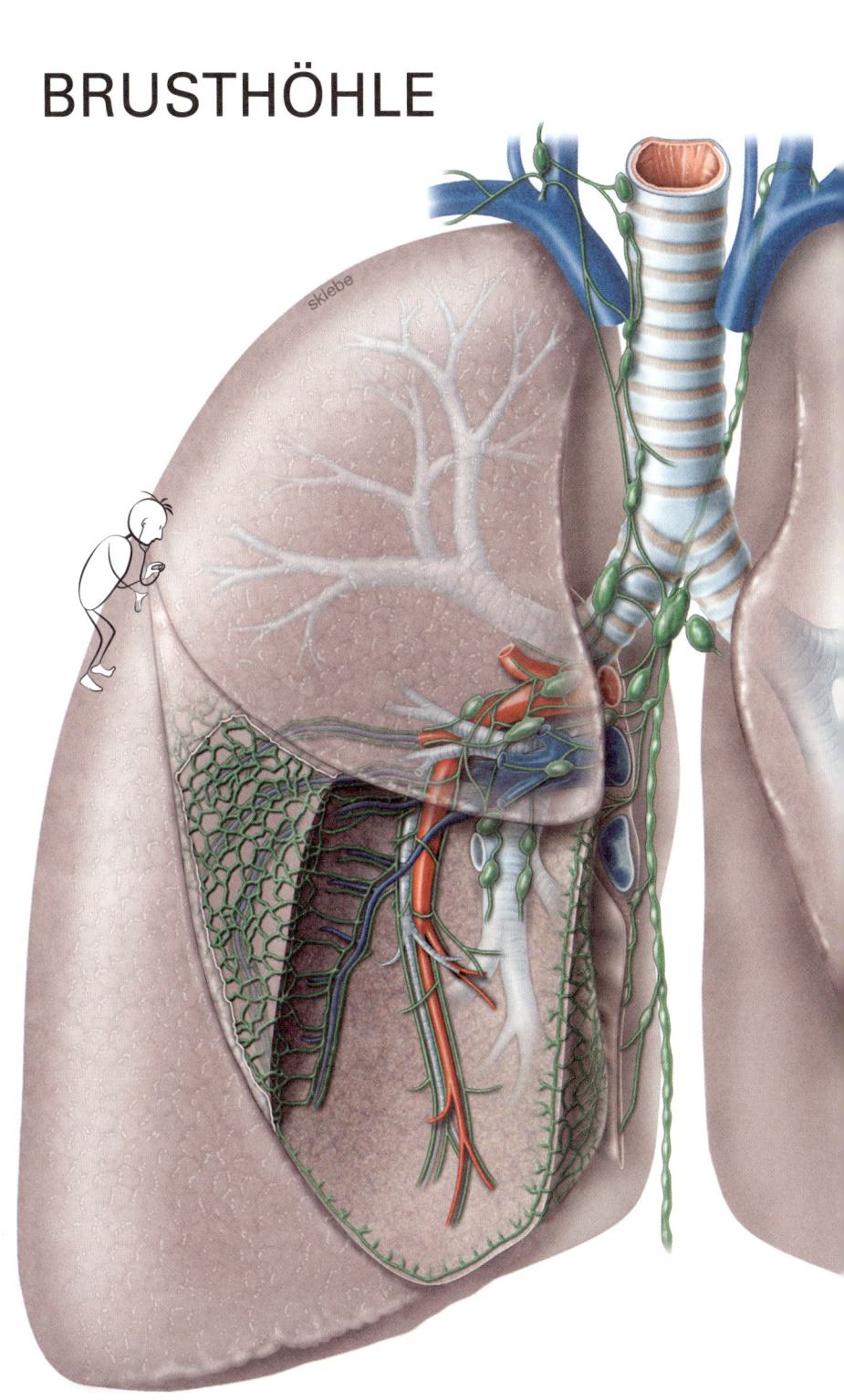

's Bümbli

Jetzt sind wir beim wichtigsten Organ angekommen, dem **Herz.**
Oder dem „Bümbli" wie einer meiner Patienten früher zu sagen
pflegte. Wenn 's Bümbli schlägt, ist das Überleben erst mal gesichert. (Deshalb nenne ich es auch das wichtigste Organ.) Wenn die
Pumpe stehen bleibt, steht auch der Kreislauf still – und es ist vorbei
mit dem Dasein: Der Mediziner spricht dann von einem **Herz-Kreislauf-Stillstand.** Zumindest beim „natürlichen Tod". Jetzt werden
Sie vielleicht sagen, der Tod ist das Natürlichste auf der Welt.
Trotzdem ist die Entscheidung, ob es sich um einen natürlichen Tod
handelt, für einen Arzt bei der **Leichenschau** nicht immer einfach.
Ein natürlicher Tod ist ein Tod, der ohne Fremdeinwirkung eintritt.
Wenn man die genaue Todesursache und die zugrundeliegenden Erkrankungen herausfinden will, benötigt man eine Untersuchung
durch einen Pathologen. Der muss dazu die Leiche aufschneiden.
Das nennt man **Obduktion** oder **Autopsie,** was beides so viel heißt
wie „innere Leichenschau". Dagegen ist ein Tod durch Fremdeinwirkung, wozu neben Gewalttaten auch Unfälle zählen, ein
„**nicht-natürlicher Tod".** Dann muss ein Rechtsmediziner die Obduktion vornehmen. Der ist übrigens auch dann im Einsatz, wenn
die Todesursache bei der Leichenschau nicht eindeutig festgestellt
werden kann, was man als „ungeklärte Todesursache" bezeichnet.
Dies nur für Ihr „Aufschneider"-Wissen, damit Sie beim nächsten
Tatortschauen schlau daherreden können.

Im Tod sind am Ende alle gleich: egal also, welche Erkrankung
zum Tode führt, ob es eine Lungenerkrankung ist oder ein Nierenversagen. Entscheidend ist, dass am Ende das Herz aufhört zu schlagen. Und wenn das Herz aufhört, Blut durch den Körper zu pumpen, gehen alle Organe zugrunde. Zuerst das Gehirn: Das ist oft
schon nach wenigen Minuten ohne Kreislauffunktion so geschädigt,
dass es sich nicht mehr komplett erholt. Deshalb ist es bei einem
Herzstillstand das Wichtigste, erst mal den Notarzt anzurufen
(Nummer 112). Natürlich meine ich damit, bei einem Herzstillstand

einer anderen Person – man selbst wäre dann ja ohnmächtig und muss hoffen, dass sich jemand findet, der den Notruf absetzt. Nach dem Notruf warten Sie aber nicht ab, bis der Arzt kommt, und kochen sich in der Zwischenzeit einen Kaffee oder checken E-Mails, sondern beginnen sofort mit der **Wiederbelebung.** Man drückt dazu mit durchgedrückten Armen den Brustkorb über dem Brustbein ein, und zwar 30-mal zügig hintereinander. Und dann beatmen Sie zweimal, indem Sie dem Betroffenen mit Ihrem Mund Luft in die Nase blasen. Selbst wenn Sie jetzt sagen, Nasenblasen mache ich nicht bei jedem (allerdings in dem Wissen, dass man das dann fairerweise bei Ihnen auch so machen sollte, wenn Sie in die gleiche Situation kommen), drücken Sie gefälligst, und zwar bis der Arzt kommt! Auf der Internetseite vom Deutschen Roten Kreuz (DRK), die Sie übrigens auch googeln können (Stichwort Wiederbelebung), wenn Sie im Notfall wider Erwarten nicht dieses Buch zur Hand haben sollten, finden Sie eine Checkliste dazu. Da steht, Sie sollen den Brustkorb 5–6 Zentimeter eindrücken. Das muss man nicht messen, es geht nur darum, dass Sie das Herz im Brustkorb von außen ordentlich zusammenquetschen, damit das Blut wieder das Hirn erreicht. Und das klappt nicht, wenn Sie nur ganz sanft drücken. Also keine Scheu, auch wenn die Rippen knacken und brechen! Wenn Sie nicht reanimieren, ist der Patient endgültig tot, dann bringen ihm die schönen Rippen auch nichts, wenn er im Sarg liegt. Umgekehrt sagen manche, eine erfolgreiche Reanimation ohne Rippenbrüche gibt's doch gar nicht. Well …, da halte ich mich raus!

Wie gesagt, normalerweise stirbt man am Herztod, kurz danach erwischt es dann alle Organe. Ganz anders ist die Situation aber, wenn es erst zum **Hirntod** kommt, während das Herz munter weiterschlägt und damit alle anderen Organe am Leben bleiben. Das kommt vor, wenn das Gehirn aufgrund von Verletzungen unwiderruflich geschädigt ist. Das kann man nachweisen, indem man die Hirnaktivität mit einem **Elektroenzephalogramm (EEG)** misst. Und mit Ultraschall kann man feststellen, ob im Gehirn noch Blut fließt. Im Falle eines Hirntods wird der Patient nie mehr aufwachen und zu Bewusstsein kommen. Er kann aber im Prinzip noch lange so weiter „leben". In diesem Zustand kann man auch noch seine Organe transplantieren und anderen Menschen dadurch das Leben retten. Leider entschließen sich immer weniger Menschen dazu, einer **Organtransplantation** nach ihrem Tod zuzustimmen. Das ist ein ernsthaftes Problem für unsere Gesellschaft, weil es für die lebensnotwendigen Organe des Körpers wie Herz, Leber, Niere und Lunge keinen Ersatz gibt. Alle Versuche, diese Organe künstlich im Labor zu züchten, sind bislang noch nicht so weit. Daher hoffen manche darauf, dass man Schweine genetisch so verändern kann, dass deren Herzen nicht mehr vom menschlichen Körper als fremd erkannt und abgestoßen werden. Dann wären viele Probleme gelöst, da Schweineherzen den Herzen von Menschen in ihrem Bau verblüffend ähnlich sind. Wenn Sie also mal ein Herz in den Händen halten wollen, gehen Sie zum Metzger!

Wenn die Studentinnen und Studenten in unseren Anatomiekursen zum ersten Mal ein Herz in Händen halten, ist das jedes Mal ein ehrfürchtiger Moment. Sie sind jedes Jahr wieder ergriffen und halten es ganz vorsichtig, als hätten sie Angst, es könne gleich runterhüpfen. Dann gibt es auch immer wieder Diskussionen, ob das Herz jetzt herzförmig ist. Ich denke, das kommt auf die Betrachtung an und jeder kann es für sich selbst entscheiden – in Ihrem Baukasten liegt natürlich der Einfachheit halber ein herzförmiges Herz. In der Anatomie ist es bei manchen Organen und Strukturen so, dass man sich schon fragt, wer mal deren Form so festgelegt hat, wie wir sie heute immer beschreiben (Sie erinnern sich vielleicht an das Ohr mit Hammer und Steigbügel). Das Herz hat unten eine Spitze, und wenn ich es so halte, dass die Spitze nach unten zeigt, und wenn ich alle Gefäße, die oben dranhängen, abschneide, kann ich vielleicht wirklich eine Herzform erkennen. Das liegt aber vor allem an den beiden Herzohren, die rechts und links oben am Herzen hocken. Das Herz wiegt 250–300 Gramm, also gerade mal so viel wie ein Päckchen Butter, und ist so groß wie die Faust der Person, der es gehört. Ballen Sie mal Ihre Faust und schauen Sie sich diese an. Im Idealfall ist Ihr Herz also so groß.

Viele Herzen, die wir im Präpariersaal sehen, sind aber vergrößert. Darauf brauchen Sie nicht neidisch zu sein. Denn ein großes Herz verheißt leider nichts Gutes – sondern es ist ein Zeichen für eine Herzerkrankung oder für **hohen Blutdruck**. Der Bluthochdruck ist die häufigste Ursache für ein vergrößertes Herz. Das hat damit zu tun, dass fettiges Essen, Rauchen, Schlafmangel und Stress leider in unserer Gesellschaft zum Alltag gehören – und all das lässt den Blutdruck steigen. Deshalb hat auch ein Drittel aller Erwachsenen einen hohen Blutdruck, im Alter sogar drei Viertel aller Menschen! Da kommen viele „große" Herzen zusammen und sorgen weltweit für über 7 Millionen und damit über 10 Prozent aller Todesfälle. Und zwar jedes Jahr!

Ob unsere Körperspender ihr Herz zu Lebzeiten am rechten Fleck hatten, kann ich Ihnen (und meinen Studierenden) leider nicht beantworten. Anatomisch gesehen ist diese Redensart nämlich völliger Unsinn. Für gewöhnlich liegt ein Herz in der Mitte der Brusthöhle hinter dem Brustbein und ist dabei ein bisschen nach links verlagert. Es ist in einen **Herzbeutel** eingewickelt, damit es sich beim Schlagen gut vergrößern und verkleinern kann. So wie ein Mozzarella auch immer in einem Beutel eingepackt ist und Platz hat, sich darin zu bewegen. Nur dass ein Mozzarella sich dabei nicht aktiv zusammenzieht und wieder ausdehnt, sondern gleich groß bleibt, wenn er im Beutel hin- und herflutscht. Wenn die Herzwand aber einreißt, dann hat das Herz ein Loch – beispielsweise nach einem Herzinfarkt oder einem Messerstich. Dann läuft der Herzbeutel voll mit Blut und drückt dem Herzen von außen quasi die Luft ab. Man nennt das **Herzbeuteltamponade**. Sollten Sie also mal in eine Messerstecherei geraten: Lassen Sie das Messer stecken, bis Sie in der Klinik sind, auch wenn es unangenehm aussieht. Aber das nur am Rande – damit Sie den Tatort wieder fachgerecht kommentieren können.

Jetzt gehen wir aber mal ein bisschen ins Detail. Egal, ob großes Herz oder kleines: Jedes hat zwei Kammern, die durch die Herzscheidewand getrennt sind. Stellen Sie sich ein Doppelhaus vor. Die beiden Hälften sind auch durch eine Wand getrennt. Und über jeder Herzkammer liegt ein Vorhof – so wie beim Doppelhaus eine Terrasse. Rechts und links am Vorhof sind die Herzohren befestigt. So, als hätte die Terrasse noch eine kleine Ausbuchtung, eine Art Extra-Sitzplatz. Wofür die Herzohren gut sind, weiß keiner so richtig, denn hören kann das Herz nicht ... Klar ist nur, dass in den Herzohren Zellen liegen, die Hormone bilden können. Und zwar solche, die das Blutvolumen und den Blutdruck steuern. Dafür bräuchte ich zwar nicht die ohrenförmigen Aussackungen – aber so ist es jetzt nun mal. Eigentlich können die Herzohren samt den Vorhöfen sogar sehr gefährlich sein. Wenn das Herz nämlich unregelmäßig schlägt, können sich hier Gerinnsel bilden, die vom rechten Herzohr aus mit dem Blut in die Lunge und vom linken Herzohr aus in den ganzen Körper verschleppt werden können. Da verstopfen sie dann Organe und verursachen Lungenembolie, Schlaganfälle oder Infarkte in den betroffenen Organen.

Als wir geschaut haben, ob das Herz wirklich herzförmig ist, haben wir, um das besser beurteilen zu können, die heraushängenden Gefäße oben abgeschnitten. Das sollte ein Operateur natürlich nie tun. Denn damit würde er die Pumpe lahmlegen. Deshalb schauen wir uns jetzt mal das Herz aus dem Baukasten an und die Kabel, die da heraushängen. An der linken Kammer entspringt die **Aorta**. Sie ist die Hauptschlagader des Körpers, etwa so dick wie der Daumen Ihrer Hand, und bringt das Blut in den Body. Sauerstoffreiches Blut. Die Aorta macht gleich am Anfang eine Kurve, fast wie ein Looping in der Achterbahn. Diese Kurve heißt „Aortenbogen". Dort gehen die Gefäße für Kopf und Arme ab – also gewissermaßen die Leitungen zu den anderen Häusern in der Gegend. Im Laufe des Transports wird der Sauerstoff im Blut verbraucht. So, als würde Mineralwasser mit der Zeit etwas schal. Das sauerstoffarme Blut kommt dann über die **untere** und **obere Hohlvene** zurück in den rechten Vorhof. Dort gibt es natürlich auch so eine daumendicke Leitung. Sie entspringt aus der rechten Herzkammer: Das ist der Lungenstamm. Diese Arterie pumpt das sauerstoffarme Blut über die **Lungenarterie** in die Lungen, wo es wieder mit Sauerstoff aufgeladen wird. So, als würde aus dem schalen Leitungswasser wieder blubberndes Mineralwasser. Das sauerstoffreiche Blut fließt dann über die **Lungenvenen** zum linken Herzvorhof zurück. Wenn Sie das Herz vor sich in Händen halten, können Sie den nicht sehen, weil er hinten liegt.

Jetzt wissen Sie zumindest, wie unser Bümbli von außen aussieht und wozu die dicken Gefäße gut sind. Die ganz Neugierigen unter Ihnen fragen sich jetzt sicher: Und wie sieht es innen aus in so einem Herzen?

Wenn Sie das Herz aufschneiden, sehen Sie, dass die Wand der linken Kammer dicker ist als die der rechten. Das kommt daher, dass die linke Kammer das Blut durch den ganzen Körper pumpen muss. Der linke Doppelhaushälften-Bewohner hat also einen recht anstrengenden Job. Für die Pumperei braucht man einen Blutdruck von 120 mmHg. Für Ihr „Aufschneider"-Wissen: mmHg bedeutet Millimeter Quecksilbersäule. Diese Maßangabe muss ich hier der Vollständigkeit halber hinschreiben, so wie man ja auch schreibt, das Auto fährt 120 Stundenkilometer oder ein Mensch wiegt 120 Kilogramm. Die rechte Herzkammer (und damit der rechte Nachbar) hat es bequemer, sie muss das Blut nur sicher durch die Lunge bringen. Dafür braucht sie weniger Kraft und auch weniger Muskeln – zumindest wenn die Lunge gesund ist und nicht durch Asthma bronchiale oder bei Rauchern durch eine chronische Bronchitis geschädigt ist. Die Dicke der Wand spielt dann eine Rolle, wenn die Durchblutung knapp wird wie beim Herzinfarkt. Dann hat nämlich vor allem die linke Herzkammer ein Problem: Weil die dickere Wand für den höheren Druck mehr Sauerstoff braucht und so schneller an ihre Grenzen kommt und kaputtgeht. Das heißt, ihre Muskelwand stirbt ab.

Jetzt fehlt noch ein Teil im Bausatz unseres Herzens, von dem Sie bestimmt schon mal gehört haben: genau, die **Herzklappen**. Davon haben wir zwei Paare. Das eine liegt zwischen den Vorhöfen und den Kammern – sozusagen wie die Tür, die zur Terrasse führt.

Aufhängt sind die Herzklappen mit Sehnenfäden an den sogenannten Papillarmuskeln. Diese Muskeln schließen die Klappen und verhindern, dass das Blut wieder zurückströmt, wenn sich das Herz zusammenzieht. So wie eine Schiebetür im Kaufhaus auch wieder automatisch zugeht, wenn wir durchgegangen sind. Diesmal ist die rechte Doppelhaushälfte etwas besser ausgestattet: In der rechten Kammer gibt es drei Papillarmuskeln und die Klappe hat daher drei Segel. Die linke Kammer hat nur zwei Muskeln und zwei Segel. Man nennt sie auch **Mitralklappe,** weil sie an eine Mitra, also eine Bischofsmütze erinnert, die auch zwei Zipfel hat. Wegen der Segel heißt dieses Klappenpaar auch Segelklappen.

Jetzt wird gepumpt, was das Zeug hält – also Schiebetür auf, Schiebetür zu: Mit jedem Schlag fließen etwa 70 Milliliter Blut in die beiden großen Gefäße, nämlich die Aorta und den Lungenstamm. 70 Milliliter: Das sind etwa dreieinhalb Stamperl Schnaps oder für die Anti-Alkoholiker: sieben Esslöffel Suppe. Da kommt ganz schön was zusammen: Bei 70 Schlägen pro Minute sind das etwa 5 Liter Blut pro Minute. Macht in der Stunde 300 Liter. Mit der Menge können Sie locker zwei Vollbäder nehmen. Und an einem Tag kommen 7.200 Liter zusammen. Falls Sie mit Öl heizen: Ihr Öltank fasst vermutlich nicht einmal diese Menge. Schon faszinierend, das Bümbli!

Damit das Blut nicht in die Herzkammern zurückläuft, gibt es an der Aorta und dem Lungenstamm noch ein zweites Klappenpaar. Nämlich die **Aortenklappe** und die **Pulmonalklappe.** Diese Herzklappen haben keine Papillarmuskeln, sondern schließen sich nach jedem Schlag einfach durch das Blut, das wieder in die Kammern zurücklaufen möchte. Ohne diese Klappen funktioniert das Herz nicht. Doch wehe, wenn der Mechanismus versagt und die Klappe nicht nur offen bleibt, sondern sogar abreißt. Dann ist es aus mit dem Leben. So ein Abriss kann leider schon mal bei einem Herzinfarkt vorkommen. Die Herzklappen können aber auch von Geburt an zu eng sein oder im Laufe des Lebens entweder eng werden oder nicht mehr richtig schließen. Man spricht dann von **Klappenstenose,** was nichts anderes heißt als „Klappenverengung". Undichte Klappen (sozusagen ein „Klappenklappern") dagegen nennen Mediziner **Klappeninsuffizienz.** Man muss die Klappen dann eventuell raffen oder sogar gegen künstliche Klappen oder Klappen aus Schweineherzen austauschen. Das geht, weil die Schweineklappen nicht als fremd erkannt werden, da sie nur aus wenig Gewebe bestehen. Wenn Ihr Arzt mit seinem **Stethoskop** Ihren Brustkorb abhört, kann er die Klappen hören und einen ersten Eindruck bekommen, ob irgendetwas nicht stimmt.

Jetzt gehen wir aber vom Idealfall aus, nämlich dass alles stimmt. Und dann schlägt das Herz vor sich hin, ohne dass man das erst über das Nervensystem auslösen muss. Das Thema hatten wir ja schon angesprochen, beim Hirntod. Damit dieses Vor-sich-hin-Schlagen funktioniert, hat das Herz einen speziellen Muskeltyp und vor allem ein eigenes **Reizleitungssystem,** das aus speziellen Herzmuskelzellen besteht. Dieses Reizleitungssystem erregt sich immer selbst und erzeugt damit den nächsten Herzschlag, 70-mal pro Minute. Die Stelle, an der das passiert, nennt man Sinusknoten. Ein Arzt kann die Herzerregung und die Ausbreitung der Erregung im **Elektrokardiogramm** (**EKG**) sehen, indem er Elektroden auf Ihre Brustwand klebt. Der **Sinusknoten** sitzt oben außen in der Wand des rechten Vorhofs. Er ist sozusagen der Stromverteilerkasten, der vor der Terrasse steht und nicht auf der Terrasse. Dann läuft die Erregung zu einem nächsten Knoten im Boden des rechten Vorhofs (also auf die andere Seite der Terrasse) – den genauen Namen erspare ich Ihnen. (Ich weiß natürlich, dass er Atrioventrikularknoten oder kurz AV-Knoten heißt, aber das müssen Sie sich nun wirklich nicht merken.) Hier jedenfalls wird die Erregung dann über die Herzscheidewand in die Herzkammern geleitet. Im Doppelhaus-Beispiel wäre das der Strom, der jetzt in beide Wohnhälften gelangt. Wenn nun das Herz ganz erregt ist, zieht es sich zusammen. Wenn bei der Erregungsbildung oder -ausbreitung irgendwas schiefläuft, bekommen Sie **Rhythmusstörungen.** Das ist schlecht. (Im Beispiel des Stromnetzes würden jetzt die Lichter flackern.) Schlecht ist auch, wenn das Herz zu langsam schlägt oder zu schnell. Wenn dann nicht mehr genug Blut ins Hirn kommt, wird man ohnmächtig. Wenn das öfter passiert und Rhythmusstörungen die Ursache für die Ohnmachten sind, braucht man einen **Herzschrittmacher.** Der Schrittmacher wird an der Brust unter die Haut eingebracht, und ein Draht wird über eine Vene bis in die rechte Herzkammer vorgeschoben. Die Batterie im Schrittmacher ersetzt dann den Sinusknoten und erzeugt eine Erregung, die sich wieder über das ganze Herz ausbreitet.

So, jetzt würde das Herz immer mit 70 Schlägen pro Minute schlagen, egal ob Sie schlafen oder gerade einen Marathon laufen. Das wäre nicht wirklich sinnvoll. Beim Sport zum Beispiel müssen wir die Herzleistung antreiben, auf 150–180 Schläge pro Minute. Ein guter Trainingspuls soll ja bei etwa 180 minus Lebensalter liegen. Bei einem Fünfzigjährigen wären das also 130 Schläge, bei einem Zwanzigjährigen 160 Schläge. Damit das funktioniert, brauchen wir wieder einen bestimmten Teil des Nervensystems, und zwar den Sympathikus, den wir ja schon kennengelernt haben. Er treibt das Herz an, es schlägt dann fester und schneller. Wir behaupten in meiner Forschungsgruppe übrigens auch, dass der Sympathikus die einzelnen Herzmuskelzellen stärker zusammenhaften lässt. Diese Erkenntnis hat sich aber noch nicht so herumgesprochen, und auch wir müssen noch untersuchen, wofür das gut ist …

Der Sympathikus springt übrigens auch an, wenn man sich erschreckt oder aufregt – und Bam, die Pumpe rennt! Ist die Anstrengung oder der Stress wieder vorbei, ist der Gegenspieler dran: der Parasympathikus. Er fährt die Herzleistung wieder runter. Das alles funktioniert aber nur, wenn diese Nerven entsprechend mit Blut versorgt werden. Sie müssen ja auch zwischendurch was essen, um munter zu bleiben. Das Herz hat für die Versorgung eigene Blutgefäße. Die heißen **Herzkranzgefäße** und umfassen das Herz wie eine umgedrehte Krone. Im Unterschied zu allen anderen Organen, bei denen ich nicht auf die Blutgefäße eingehe, obwohl natürlich unsere Studierenden die genau kennen müssen, will ich hier auf die Kranzgefäße kurz eingehen – schließlich spielen sie beim leider doch sehr häufigen Herzinfarkt eine entscheidende Rolle. Die Herzkranzgefäße gehen aus der Aorta gleich nach der Aortenklappe hervor und verzweigen sich dann auf dem Herzen, sodass sie alle Teile und besonders auch das Reizleitungssystem erreichen. Problematisch wird es, wenn auch nur ein einziges dieser Kranzgefäße oder sogar nur ein kleines Ästchen davon Ärger macht: Vielleicht erinnern Sie sich, dass ich den Begriff **Arteriosklerose** schon mal verwendet habe. Das ist eine Gefäßwandverdickung, die Folge einer Entzündung ist. Dabei haben sich Fette wie Cholesterin in die Wand eingelagert und engen das Gefäß nach innen ein. Wenn eine Arteriosklerose die Herzkranzgefäße betrifft, spricht man von einer **Koronaren Herzkrankheit (KHK)**. Diese Erkrankung ist übrigens gar nicht so selten – sie kommt in Deutschland ungefähr 4 Millionen mal vor. Das heißt, jeder Zwanzigste von uns hat eine KHK. Ganz kritisch wird es, wenn die Gefäße durch diese Erkrankung nicht nur verdickt, sondern sogar verschlossen sind und ein Teil des Herzmuskels abstirbt. Dann kommt es zu einem **Herzinfarkt.** Wie schwer der Herzinfarkt ist, hängt davon ab, wie viel vom Herzen nun durch die entsprechenden Kranzgefäße nicht mehr versorgt werden kann und wie viel Herzmuskelgewebe dann abstirbt.

Bei einem Herzinfarkt bekommt man meist sehr starke Schmerzen über der Brust. Es ist ein Gefühl, als würde einem jemand den Brustkorb mit einem Schraubstock zusammenpressen. Man sagt zu diesem Symptom **Angina pectoris,** also Enge in der Brust. Dann sollten Sie auf jeden Fall zu einem Arzt gehen. Wenn das Gefühl nicht schnell wieder vorbeigeht, sondern bleibt, müssen Sie sogar den Notarzt rufen. Im Krankenhaus machen die Ärzte dann zuerst ein EKG und danach eine **Herzkatheter-Untersuchung.** Dabei schieben sie über die Oberschenkelarterie einen Schlauch in die linke Herzkammer und geben ein Kontrastmittel. In einem Röntgenbild sieht man dann, wie sich das Kontrastmittel mit dem Blut über die Kranzgefäße verteilt. Breitet sich das Kontrastmittel nicht weiter aus, erkennt man, dass die Herzkranzgefäße hier verschlossen sind. Um diesen Verschluss zu behandeln, gibt es zwei

Möglichkeiten: Wenn die Engstelle weniger stark ausgebildet ist, dehnt man sie mit dem Katheter auf und baut eine Gefäßstütze ein – einen sogenannten **Stent.** Wenn das nicht ausreicht, müssen in einer Operation am offenen Herzen ein oder mehrere **Bypässe** angebracht werden. Dazu leitet man entweder eine Arterie aus dem Brustkorb um oder baut eine Vene vom Unterschenkel aus. Ziemlich viel Aufwand also für ein kleines verstopftes Herzkranzgefäß. Aber jetzt verstehen Sie, warum wir um sie in der Anatomie so einen Bohei machen.

Wenn Herzerkrankungen nicht durch ein akutes Ereignis zum Tode führen, wie es beim Herzinfarkt leider häufig der Fall ist, entwickelt sich über die Zeit oft eine **Herzmuskelschwäche** – Mediziner sagen **Herzinsuffizienz.** Das bedeutet, dass das Herz nicht mehr in der Lage ist, so zu pumpen wie es soll. Die Folge ist, dass man kurzatmig wird. Besonders das Treppensteigen bereitet Probleme. Deshalb fragen Ärzte beim Patientengespräch typischerweise, wie viele Stockwerke man denn so gehen kann, ohne stehen zu bleiben. Je mehr Stockwerke Sie hochkommen, umso besser ist das natürlich. Aber schummeln hilft auch nichts: Denn wenn das Herz erst mal schlapp ist, sind Sie ernsthaft krank und Ihre Lebenserwartung ist so eingeschränkt wie bei einer bösartigen Tumorerkrankung. Daher sollten Sie, wenn Sie eine deutliche Kurzatmigkeit bei sich feststellen, zur Abklärung am besten einen Kardiologen aufsuchen! Damit Ihr Bümbli auch morgen noch munter weiterschlagen kann.

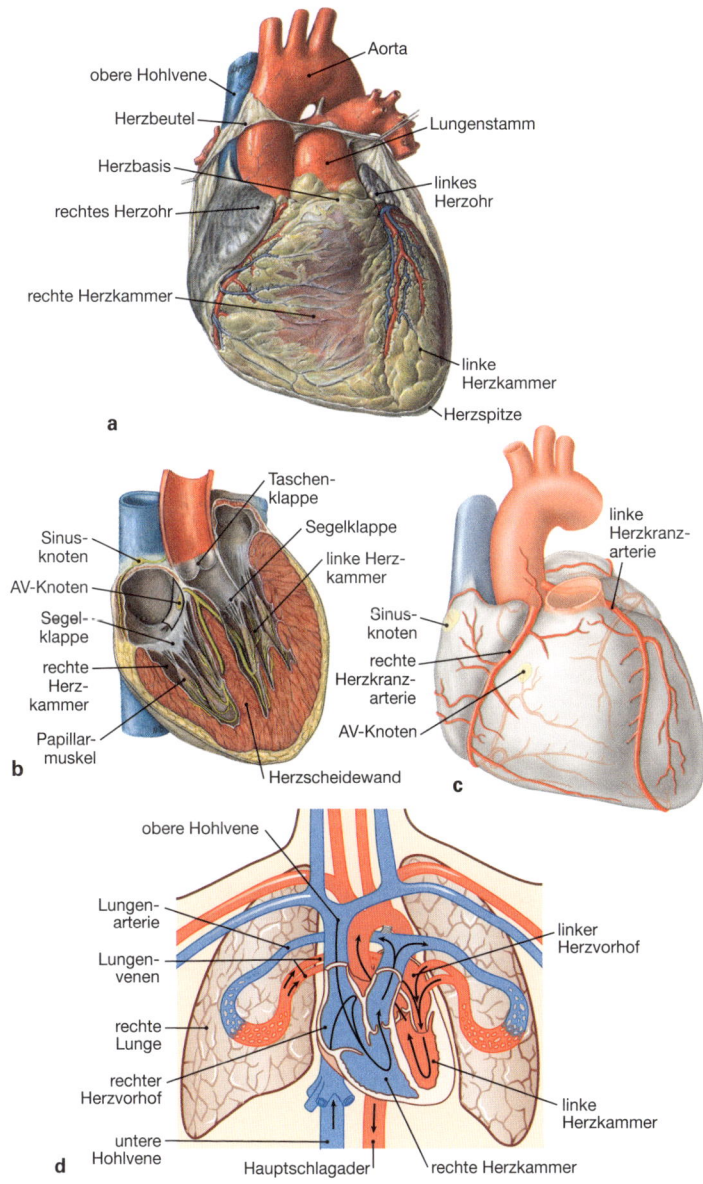

34 Das Herz von außen (a), von innen (b), Herzkranzgefäße (c), das Herz-Kreislauf-System (d)

Die Lunge hat keine Flügel!

Nun gibt es in der Brusthöhle aber noch ein anderes Organ, nämlich die **Lunge**. Die liegt ganz in der Nähe des Herzens – und das macht Sinn, denn Herz und Lunge haben viel miteinander zu tun: Das Herz pumpt das Blut durch die Lunge, wo es mit Sauerstoff aus der Atemluft beladen wird.

So, und jetzt müssen wir mit einem weitverbreiteten Irrtum aufräumen: Wir haben zwei Lungen. Nicht zwei Lungenflügel! Das sagt man zwar allgemein so dahin, weil die Lunge aussieht wie Engelsflügel. Aber wer Flügel sagt, bei dem merkt man sofort, dass er sich nicht eingehend mit Anatomie auseinandergesetzt hat. Die Lunge kann nicht fliegen. Die Lunge ist lebensnotwendig. Man könnte also sagen, ohne funktionstüchtige Lunge wird man zum Engel und hat dann vielleicht auch Flügel.

Nehmen Sie mal die Lunge aus Ihrem Bausatz – das ist das Teil, das aussieht wie, nun ja, zwei Flügel. Die Lungenhälften sind in Lappen gegliedert, wobei wir rechts drei, links aber meist nur zwei Lappen haben. Schließlich muss links auch noch das Herz Platz haben. Bei der linken Lunge ist der mittlere Lappen ganz klein und fast schon verkümmert: Er hängt als kleine Lungenzunge am oberen Lappen. Wenn wir atmen, entfalten sich die **Lungenlappen**. Stellen Sie sich diese Lappen wie Luftballons vor, die sich beim Einatmen mit Luft füllen und größer werden. Diese Einteilung in Lappen spielt auch bei Krankheiten eine Rolle, da sich Erkrankungen wie beispielsweise die Lungenentzündung manchmal nur in einzelnen Lappen abspielen. **Lungenentzündungen** sind nicht zu unterschätzen, gerade bei älteren Leuten sind sie eine häufige Todesursache. Wenn also zu Husten mit einem gelb-grünen Auswurf noch Fieber und Abgeschlagenheit hinzukommen, ist damit nicht mehr zu scherzen, und spätestens dann sollten Sie einen Arzt aufsuchen. Der kann die Diagnose meist einfach mit Stethoskop und Röntgenbild stellen. Hinter einer Lungenentzündung stecken meist Bakterien, die man konsequent mit Antibiotika behandeln muss. Manchmal kommen junge Mitarbeiter(innen) mit einer Lungenentzündung zur Arbeit, weil sie diese für eine normale Erkältung halten. Vielleicht kann man ihnen aber auch zugutehalten, dass es Lungenentzündungen gibt, die untypisch verlaufen, nämlich ohne Auswurf – und dann ist es deutlich schwieriger, diese Krankheit zu erkennen.

Nun wird es interessant. Sie erinnern sich vielleicht, dass das Herz so groß wie eine Faust und etwa so schwer wie ein Päckchen Butter ist. Was meinen Sie nun, wie viel eine Lunge wiegt? Dieser Haufen leerer Luftballons? Hundert Gramm? Fehlanzeige. Kleiner Tipp: Jede Lunge ist etwa 25 Zentimeter hoch und 15 Zentimeter breit – also etwas größer als dieses Buch, aber dafür bestimmt viermal so dick. Daran sehen Sie schon, dass die Lunge deutlich größer ist als das Herz. Und damit auch schwerer. Jede Lunge wiegt 500–800 Gramm. Also so viel wie zwei bis drei Päckchen Butter. Leer hat jede Lunge ein Volumen von 2–3 Litern, also zwei bis drei Tüten Milch. Und wenn Sie jetzt so richtig tief einatmen, ergibt das schnell ein mehr als doppelt so großes Volumen: nämlich 5–8 Liter. Das ist schon ziemlich gewaltig. Damit sich jeder Lappen bei der Einatmung richtig entfalten kann, liegt jede Lunge schön brav für sich in einer Höhle, der sogenannten **Pleurahöhle**. Beide Höhlen sind durch das **Mittelfell** getrennt, in dem das Herz liegt. Stellen Sie es sich so vor, als hätte jede Hälfte des Doppelhauses Herz einen weitläufigen flügelförmigen Garten. Der eine Garten rechts vom Herz, der andere Garten links. Ein großer luftiger Bereich.

Die Lunge besteht ja auch überwiegend aus Luft. Luftballone, die von ganz feinen Kanälchen durchzogen sind. Und dieses Kanälchensystem wird außen von einer Hülle zusammengehalten, dem **Lungenfell**. Diese Kanälchen gehen aus der Luftröhre hervor, man nennt sie **Bronchien**. Vielleicht erinnern Sie sich noch: Beim Hals haben wir die **oberen Atemwege** besprochen, zu denen Nasenhöhle und Rachen gehören. Beim Kehlkopf findet dann der Übergang in die **unteren Atemwege** statt, die über die **Luftröhre** in die Bronchien der Lunge übergehen. Da sind wir jetzt angekommen. Die Wand von Luftröhre und Bronchien ist mit hufeisenförmigen Knorpelspangen verstärkt. Die Enden dieser Hufeisen werden von Bindegewebe und glatter Muskulatur zusammengehalten, sodass eine Röhre entsteht. Die Bronchien verzweigen sich wie ein Baum. Und so wie beim Baum die Äste immer dünner werden, werden auch die Kanäle der Bronchien immer feiner. Ganz am Ende sitzen die **Lungenbläschen** – wie kleine Trauben. Die Wand der Lungenbläschen ist so dünn, dass durch sie der Sauerstoff ins Blut übergehen kann und Kohlendioxid aus dem Blut in die Atemluft. Das Kohlendioxid entsteht in den einzelnen Organen und wird über das Blut in die Lunge transportiert. Man kann also sagen, die Lunge atmet stellvertretend für alle Organe.

Damit dieser Austausch funktioniert, werden alle Abschnitte der Bronchien bis in die kleinste Verästelung von Blutgefäßen begleitet. So gesehen ist die Lunge etwas langweilig: Sie besteht fast nur aus den Bronchien, die sich wie ein Baum verzweigen – deshalb sagt man auch Bronchialbaum –, und dem Blutgefäßsystem. Allerdings ist die Oberfläche dieser Verästelungen inklusive der Lungenbläschen gewaltig: in beiden Lungen insgesamt etwa 120 Quadratmeter. Das ist mehr, als man sich derzeit in München und vielen anderen Großstädten an Wohnfläche leisten kann!

Nun habe ich Ihnen ja erklärt, dass es Aufgabe der Lunge ist, das Blut mit Sauerstoff zu betanken und Kohlendioxid rauszufiltern. Das passiert aber nur in den Lungenbläschen und damit ganz am Ende des Bronchialbaums, also an seinen Blättern. Stamm und Äste können dagegen nur Luft leiten, ohne am Gasaustausch teilzunehmen: Das ist der sogenannte **Totraum**. In ihm ist Platz für 150 Milliliter Luft – also ein Trinkglas voll. Das ist gar nicht so wenig. Wenn Sie wie vorhin beschrieben eine Wiederbelebung machen, müssen Sie mit jedem Atemzug mehr als 150 Milliliter frische Luft in den Patienten reinbringen, da Sie sonst nur die verbrauchte Luft hin- und herbewegen und der Patient erstickt. Dann bekommt der Totraum eine ganz andere Bedeutung! Notärzte haben es da leichter als Sie: Die brauchen die Luft nicht mühevoll durch die Nase reinzublasen, sondern sie haben sogenannte Ambu-Beutel dabei. Das sind Beatmungsbeutel, die sich mit Luft aus der Umgebung vollsaugen. Diese Beutel drücken die Notärzte Patienten vor Mund und Nase, pressen sie mit beiden Händen zusammen und bringen so gehörig Luft in die Lungen.

Bei der (Ein-)**Atmung** werden die Lungen passiv aufgedehnt. So wie sich der Luftballon aufbläst, wenn Sie Luft reinblasen. Die Lunge haftet mit dem Lungenfell am **Rippenfell,** das den Brustkorb innen auskleidet. Das funktioniert deshalb, weil es zwischen Lungen- und Rippenfell einen Flüssigkeitsfilm gibt. So, wie zwei Glasscheiben aneinanderkleben, wenn Sie etwas Flüssigkeit dazwischengeben. Das ist schlau gemacht, da sich jetzt einfach durch die äußeren Zwischenrippenmuskeln die Rippen heben können oder das Zwerchfell durch seine Kontraktion abflacht. Dann wird die Brusthöhle aufgedehnt und die Lunge gleich mit. Dadurch wird Luft durch die Atemwege eingesaugt. Bei der Ausatmung braucht man eigentlich gar nichts zu tun, da sich der Brustkorb von selbst wieder zusammenzieht. Nur wenn Sie mit Kraft ausatmen wollen, brauchen Sie die inneren Zwischenrippenmuskeln oder auch Bauchmuskeln, um richtig Druck aufzubauen – und Dampf, äh Luft, abzulassen.

Eigentlich ist ja alles ganz einfach: Bei jedem Atemzug muss die Luft durch den Bronchialbaum rein- und rausströmen. Wenn die Luft nicht gut ausströmen kann, spricht man von einer obstruktiven – das heißt so viel wie „verstopfenden" – Lungenerkrankung. Bei solchen Erkrankungen ist oft die Bronchienwand zu dick oder es bildet sich in den Atemwegen zu viel Schleim. Auslöser dafür sind oft Entzündungen oder Allergien, zum Beispiel ein **Asthma bronchiale.** Dann entstehen bei der Ausatmung, die viel länger dauert als normal, keuchende Geräusche, die man auch Giemen nennt. Die Bronchien können auch durch das Rauchen entzündet sein, was man als **chronische Bronchitis** bezeichnet. In beiden Fällen muss sich das Herz, genauer die rechte Herzhälfte, mehr anstrengen, um das Blut durch die Lunge zu pumpen. Das kann langfristig zu einem **Rechtsherzversagen** führen. Eine andere Ursache für Lungenerkrankungen kann aber auch sein, dass die Luft nicht richtig einströmen kann, weil sich die Lunge nicht richtig entfaltet. Das ist bei einer **Lungenfibrose** so, bei der das Bindegewebe in der Lunge vermehrt wird. Die Ursache dafür ist oft unklar.

Nun können Sie sich vorstellen, dass so ein Luftgebilde wie die Lunge nicht gerade ein Ausbund an Stabilität ist. Wird die Lungenhöhle verletzt, die ja die Lunge schützend umgibt, kollabiert die Lunge sofort. Etwa wenn sich bei einer Verletzung, oft bei Autounfällen, eine Rippe nach innen bohrt. Die Lunge kann aber auch in sich zusammenfallen, weil ihr Bindegewebe zerstört wird (etwa wegen des Rauchens) und die Lungenbläschen platzen. Dann spricht man von einem **Lungenemphysem.** In beiden Fällen entsteht ein **Pneumothorax,** das heißt übersetzt so viel wie „Luft-Brustkorb", da Luft in den Spalt zwischen Lunge und Brustwand eindringt. Klingt dramatisch, kann man aber reparieren. Dazu legen die Kollegen in den Krankenhäusern eine **Thoraxdrainage:** Damit saugen sie die Luft ab und stellen den Unterdruck in der Lungenhöhle wieder her.

Trotzdem sollten Sie, wenn Sie Raucher sind, nicht darauf bauen, dass die moderne Medizin alles wieder richten kann. Die Warnhinweise auf den Zigarettenschachteln „**Rauchen** gefährdet die Gesundheit" haben schon ihre Berechtigung.

Wie schon gesagt, gehören bösartige Tumore zu den Haupttodesursachen in unserer Gesellschaft. Einer der häufigsten zum Tode führenden Tumore ist das **Bronchialkarzinom,** also der bösartige **Lungenkrebs.** Bei den allermeisten Tumoren ist es Zufall, warum man ausgerechnet diesen Typ bekommt. Eine Vielzahl von kleinsten Faktoren ist an der Entstehung beteiligt, die man oft nicht beeinflussen kann, da auch spontane genetische Veränderungen in den Zellen dazugehören. Nur bei wenigen Tumoren kann man die Entstehung relativ sicher auf die Ernährung oder den Lebenswandel zurückführen, meist auf Rauchen und Alkohol. Dabei werden die Organe geschädigt, die direkt mit den schädlichen Substanzen in Kontakt kommen. Bei Männern ist in fast 30 Prozent der Tumore von Mundhöhle, Rachen und Speiseröhre Alkohol die Ursache, bei Frauen übrigens nur in etwa 5 Prozent der Fälle. Beim Lungentumor ist es noch viel krasser: Die Ursache für Lungenkrebs ist bei knapp 90 Prozent der Patienten (Männer und Frauen diesmal) das Rauchen. Durch andere Risikofaktoren wie Übergewicht, fehlende körperliche Aktivität oder ungesunde Ernährung steigt zwar auch das Risiko für verschiedene Tumorarten; die Zusammenhänge sind aber weniger klar und der Anteil der Tumore, die man auf diese Ursachen zurückführen kann, ist deutlich geringer.

Den Lungentumor hat man sich zynischerweise meist selbst verdient und wenn man weiß, wie lange und wie viel man geraucht hat, kann man sogar ausrechnen, wie viel er gekostet hat. Da kommt oft ein schöner Sportwagen zusammen! Daher wäre mein Vorschlag: Sparen Sie das Geld und nehmen Sie den Sportwagen oder irgendetwas anderes! Wenn Sie sich gegen den Sportwagen (und für den Tabak) entscheiden, lassen Sie wenigstens regelmäßig Ihre Lunge kontrollieren. Wenn Sie neben Ihrem schon vertrauten Raucherhusten blutigen Auswurf bekommen oder plötzlich deutlich an Gewicht abnehmen, gehen Sie zu Ihrem Hausarzt. Solange man den Tumor durch eine Operation heilen kann, indem man den Lungenlappen oder eine ganze Lunge entfernt, haben Sie gute Chancen. Alle anderen Therapien, wie Chemotherapie oder Bestrahlung, sind bei Lungenkrebs meist weniger effektiv. Tut mir leid, dass ich das hier so deutlich sagen muss.

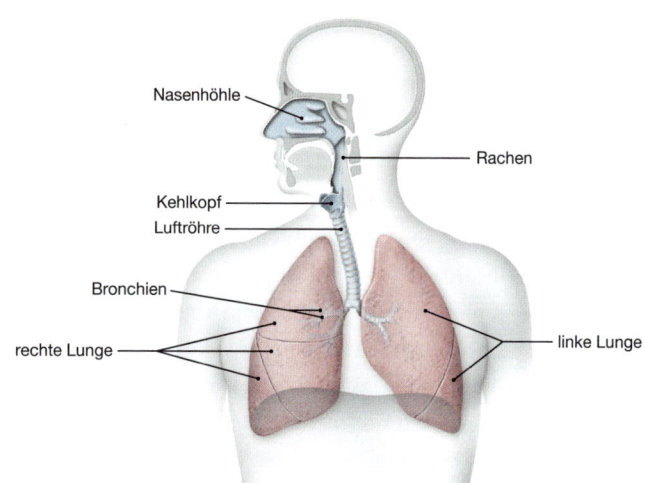

Nasenhöhle

Rachen

Kehlkopf

Luftröhre

Bronchien

rechte Lunge

linke Lunge

■35 Obere und untere Atemwege

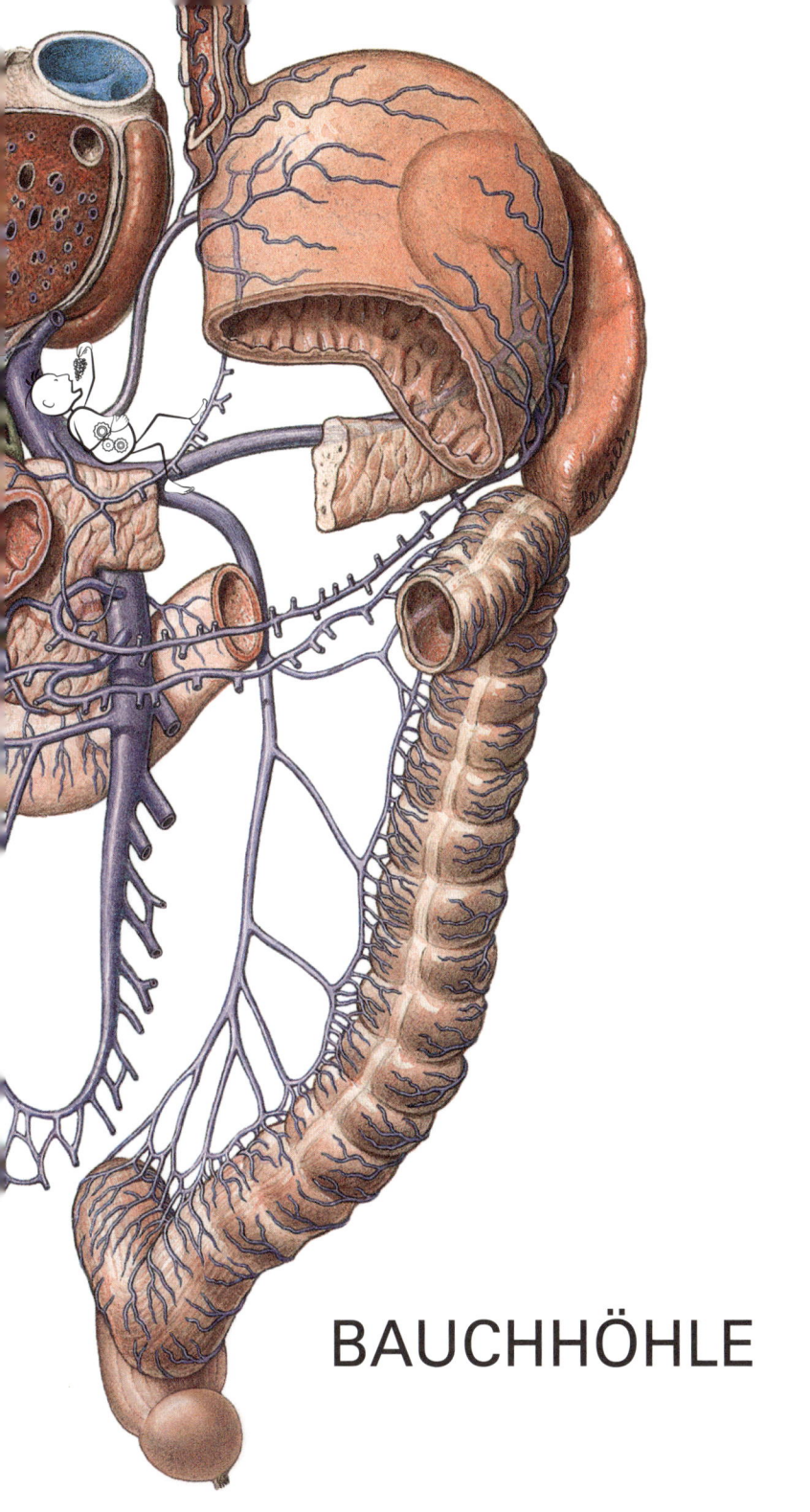

BAUCHHÖHLE

Bauchgefühle

Jetzt blicken wir eine Etage tiefer – und eine Höhle weiter. Von der Brusthöhle geht es in die Bauchhöhle. Und hier können Sie mal so richtig verdauen, was Sie bisher gehört haben. Denn in der Bauchhöhle liegen die Verdauungsorgane. In Ihrem Baukasten sind das ein kleines Säckchen für den Magen und ein langer Schlauch für Dünn- und Dickdarm. Um zu verstehen, was in diesen Organen passiert, können Sie jetzt herzhaft in einen Muffin beißen.

Der Muffinbissen landet in Ihrer Mundhöhle, die Sie ja schon kennen. Dort wird er eingespeichelt, von Zähnen und Zunge zerkleinert und nach hinten durch den Rachen geschoben. Kaum runtergeschluckt, befördert die Speiseröhre die Muffinbröckchen in den Magen. Dort werden sie weiter zerkleinert und kommen dann in kleinen Portionen in den Dünndarm. Hier wird der Muffin (oder was von ihm noch übrig ist) komplett auseinandergenommen; Gallenflüssigkeit und das Sekret der Bauchspeicheldrüse mischen dabei kräftig mit. Wenn alle verwertbaren Nährstoffe aus dem Muffin rausgesaugt wurden, kommt der Rest in den Dickdarm, der das Schokotörtchen dann wieder in Form bringt. Gut, ein Muffin wird am Ende nicht wieder draus, aber der Dickdarm setzt ihn dann doch wieder als eine Form von Haufen ab, sodass der lange Weg relativ wenig Spuren hinterlassen zu haben scheint. Vielleicht ist mein Schokomuffin auch einfach kein gutes Beispiel gewesen …

Mir ist wichtig, dass Sie erkennen, dass die Verdauungsorgane nicht nur eine Abfolge von Hohlorganen darstellen, die nacheinander, aber unabhängig voneinander die Nahrung aufbereiten und Nährstoffe aufnehmen. Im Gegenteil: Die Organe steuern sich gegenseitig und wirken zusammen. Dieser Aspekt geht in der Anatomie und vielleicht auch in der Medizin insgesamt etwas verloren, wenn wir ein Organ immer nur mit seiner umhüllenden Kapsel und seinen Leitungsbahnen isoliert betrachten und behandeln. Tatsächlich ist es aber so, dass der Nahrungsbrei, wenn er vom Magen in den Dünndarm kommt, Hormonzellen in der Darmschleimhaut aktiviert. Und diese Hormonzellen werfen dann über Botenstoffe die Galleproduktion an. Die Bauchspeicheldrüse bildet Verdauungssaft und setzt ihn frei. Teamarbeit sozusagen.

Aber diese Teamarbeit beschränkt sich nicht nur auf die Bauchhöhle, sondern ist gewissermaßen grenzüberschreitend. Denn der Darm kommuniziert über Nerven wie den **Vagus-Nerv** und über Hormone auch mit dem Gehirn: Das soll schließlich wissen, wie viel und was wir gerade essen. Zusammen mit dem Fettgewebshormon **Leptin**, das dem Gehirn außerdem mitteilt, wie viel Fett wir gerade an Bord haben, kann sich das Gehirn ein gutes Bild machen, wann wir genug Nahrung aufgenommen haben. Im Hypothalamus entsteht dann ein Sättigungsgefühl. Aber die grenzüberschreitende Kommunikation hapert manchmal – und genauso ist es im Körper. Auch hier kann an verschiedenen Stellen etwas schiefgehen, wenn die Koordination über Nerven oder Hormone nicht richtig funktioniert. Dann kann dies zu **Übergewicht** (**Adipositas**) führen. Manchmal denke ich, dass bei mir auch irgendein Mechanismus ausgeschaltet ist und ich deshalb unheimliche Mengen essen kann – leider wollen diese Kalorien dann wieder abtrainiert werden.

Es wäre aber zu einfach gedacht, als Auslöser für Übergewicht immer eine körperliche Ursache zu vermuten. Auch die Psyche spielt eine Rolle: Denn Essen beeinflusst im Gehirn auch die Ausschüttung von Botenstoffen, die für unsere Stimmung zuständig und somit auch an der Ausbildung von **Depressionen** beteiligt sind. Manchmal wird bei starkem Übergewicht sogar eine Operation nötig, bei der der Magen verkleinert, durch ein „Magenband" eingeengt oder sein Anschluss an den Darm verändert wird. In all diesen Fällen zeigt sich, dass hier nicht einfach nur am Magen rumgeschnitten wurde, so wie man ein zu großes Kleidungsstück ändert. Sondern dass all diese Operationen auch Einfluss auf das Sättigungsgefühl haben. In den USA, wo extremes Übergewicht viel weiter verbreitet ist als in Europa, zählen solche Operationen zu den häufigsten Operationen überhaupt.

Mir liegt ein Stein im Magen!

Den Spruch kennen Sie, oder? Haben Sie vielleicht selbst schon mal gesagt. Ist okay. Aber wo genau liegt er denn, der Stein? Im Vergleich zu den meisten anderen Organen hat man vom Bau des Magens zumindest eine gewisse Vorstellung. Das hat aber wohl auch damit zu tun, dass der **Magen** einfach ein Sack ist mit zwei Öffnungen. Etwa 20 Zentimeter lang. Ist der Sack gut gefüllt, passen etwa ein bis anderthalb Liter rein. Das heißt, anderthalb Maß Bier maximal. Das sollte einem auf dem Oktoberfest zu denken geben! Ah, denken Sie jetzt, kein Wunder, dass so viele ins Reihern kommen, wenn sie mehr als anderthalb Liter wegzischen. Muss ja irgendwo wieder raus, das Gebräu. Aber das liegt meist nicht daran, dass der Magen überläuft, sondern an der Vergiftung durch den Alkohol. Also daran, dass der Alkohol über das Blut ins Hirn geht und dort einiges durcheinanderbringt. Ganz am Anfang das Kleinhirn (Sie erinnern sich: die Einliegerwohnung, die für die Feinsteuerung von Bewegungen zuständig ist). Aber das ist ein anderes Thema.

Bei der Lage des Magens sieht es dagegen mit dem Allgemeinwissen schon anders aus: Dass er im Bauchraum angesiedelt ist, ist weithin bekannt. Einige Zeitgenossen neigen dazu, jegliche Missempfindung im Bauchraum gleich als „Magenschmerzen" zu deklarieren. Weil wir es hier aber genau nehmen, gibt es auch die exakte Position: Der Magen liegt direkt unter dem Zwerchfell im linken Oberbauch und ist überwiegend von den linken unteren Rippen bedeckt, sodass nur ein kleiner Abschnitt vorne Kontakt mit der Bauchwand hat. Er liegt damit oberhalb des Nabels. Und wenn Sie den Nabel als Fadenkreuz nehmen und die Bauchwand unterhalb der Rippen und oberhalb des Schambeins, das man auch gut tasten kann, in vier gleich große Felder einteilen, liegt der Magen im linken oberen Quadranten. Das bedeutet, dass auch Schmerzen, deren Ursache im Magen zu suchen sind, in diesem Areal wahrgenommen werden. Das hilft einem schon einmal bei einer groben Einschätzung! Zu den Ursachen kommen wir gleich noch.

Der Magen schließt an die Speiseröhre an. Wenn Sie nun das Magen-Säckchen aus Ihrem Bausatz nehmen und an die Speiseröhre anschließen wollen, stecken Sie das Säckchen nicht einfach dran fest, sodass der Magen wie ein schlaffer Sack nach unten hängt. Sondern legen Sie es im rechten Winkel an. So, dass das Säckchen aussieht wie ein spiegelverkehrtes, leicht liegendes C. Ein bisschen wie eine Handtasche, die zwischen den Enden des Tragegurts etwas durchhängt. Der Magen ist in drei Abschnitte gegliedert, die man mit bloßem Auge aber nur undeutlich anhand von zwei Einschnürungen abgrenzen kann. Man muss sich das so vorstellen, dass die beiden Enden des Handtaschen-C den **Mageneingang** (oben) bzw. den **Magenausgang** (unten) bilden. Der größte Teil in der Mitte ist der **Magenkörper**. Damit der Muffin nicht aus dem Magen in die Speiseröhre hochrutscht, sind beide Enden verschlossen.

Die **Speiseröhre** ist ein 30 Zentimeter langer, daumendicker Schlauch, der an beiden Enden verschlossen ist, wenn man nicht gerade einen Bissen herunterschluckt oder trinkt. Am unteren Ende gibt es aber keinen Schließmuskel, den man sehen könnte, weil hier die Muskulatur dicker wäre oder so. Wir sprechen daher von einem funktionellen Schließmuskel. In Ihrem Bausatz gibt es dafür einen Drehverschluss. Er dichtet den Übergang zwischen Speiseröhre und Magen ab. Im Körper wird dies durch die Magendrehung hervorgerufen. Dieser Verschluss entsteht vor allem dadurch, dass die Muskelfasern der Speiseröhrenwand verdrillt sind.

Wofür jetzt das Ganze? Warum muss ich den Magen verschließen, wenn ich doch sowieso von oben immer wieder etwas nachschiebe? Nun ja, wenn von oben alles nach unten durchrutschen könnte, könnte auch von unten alles nach oben rutschen, nicht nur der Muffin. Zum Beispiel die Magensäure. Und diese ist pure Salzsäure, die man möglichst nicht überall haben will. Die Verschlüsse sollen also einen Rückfluss, auf „aufschneiderisch" Reflux, aus dem Magen in die Speiseröhre verhindern. Wenn das nicht klappt, kommt es zu einer **Entzündung der Speiseröhre (Refluxerkrankung)**, die zu heftigen, brennenden Schmerzen hinter dem

Brustbein führt. Diese Schmerzen nennt man auch **Sodbrennen.** Ein Arzt (und letztlich auch Sie als Patient) sollte übrigens immer daran denken, dass Sodbrennen und Angina pectoris, also Schmerzen bei einer Vorstufe eines Herzinfarkts, sehr ähnlich von Patienten wahrgenommen werden können. Wenn also bei Verdacht auf Sodbrennen die Magenspiegelung zeigt, dass in der Speiseröhre und im Magen alles in Butter ist, sollte man noch mal an das Herz denken. Mit einem Belastungs-EKG, also einem EKG, bei dem man auf einem Fahrrad-Ergometer strampelt, zeigt sich, ob das Herz auch bei Anstrengung noch genug Blut bekommt.

Jetzt aber zurück zum Reflux! Return to reflux, so to say. Wenn die Entzündung anhält, können Tumore in der Speiseröhre entstehen. Ein Drüsentumor der Speiseröhre ist zwar verglichen mit anderen Tumoren noch selten (10-mal seltener als Dickdarmkrebs), nimmt aber in den letzten Jahren deutlich zu, was wohl wieder mit den Ernährungsgewohnheiten zusammenhängt. Da einer von vier Patienten mit Speiseröhrenkrebs stirbt, kann man sagen, dass diese Art von Krebs zwar selten, aber leider tödlich ist. Man muss die ganze Speiseröhre zusammen mit dem Tumor entfernen und den Magen zu einem Schlauch machen und hochziehen, bis man ihn an den Rachen annähen kann. Das Schlimme am **Speiseröhrenkrebs** ist, dass er früher oder später die Speiseröhre dichtmacht. Dann hilft nicht einmal mehr eine Erweiterung mit einem Röhrchen etwas. Die Patienten müssen über eine Magensonde ernährt werden, die man durch die Bauchdecke bohrt. Oder sie werden gleich mit Flüssigkost versorgt, die man über die Venen ins Blutgefäßsystem einführt.

Durch die Schließmechanismen wird der Magen nur geöffnet, wenn beim Schlucken Nahrung aus der Speiseröhre ankommt. So wie unser Muffin. Jetzt gehen wir mal ans Ende des Magens. Am Ende des Magens sitzt ein echter Schließmuskel, der Magenpförtner, auch **Pylorus-Muskel** genannt. Der ist mehrere Millimeter dick und hat die Form eines Dichtungsrings. Man kann ihn sogar tasten und auch sehen, wenn man die Magenwand durchschneidet. Sie gucken wieder in Ihren Bausatz: Nehmen Sie eine Gummidichtung und bringen Sie diese hier an. Wenn der Muffin dann im Magen zwischengespeichert und zerkleinert wurde, öffnet sich der Pylorus-Muskel. Und der Muffin-Speisebrei wird in den Dünndarm befördert. Aber denken Sie nicht, das flutscht alles innerhalb von Minuten durch. Diese Zwischenspeicherung kann mehrere Stunden dauern, besonders wenn der Inhalt erst mal zerkleinert werden muss. Wie das passiert? Das ist Mechanik pur: schlicht durch die Bewegungen des Magens.

Zur weiteren Zerkleinerung des Muffins und der Eiweißverdauung bildet der Magen in den Drüsen seiner Schleimhaut Salzsäure und Enzyme, die Eiweiß kleinhacken. Mörderischer Cocktail also, der auch für uns selbst gefährlich werden kann: nämlich dann, wenn die schützende Schleimschicht, die auf der Schleimhaut liegt, verlorengeht. Dann ätzt sich nämlich der Magensaft durch die Magenwand und bildet im schlimmsten Fall ein Loch. Die Ätzwunde nennt man **Magengeschwür,** das Loch dann ein perforiertes Magengeschwür. So ein Geschwür bemerken Sie selbst: Sie haben dann nämlich Schmerzen, diesmal tatsächlich Magenschmerzen, im linken Oberbauch. Ähnliche Geschwüre kommen auch im anschließenden Teil des Dünndarms vor (dem Duodenum). Manche Ärzte meinen, man kann die beiden Formen daran unterscheiden, ob die Schmerzen direkt nach dem Essen auftreten oder eher wenn man nüchtern ist. Sie sollten mal zu Ihrem Hausarzt oder zum Gastroenterologen gehen, wenn Sie öfter das Gefühl haben, es liege Ihnen ein Stein im Magen! Wenn das Geschwür erst mal durchgebrochen, also ein Loch im Magen entstanden ist, wird es gefährlich: Denn die Verätzungen können angrenzende Organe wie die Bauchspeicheldrüse oder den Darm schädigen. In denen können Sie auch keine Löcher gebrauchen, weil sich sonst die Bauchspeicheldrüse entzünden kann oder der verdaute Muffin aus dem Darm in die Bauchhöhle läuft statt in die Toilette.

Gefährlich ist es auch, wenn das Geschwür eine der Magenarterien annagt – das kann leicht passieren, da diese abschnittsweise sogar in der Magenwand verlaufen. Dann kann man eine heftige Magenblutung bekommen. Wenn man Glück hat, muss man daraufhin erbrechen. Was dabei rauskommt, ist allerdings nicht sehr appetitlich: nämlich durch den Magensaft schwarz geronnenes Blut. Spätestens jetzt sollten Sie davon überzeugt sein, den Notarzt zu rufen, bevor Sie innerlich verbluten. Die Namen und der genaue Verlauf der sechs verschiedenen Magenarterien spielen an dieser Stelle keine Rolle. Selbst für Ihr „Aufschneider"-Wissen wäre das zu viel. In einem echten Anatomiebuch würden wir diese Magenarterien natürlich ganz genau beschreiben. Und natürlich auch die Lage der verschiedenen Lymphknoten, weil das für Chirurgen, die am Magen operieren oder ihn zum Beispiel bei **Magenkrebs** entfernen, sehr wichtig ist. Hier geht es ja erst mal um den Einsteigerkurs – stomach in a nutshell, wenn man so will.

Ich habe Sie inzwischen vermutlich davon überzeugt, dass der **Magensaft** alles andere als harmlos ist. So ist es natürlich klar, dass seine Bildung ganz genau reguliert wird. Das ist wie bei Chemikern: Wenn die eine gefährliche Chemikalie herstellen, wird auch ganz genau abgemesssen, wie viel von welchem Inhaltsstoff in welcher Reihenfolge wann zugemischt wird und wie viel davon überhaupt hergestellt wird. Bei der Magensäure ist das ähnlich: Die Produktion der Magensäure wird angeworfen, wenn man Hunger hat oder vor dem Essen etwas Leckeres riecht oder schmeckt. Dann feuert der Vagus-Nerv (dieser herumirrende Hirnnerv, den wir schon mal beim Nervensystem und im äußeren Gehörgang getroffen haben), und es wird Magensäure gebildet. Wenn genug Schleim da ist, der die Schleimhaut wie ein Schutzmantel bedeckt, passiert auch nichts. Aber wehe, wenn jemand regelmäßig oder viele Schmerzmittel nimmt, allen voran Aspirin® oder auch Diclofenac: Diese können die Schleimbildung im Magen stören. Als Folge davon können Sie eine **Magenentzündung** (**Gastritis**) oder ein ausgewachsenes Magengeschwür bekommen. Das hört die Pharmaindustrie nicht gern, aber es gibt eben auch Schmerzmittel wie Paracetamol, die diese Nebenwirkung nicht haben (dafür aber andere). Wenn Sie also zu Magenproblemen neigen, sollten Sie wenig Schmerzmittel einnehmen und auch bei der Auswahl vorsichtig sein.

Aber jetzt verrate ich Ihnen noch etwas: Wie man seit ungefähr zwanzig Jahren weiß, bilden sich die meisten Magengeschwüre nur dann, wenn ein Bakterium in unserem Magen lebt, das man HP oder **Helicobacter pylori** nennt und das mit seinen Toxinen die Schleimhaut schädigt. Das ist nicht selten, da die Hälfte aller Erwachsenen diesen Keim in sich trägt. Für die Entdeckung, dass HP an den Geschwüren schuld ist, wurde 2005 sogar der Nobelpreis für Medizin verliehen: und zwar nicht nur an den Entdecker der Bakterien, den australischen Pathologen Robin Warren, sondern auch an seinen Landsmann, den Mediziner Barry Marshall. Dieser hatte im Selbstversuch *Helicobacter-pylori*-Bakterien geschluckt und prompt eine schwere Gastritis bekommen. Seit dieser Erkenntnis behandelt man ein Magengeschwür mit einem komplizierten Antibiotika-Mix und und Tabletten, die die Säureproduktion in der Magenschleimhaut hemmen. Das nennt man dann **Säureblockade.** Mit diesem Ansatz sind die Erfolgschancen sehr gut! Etwas traurig für alle Chirurgen, da heutzutage die Operation von Magengeschwüren oder auch die Entfernung der säurestimulierenden Nerven praktisch keine Bedeutung mehr hat. Noch mein Vor-Vor-Vorgänger im Amt, Titus von Lanz (1897–1967), hat mit seinem chirurgischen Kollegen aus Würzburg, Werner Wachsmuth (1900–1990), in seinem legendären Buch „Praktische Anatomie" genau den Verlauf und die Operation der Magennerven beschrieben. Heute ist dieses Wissen für die Schublade.

Jetzt muss ich aber trotzdem alle Optimisten enttäuschen, die denken: „Super, so ein Magengeschwür kann mir nicht passieren. Ich nehme keine Schmerzmittel und *Helicobacter* habe ich bestimmt nicht in meinem Körper, weil ich zur anderen Hälfte der Menschheit gehöre!" Denn es gibt noch einen anderen Kandidaten, der die Säurebildung im Magen fördert und so zu einem Magengeschwür führen kann: Stress. Meine Mitarbeiter scherzen immer, man sollte die Leistung eines Chefs nicht wie sonst in der Forschung an der Zahl und Qualität seiner Veröffentlichungen messen, sondern besser an der Zahl seiner Mitarbeiter mit Magengeschwüren. Ich hoffe mal, dass ich bei diesem Ranking nicht vorne liegen würde. Aber lustig wäre es schon, wenn man sich auf einer Tagung trifft und so in die Runde fragt: „Und wie viele habt ihr dieses Jahr wieder geschafft? Nur fünf? Aber dafür mit einer knackigen **Perforation**? Respekt!"

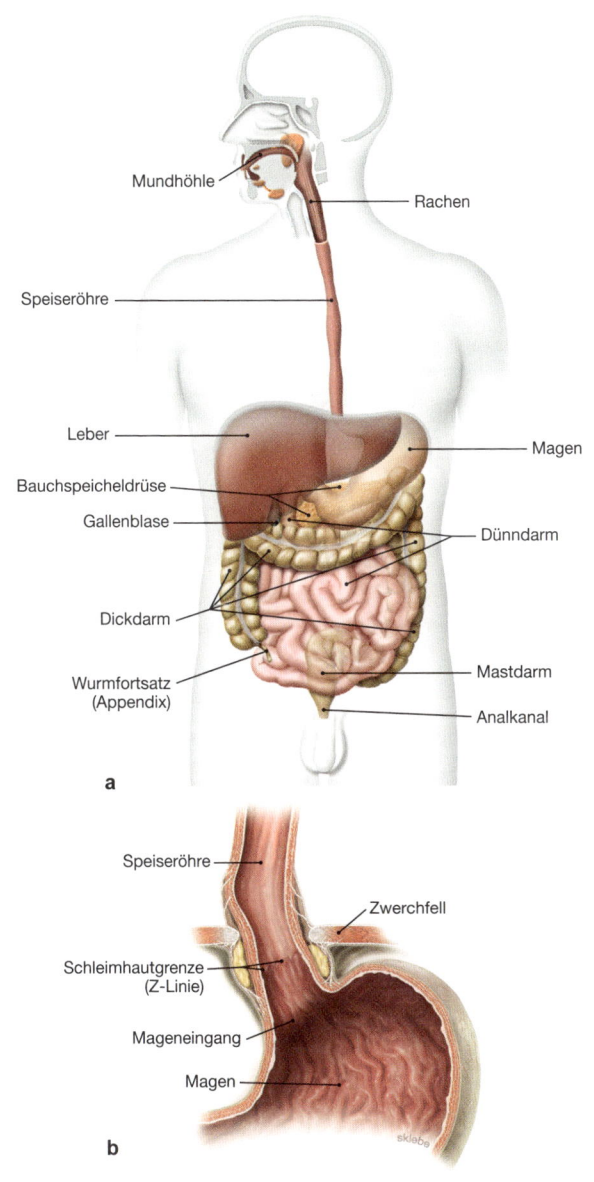

a

Mundhöhle

Rachen

Speiseröhre

Leber

Magen

Bauchspeicheldrüse

Gallenblase

Dünndarm

Dickdarm

Wurmfortsatz
(Appendix)

Mastdarm

Analkanal

b

Speiseröhre

Zwerchfell

Schleimhautgrenze
(Z-Linie)

Mageneingang

Magen

■36 Die Verdauungsorgane (a), Speiseröhre und Magen (b)

Ein Knäuel von einem Darm

Kehren wir wieder zurück zu unserem Muffin. Der Magen hat ihn brav zerkleinert und die Eiweiße aufgespalten. Übrig geblieben ist ein Speisebrei. Portionsweise wird dieser vom Magen in den **Dünndarm** verschoben. Seine Hauptaufgabe ist es, die Nährstoffe aus dem Speisebrei aufzunehmen. Der Dünndarm ist 4–6 Meter lang und mit 3 Zentimeter etwa doppelt so dick wie ein Gartenschlauch. Aber anders als der Gartenschlauch hat er auf seiner Innenseite unzählige Falten und Zotten. Würde man sie alle glatt streichen, käme man auf eine Oberfläche von etwa 150 Quadratmeter. (Ich könnte jetzt wieder das Beispiel vom bezahlbaren Wohnraum in München und anderen Großstädten bringen.) So wie Sie Ihren Gartenschlauch vermutlich an einer Wand befestigt und vielleicht auch aufgerollt haben, ist auch der Dünndarm im Körper befestigt. Und zwar hinten an der Rumpfwand mit einer Aufhängung, die man als Mesenterium bezeichnet. Im Mesenterium liegen auch die Leitungsbahnen, die den Darm versorgen, also Blut- und Lymphgefäße und Nerven. Der Vorteil ist, dass der Darm durch diese Aufhängung sehr beweglich ist. Tatsächlich ist er auch dauernd in Bewegung, was als **Peristaltik** bezeichnet wird, und schunkelt vor sich hin, sodass der Nahrungsbrei in seinem Inneren nur so hin- und herschwappt. Weil diese Aufhängung des Dünndarms eine gewisse Länge hat, kann man ihn auch weitgehend aus der Bauchhöhle rausholen und nach einer Operation wieder zurückbringen. Zumindest die letzten beiden Teile, die als **Leerdarm** (**Jejunum**) und **Krummdarm** (**Ileum**) bezeichnet werden und ohne scharfe Grenzen ineinander übergehen. Das wird manchmal in Thrillern sehr plastisch dargestellt, wenn einem „die Eingeweide raushängen".

Gut im Körper verankert ist nur der erste Teil des Dünndarms, der etwa 25 Zentimeter lange **Zwölffingerdarm** (**Duodenum**). Er verläuft wie ein C um den Kopf der Bauchspeicheldrüse herum. Obwohl der Zwölffingerdarm der kürzeste Abschnitt des Dünndarms ist, ist er anatomisch gesehen der spannendste Teil: Denn hier münden der Gallengang und die Ausführungsgänge der Bauchspeicheldrüse ein, um wichtige Verdauungssekrete abzugeben. Auch die meisten Nährstoffe aus unserem Muffin werden hier in das Blut aufgenommen und über eine Ader mit dem Namen „Pfortader" zur Leber transportiert. Man sollte die Kleinen also nie unterschätzen!

Wichtig ist auch der letzte Abschnitt des Krummdarms, Mediziner sagen dazu „terminales Ileum" (wie beim Terminator, der auch allen ein Ende bereiten will). In diesem letzten Abschnitt wird das **Vitamin B$_{12}$** aufgenommen. Vitamin B$_{12}$ braucht der Körper zur Blutbildung, vor allem zur Vermehrung der roten Blutkörperchen. Auch Gallensäuren aus der Galle werden hier über das Blut wieder zur Leber gebracht und somit recycelt, weil auch die Leber keinen Bock hat, die Galle immer wieder neu zu bilden. Was, die Leber macht Galle? Ja, aber dazu später.

Weil der Krummdarm diese besonderen Funktionen hat, sind auch die Symptome von Patienten mit **Morbus Crohn** sehr unterschiedlich. Morbus Crohn ist eine entzündlichen Darmerkrankung, die sehr oft den Krummdarm befällt. Zusätzlich zu den schmerzhaften, mit Fieber und Durchfällen einhergehenden Krankheitsschüben treten dann manchmal noch Symptome auf, die mit der Aufnahme von Vitamin B$_{12}$ oder der Gallensäure zu tun haben. Wie etwa Anämie, also Blutarmut.

Wenn unser Muffin im letzten Abschnitt des Krummdarms angekommen ist, geht seine Reise weiter in den Dickdarm. Am Übergang zwischen Dickdarm und Dünndarm ist eine Art Klappe ausgebildet, die nach ihrem Beschreiber **Bauhin-Klappe** heißt. In Ihrem Baukausten liegt dafür ein kleiner Mund. Denn diese Klappe sieht eher wie eine mundartige Öffnung mit zwei Lippen als wie eine echte Klappe aus. Einen richtigen Verschlussmechanismus gibt es hier nicht und schon gar keinen Schließmuskel, auch wenn einzelne Muskelfasern in der Klappe zu finden sind. Daher kann sie nur ein wenig dazu beitragen, dass der Muffinbrei nicht vom Dickdarm wieder in den Dünndarm zurückschwappt. Trotzdem hat diese Struktur den nicht ernst gemeinten Begriff „Bauhinismus" hervorgebracht. Dabei han delt es sich um Kopfschmerzen, die man sich dadurch zuzieht, dass man seinem Vorgesetzten so weit in den Allerwertesten kriecht, bis man sich den Kopf an der Bauhin-Klappe stößt. Obwohl der Begriff „Bauhinismus" aus der Eingeweide-Chirurgie kommen dürfte, wo wie überall in der (operativen) Medizin eine ausgeprägte Hierarchie gepflegt wird, ist er wohl auch für andere Branchen anwendbar. Die Klappe ist zumindest bei allen Menschen da, auch wenn es keinen offiziellen Fachbegriff gibt. Vielleicht weil die alten Anatomen gewusst haben, dass es sich gar nicht um eine echte Klappe handelt.

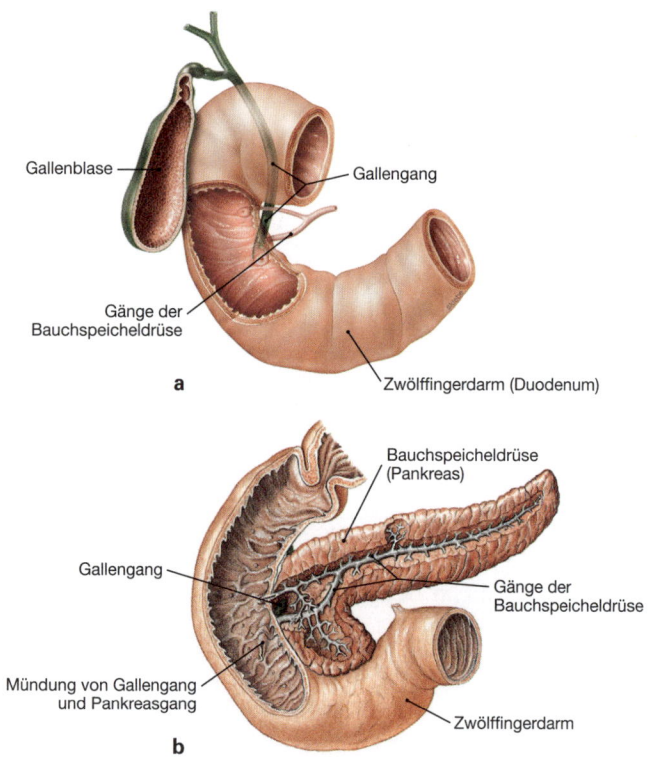

■37 Zwölffingerdarm und Gallenblase (a), Zwölffingerdarm und Bauchspeicheldrüse (b)

Es gibt keine Blinddarmentzündung!

Wie jetzt? Was schreibt der Waschke da für einen Schmarrn, werden Sie sich jetzt denken. Schließlich haben Sie selbst schon eine „Blinddarmentzündung" gehabt. Lassen Sie es mich erklären: Sie wissen ja mittlerweile schon, dass der Dünndarm in den Dickdarm mündet. Und dieser erste Abschnitt des Dickdarms heißt **Blinddarm**. Aber der entzündet sich nicht. Zumindest nicht alleine, sondern höchstens im Rahmen von entzündlichen Darmerkrankungen wie Morbus Crohn. Aber Waschke, werden Sie mir jetzt zurufen wollen, ich hatte doch eine „Blinddarmentzündung", ohne dass ich Morbus-Crohn-Patient bin. Und dann wurde der Blinddarm sogar entfernt! Das stimmt sicher, aber entfernt wurde nicht der Blinddarm, sondern das wurmartige Anhängsel am Blinddarm, die **Appendix vermiformis** – auf Deutsch: der Wurmfortsatz. Mediziner nennen diese Krankheit **Appendizitis** – also eigentlich „Wurmfortsatzentzündung". Aber im Deutschen ist leider der falsche Begriff: „Blinddarmentzündung" gebräuchlich. Sogar Chirurgen verwenden diesen Begriff. Der Wurmfortsatz ist etwa 8 Zentimeter lang und ungefähr 5 Millimeter dick – er ähnelt also wirklich einem Regenwurm. In seiner Schleimhaut befindet sich viel lymphatisches Abwehrgewebe, sodass er einen Teil des Abwehrsystems des Darms bildet. Er ist für den Darm ungefähr das, was die Mandeln für Gaumen und Rachen sind. Sozusagen eine Darm-Mandel.

Genau wie die Mandeln kann man auch den Wurmfortsatz entfernen, wenn er entzündet ist, da er nicht lebensnotwendig ist. Nein, eigentlich sollte ich sagen: Man muss einen heftig entzündeten Wurmfortsatz sogar herausoperieren. Andernfalls kann er durchbrechen und der Eiter, der sich im Wurmfortsatz angesammelt hat, kann sonst die ganze Bauchhöhle entzünden und verkleben. Das nennt man dann **Bauchfellentzündung** und die kann auch schnell mal tödlich sein, wenn noch eine **Blutvergiftung** (**Sepsis**) dazukommt. So eine Blutvergiftung ist leider kein Spaß und das gefährliche Finale vieler entzündlicher Erkrankungen und auch von

Operationen, bei denen die Wundheilung nicht so funktioniert wie sie soll. In bis zu einem Viertel der Fälle endet eine Blutvergiftung tödlich.

Die Frage ist jetzt natürlich, wie ein Chirurg feststellen kann, ob es sich um einen entzündeten Wurmfortsatz handelt oder nicht. Und das ist spannend, da die Diagnose Appendizitis (verzeihen Sie mir, wenn ich hier den fachlich korrekten lateinischen Ausdruck verwende und nicht die unkorrekte „Blinddarmentzündung") eine klinische Diagnose ist. Das heißt, es gibt keinen eindeutigen Test, mit dem man die Diagnose zweifelsfrei stellen kann. Sondern der Chirurg muss aufgrund verschiedener Symptome und Befunde auf die Verdachtsdiagnose kommen und dann aufgrund seiner Erfahrung entscheiden: Den oder die machen wir auf – oder eben nicht. Die Patienten haben oft Bauschmerzen, manchmal auch Fieber und Durchfälle, sodass es sich bei den Bauchschmerzen auch einfach um eine banale Durchfallerkrankung handeln kann. Einigermaßen typisch ist, dass die Schmerzen anfangs diffus im Oberbauch (also irgendwo unter den Rippen) zu finden sind und dann nach ein paar Tagen in den rechten Unterbauch (also irgendwo auf Höhe des Beckenkamms) wandern – dort, wo der Wurmfortsatz auch liegt. Der Chirurg sucht dann zwei bestimmte Punkte auf der Oberfläche der Bauchdecke und gibt recht viel darauf, ob es dort wehtut, wenn er drückt oder wieder loslässt. Dazu verbindet man den vorderen Fortsatz (für Ihr „Aufschneider"-Wissen: Spina iliaca anterior superior, also gegenüber dem Stachel, an dem man Knochenmark entnehmen kann) rechts am Darmbeinkamm entweder mit dem Bauchnabel oder dem gleichen Knubbel auf der linken Körperseite. Wenn man dann an diesen Linien nach innen entlang geht, kommt man nach einem Drittel zum **McBurney-** oder zum **Lanz-Punkt.** Hört sich vielleicht kompliziert an, wenn ich es erkläre. (Dafür bin ich ja auch didaktisch an der Uni tätig, damit ich das Erklären vielleicht auch noch einmal lerne.) Wenn Sie sich aber mal die Abbildung anschauen, ist es ganz einfach. Tja, und dann macht der Chirurg eben auf und holt den Wurmfortsatz raus oder eben nicht. Solche Entscheidungen sind übrigens auch der Grund, warum man den Chirurgen im Unterschied zum Banker und Informatiker eines Tages nicht so einfach durch künstliche Intelligenz wegrationalisieren wird.

Das war jetzt relativ viel Text für ein 8 Zentimeter langes Würmchen. Musste aber sein. Schließlich sind „Wurmfortsatzentzündungen" eine sehr häufige Krankheit – vor allem bei Kindern. Nun aber zum restlichen Dickdarm, der fast so dick ist wie ein Staubsaugerschlauch: Der heißt auf den nächsten 1,2 Metern **Kolon** und umgibt den Dünndarm wie ein Bilderrahmen das Bild. Ach, ich vergaß, auf Instagram haben die geposteten Bilder ja gar keinen Rahmen, sodass jetzt wohl keiner der unter Zwanzigjährigen weiß, was ich meine. Schade eigentlich! Der Dickdarm ist in seinem auf- und absteigenden Teil (also rechts und links) relativ eng mit der hinteren Rumpfwand verwachsen. Unten wendet sich das Kolon zur Körpermitte und geht in den **Mastdarm** über. Und der ist dann wieder ein Kapitel für sich.

Der Dickdarm ist häufig Opfer von zwei Erkrankungen, die ich kurz erwähnen möchte: Zum einen ist da der **Dickdarmkrebs,** der mit dem Lungenkrebs und dem Brustkrebs einer der drei häufigsten Tumore überhaupt ist. Das Problem ist, dass er oft keine Probleme macht – bis es dann zum Gewichtsverlust kommt. Und der deutet schon eine fortgeschrittene Erkrankung an. Wechsel von Durchfall und Verstopfung und besonders Blutbeimengungen im Stuhl sollten einen daher motivieren, einen Gastroenterologen aufzusuchen. Der macht dann eine Darmspiegelung, um die Ursache abzuklären. Die gute Nachricht: Die Sterblichkeit beim Dickdarmkrebs geht zurück, da die Tumore zunehmend früher festgestellt werden. So kann man sie gut durch eine Operation entfernen. Bei dieser OP wird meist eine Hälfte des Dickdarms rausgenommen. Dazu kommt, dass die Krankenkassen für Männer und Frauen ab 50 Jahren einmal im Jahr eine Vorsorgeuntersuchung nach Blut im Stuhl bezahlen und für über 55-Jährige eine Darmspiegelung. Ich kann nur jedem empfehlen, diese Möglichkeit wahrzunehmen, da es nur für wenige Tumorarten zuverlässige

Vorsorgemöglichkeiten gibt. Wäre doch unklug, wenn Sie diese nicht in Anspruch nehmen.

Die zweite häufige Erkrankung des Dickdarms ist zwar grundsätzlich harmlos, kann aber Probleme bereiten, wenn es zu Komplikationen kommt. Relativ viele ältere Menschen haben kleine Ausstülpungen im absteigenden Dickdarm – bei unseren Leichen sehen wir das recht häufig. Diese Ausstülpungen heißen auf lateinisch Divertikel und die Krankheit entsprechend **Divertikulose.** Die Ursache für diese Krankheit ist vermutlich, dass die Patienten zeit ihres Lebens sehr wenige Ballaststoffe essen und wenig trinken. Die Ausstülpungen selbst sind kein Problem. Sie können sich aber entzünden und dann entweder zur schmerzhaften Verengungen des Darms führen oder sogar (wie jede Infektion in der Bauchhöhle) zu **Bauchfellentzündung** und **Blutvergiftung (Sepsis).** Die Entzündung der Ausstülpungen (**Divertikulitis**) geht oft mit Bauchschmerzen und Fieber einher. Meist sind die Schmerzen links am stärksten, dort wo der Dickdarm wieder absteigt. Man kann also sagen, dass die Divertikulitis im Unterschied zur Blinddarmentzündung – Mist, ich meine natürlich Appendizitis – auf der anderen Körperseite Schmerzen macht. Außerdem tritt sie erst bei älteren Menschen auf und nicht vor dem 40. Geburtstag. Wenn ich mir den Text so ansehe, dann habe ich über den Dickdarm nur wenig zur Anatomie und viel zu den Krankheitsbildern geschrieben. Ich denke aber, für dieses Büchlein stimmt die Gewichtung so.

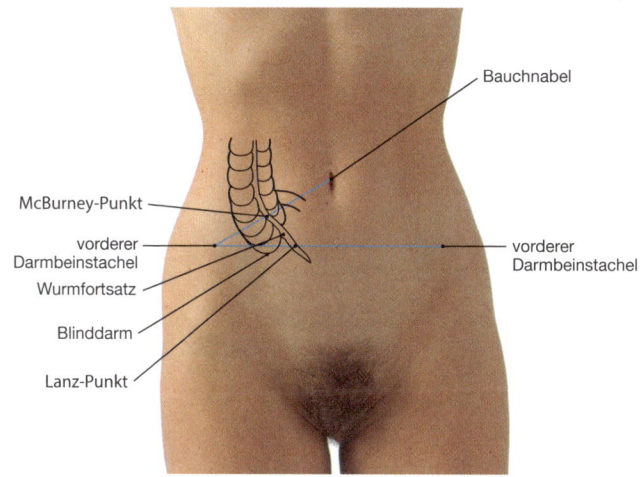

Bauchnabel

McBurney-Punkt

vorderer
Darmbeinstachel

Wurmfortsatz

Blinddarm

Lanz-Punkt

vorderer
Darmbeinstachel

■38 Die Lage des Wurmfortsatzes

Die Anatomie eines Furzes

Also, wenn Sie mir gegenüber noch vor zwei Monaten behauptet hätten, ich würde mal ein Buchkapitel über die Anatomie eines Furzes schreiben, dann hätte ich entweder gelacht (weil ich es nicht geglaubt hätte) oder geweint (wenn ich es für möglich gehalten hätte). Jetzt ist es so weit. Trotz der provokativen Überschrift geht es natürlich auch hier wieder um ein ernsthaftes Anliegen, nämlich darum, die eigene Anatomie besser zu verstehen.

Es geht dabei nämlich um den **Mastdarm** und den **Analkanal,** die beiden letzten Abschnitte des Dickdarms, bevor unser Muffin wieder das Licht der Welt erblickt. Diese Abschnitte gehören zusammen und stehen im Dienste der Stuhlkontinenz, also der Fähigkeit zur Stubenreinheit. Wie ich bei meinem Kleinen wieder nachvollziehen kann, ist der Erwerb dieser Fähigkeit (also die willentliche Kontrolle über den eigenen Stuhlgang) kein Selbstläufer. Der Mastdarm enthält ein Reservoir (das wir Anatomen auch als Ampulle bezeichnen), in dem der Stuhl gespeichert wird. Der Stuhl ist das Endprodukt des Speisebreis, wenn ihm im Dünndarm alle Nährstoffe entzogen wurden und dann im Dickdarm noch das ganze Wasser. Dass am Ende alles „kack"braun ist und nicht nur unser Schokomuffin, liegt an den Farbstoffen, welche die Galle zufügt.

Auf seinen letzten vier Zentimetern tritt der Dickdarm durch den Beckenboden und wird dann von einer Manschette aus Schließmuskeln umhüllt. Dieser Abschnitt heißt **Analkanal** und reicht bis zum **Anus.** Nicht After, das sagt man nur bei Tieren. Deshalb heißt auch das Gegenteil von „oral" (für „durch den Mund", von lateinisch Os = Mund) eben „anal" und nicht „afteral(l)". Wobei „after all" bei Betrachtung von oral aus zumindest anatomisch gesehen wieder richtig wäre. Nun gut, lassen wir das. Schauen wir uns das System der Schließmuskeln etwas genauer an. Hier gibt es auf der Außenseite der Manschette einen **willkürlichen Schließmuskel** und auf der Innenseite einen **unwillkürlichen Schließmuskel.** So, als würden Sie aus dem Baukasten jetzt zwei Dichtungen rausholen und eine innen im Schlauch befestigen, die andere außen. Doppelt gesichert hält besser. Auch im Körper ist das so. Der innere Schließmuskel übernimmt nämlich schon mal 70 Prozent der Verschlusskraft, und unser Muffin ist da ziemlich gut aufgehoben. Wir müssen also nicht dauernd den Hintern zusammenkneifen, sondern nur wenn es ganz arg pressiert. Den Rest des Jobs übernimmt der äußere, willkürliche Schließmuskel zusammen mit einer Muskelschlinge des Beckenbodens, die den Darm nach vorne abknickt und so verschließt. Zumindest fast den Rest – nämlich 20 Prozent des Verschlusses. Dem mathematisch Vorgebildeten fällt jetzt auf, dass damit noch 10 Prozent des Muffins in die Hose gehen, wenn das alles war. Genau, daran erkennt man, dass der Verschlussapparat nicht nur aus Muskeln besteht. Diese letzten 10 Prozent des Verschlusses, damit also alles wirklich dicht ist und nichts entweicht, übernimmt sozusagen ein kleiner beweglicher Pfropf: ein Schwellkörper aus Blutgefäßen, der unter der Schleimhaut der Längsfalten im Analkanal sitzt. Dieser Schwellkörper wird von der oberen Mastdarm-Arterie gespeist und ermöglicht einen „Gas"-dichten Verschluss, wie man so nett sagt. Die hochsensible Schleimhaut des Analkanals muss dabei erkennen, ob es sich bei dem, was sich da aufgestaut hat, nun um Stuhl oder Luft handelt. Und dann muss manchmal doch das Großhirn ran, um das zu entscheiden. Leider klappt das alles nicht immer gut, und wer kennt nicht die Situation, dass einem schon mal einer entwischt ist, so ein Furz. Nein, Sie natürlich nicht, geneigte Leserin und geneigter Leser. Kann aber noch kommen, und dann kennen Sie jetzt die Anatomie dieses Furzes im Detail. Und Sie wissen, dass Sie nichts dafür können. Es hat schlicht die Kommunikation Großhirn an Schwellkörper versagt.

Im Laufe des Lebens kann dieser Schwellkörper aber auch ausleiern und sich dann durch den Anus ausstülpen. Das kennt man als **Hämorrhoiden**. Hämorrhoiden sind damit nichts irgendwie Abstoßendes oder Komisches, sondern nur das Versagen eines natürlichen Schließmechanismus. Genauso wie Falten und Haarausfall, wobei hier kein Schließmuskel versagt. Hämorrhoiden bemerken

Sie, wenn auf dem Stuhl oder am Klopapier hellrotes Blut zu sehen ist. Hellrot deshalb, weil die Hämorrhoiden von einer Arterie gespeist werden. Diese Blutspuren sind erst mal nicht lebensgefährlich, und solange man dabei keine Schmerzen hat, muss man eigentlich auch nichts machen. Man sollte aber einmal beim Proktologen, wie der Kollege heißt, der sich auf das Hinterteil spezialisiert hat, die Diagnose bestätigen lassen. Denn wenn es blöd läuft, kann rotes Blut auch aus einem bösartigen Tumor im Mastdarm oder Analkanal stammen. Und den sollte man nicht einfach so vor sich hinwachsen lassen.

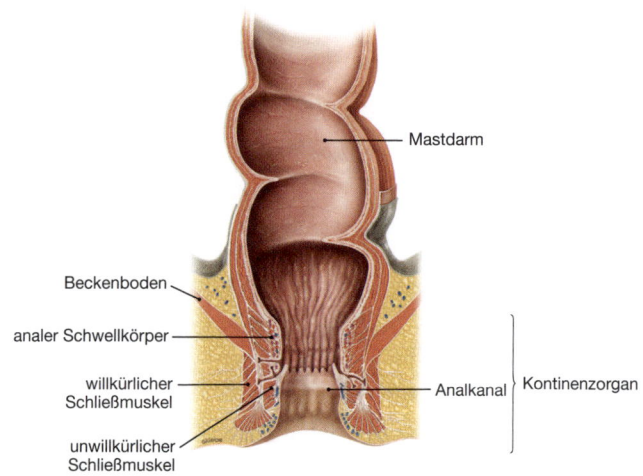

■39 Mastdarm und Analkanal

Und sie wächst mit ihren Aufgaben

Tun wir das nicht alle? Mit unseren Aufgaben wachsen? Behaupten wir zumindest oft. Hier geht es aber um ein Organ des Oberbauchs, nämlich die **Leber** – auch sie wächst mit ihren Aufgaben, wie wir noch sehen werden. Sie nimmt schon beim Gesunden nahezu den ganzen Oberbauch ein und liegt da drinnen wie eine Schirmmütze. Dabei wird die Leber von den Rippen nahezu vollständig bedeckt, sodass man sie meist nur tasten kann, wenn sie vergrößert ist. Der große Komiker (und wie wir jetzt sehen auch Anatom) Otto Waalkes sagte schon zu Recht: Zwischen Leber und Milz passt noch ein Pils. Er meinte damit den Magen. Können Sie sich merken, wenn Sie wollen. Ist nicht falsch. Die Leber wiegt 1.500 Gramm. Also so viel wie eineinhalb Packungen Zucker, und ist damit ein ganz schöner Brocken. Unsere Studenten sind jedesmal völlig platt, wenn sie zum ersten Mal eine Leber sehen. Man muss aber dazu sagen, dass viele Lebern, die wir im Präpariersaal sehen, zusätzlich noch vergrößert sind. Und das ist nicht nur in München so, wie Sie jetzt vielleicht gleich anmerken wollen. Denn München – Bier – Alkohol – Leber, das ist so eine Assoziation, die Sie vielleicht gerade haben.

Dass die Leber irgendwas mit Alkohol zu tun hat, wissen die meisten – aber mehr meist auch nicht. Deshalb lassen Sie mich gleich mit den Funktionen der Leber beginnen. Die Leber ist absolut lebensnotwendig und steht da dem Herz in nichts nach. Außer dass ein kompletter Ausfall der Leber nicht wie beim Herzen innerhalb von wenigen Minuten über eine irreversible Hirnschädigung zum Tode führt. Sondern es dauert meist ein paar Tage. Fällt die Leber aus, fällt der Patient in ein **Koma**, also einen Bewusstseinsverlust, aus dem man nicht einfach erweckbar ist. Dieses Koma ist Folge einer Hirnvergiftung. Denn die Hauptfunktionen der Leber sind Entgiftung und **Stoffwechsel.** Mit Stoffwechsel ist die Ernährung des Körpers gemeint, indem Nährstoffe gespeichert und verteilt werden. Alle Nährstoffe (außer den meisten Fetten) kommen aus dem Darm erst mal über eine große Ader, die **Pfortader,** in die Leber und werden da entweder gespeichert oder zum Transport umgewandelt. Der zum Transport bestimmte Teil wird dann in das Blut freigesetzt, sodass sich alle anderen Organe nach Belieben bedienen können. Wie an einem Buffet.

Um den Körper zu entgiften, macht die Leber viele Abbauprodukte des körpereigenen Stoffwechsels und auch Medikamente wasserlöslich oder gibt sie über die Galle ab. Die Gallenflüssigkeit wird also tatsächlich von der Leber hergestellt und in der Gallenblase nur gespeichert. Neben der Galle bildet die Leber aber auch viele Eiweiße aus den mit der Nahrung aufgenommenen Aminosäuren, die als Proteine im Blut besondere Funktionen übernehmen. Zum Beispiel die meisten Gerinnungsfaktoren, die man braucht, damit das Blut nach einer Verletzung verklumpt und man nicht verblutet. Zusätzlich dazu hat die Leber noch ein paar Nebenjobs, aber die müssen Sie nun wirklich nicht kennen.

Wenn Sie jetzt die Leber, die ein bisschen die Form einer Schirmmütze hat, aus Ihrem Bausatz nehmen, sehen Sie, dass die Leber in zwei Lappen gegliedert ist: Einen großen rechten und einen kleinen linken Lappen. Unten am rechten Lappen hängen noch zwei kleine Fortsätze dran. Dass die auch als Lappen bezeichnet werden, finde ich witzig, da sie dieser Bezeichnung nicht gerecht werden. Ich denke inzwischen, das ist historisch bedingt. Galen, der große Anatom im 2. Jahrhundert, hat nämlich fünf Lappen bei der Leber beschrieben. Im 16. Jahrhundert hat Andreas Vesal dann herausgefunden, dass dieser Fehler wie viele andere daher kam, dass Galen nur Tiere, vor allem Hunde und Affen, seziert hat, nie aber einen Menschen. Trotzdem haben sich die Anatomen irgendwie nicht getraut, die Zahl der **Leberlappen** auf zwei zu reduzieren. Mir ist es auch egal, wie viele Lappen sie hat, da die Lappen keine funktionelle Bedeutung haben. Viel wichtiger ist, dass die Leber innen in acht **Lebersegmente** aufgegliedert ist. Das haben Chirurgen in der Mitte des 20. Jahrhunderts festgestellt. Da sehen Sie mal, wie rasend schnell sich in der Anatomie Erkenntnisse durchsetzen. Wenn aber Chirurgen etwas Anatomisches feststellen, dann ist es meist wichtig: Die Entdeckung der Segmente hat die Leberchirurgie revolutioniert, weil man nun viel mehr kleine Stücke der Leber entfernen kann. Das ist praktisch, da man jetzt auch **Lebermetastasen** entfernen kann, bei denen man früher gesagt hätte, sie sind inoperabel. Für den Patienten hieß dies früher meist, dass man mit einem in die Leber metastasierten Tumor, etwa aus dem Magen oder dem Darm, verstorben ist.

Die Leber ist so organisiert, dass sie mikroskopisch kleine Felder bildet, in denen das Blut mit den Nährstoffen aus dem Darm oder den zu entgiftenden Stoffwechselprodukten oder den Medikamenten an den Leberzellen vorbeifließt. Daher können die Leberzellen alle Stoffe gut aus dem Blut aufnehmen oder wieder abgeben. Das ist ein bisschen so wie beim Running-Sushi. Auf kleinen Tellerchen kommt alles vorbei, Sie brauchen nur noch zuzugreifen. Ähnlich machen das die Leberzellen. Zusätzlich bilden die Leberzellen dann die Galle (Gallenflüssigkeit), die sich in der Leber in Gallenkanälchen sammelt und dann an der Pforte der Leber austritt, um zur Gallenblase zu kommen. An dieser Pforte tritt übrigens auch die Pfortader ein und bringt die Nährstoffe. Eine große Tür für alles, sozusagen. Die Gallenblase sitzt übrigens direkt unter der Leber. Aber darauf kommen wir gleich im nächsten Kapitel.

Jetzt wollen Sie sicher endlich wissen, warum ich geschrieben habe, die Leber wächst mit ihren Aufgaben. Ganz einfach: Die Leber entgiftet ja den Körper. Sie baut also auch Alkohol ab. Und wenn sie viel zu tun hat, bildet sie mehr Leberzellen, um den Anforderungen gerecht zu werden. Sie wächst also. Wie eine Firma – wenn es mehr zu tun gibt, werden mehr Mitarbeiter eingestellt und das Unternehmen wächst. Die Leber wächst auch, wenn wir zu viel Fett und Zucker essen und die Leberzellen am Ende vollgestopft sind wie eine gemästete Gans. Das bezeichnet man als **Leberverfettung** oder bei starker Ausprägung als **Fettleber**. Die Schwellung der Leber kann auch zu einem dumpfen Schmerz im rechten Oberbauch führen – das liegt daran, dass es durch das Wachstum zu einer Spannung in der Organkapsel kommt. Doch es bleibt nicht beim Wachstum allein: Leider sind viele Stoffe einschließlich Alkohol auch für die Leberzellen nicht ganz gesund, sodass sie kaputtgehen. Wenn die Leber dann nachwächst, bilden sich oft Knoten aus, und die Leber vernarbt. Dann liegt eine **Leberzirrhose** vor. Na gut, sagen Sie sich jetzt, ich trinke keinen Alkohol, also kann ich auch keine Leberzirrhose bekommen. Das ist leider zu kurz gedacht. Denn nicht nur jede andauernde Schädigung der Leber (also etwa zu viel Alkoholkonsum oder eine Verfettung bedingt durch die Zuckerkrankheit [Diabetes mellitus] oder durch Fettsucht) führt am Ende zu einer Zirrhose. Auch Viren können eine Leberzirrhose auslösen: Weltweit gesehen (und in Afrika ganz besonders) sind Zirrhosen sogar am häufigsten durch **Hepatitis-Viren** der Typen B, C und D ausgelöst. In reichen Ländern dagegen meist durch Alkohol.

Jetzt könnten Sie sagen, ist doch egal, ob meine Leber groß und knotig ist, sieht ja keiner. Das Problem ist, dass die Leber irgendwann versagt. Außerdem kann in einer zirrhotischen Leber auch **Leberkrebs** entstehen. Die meisten Patienten sterben aber vorher daran, dass das Blut sich über die Pfortader zurückstaut zu den Venenpolstern, die unten die Speiseröhre verschließen. Hier bilden sich Krampfadern, die irgendwann platzen und lebensgefährlich bluten. Wenn man Glück hat, muss man sich sofort übergeben und erbricht dann schwarzes Blut. Schwarz, weil die Magensäure das Blut gerinnen lässt. Das ist für alle Beteiligten so dramatisch, dass schnell ein Notarzt gerufen wird. So hat man eine realistische Chance, rechtzeitig ins Krankenhaus zu kommen, wo die Krampfadern verschlossen werden können. Manchmal sehen wir aber auch Leichen, bei denen die ganze Brust- und Bauchhöhle vollgeblutet ist. Bei solchen Durchbrüchen der Krampfadern hat man kaum Überlebenschancen, weil man innerlich verblutet, bevor man merkt, was los ist. Warum ich Ihnen das so drastisch schildere? Damit klar wird, dass Patienten mit einer Leberzirrhose regelmäßig zu einer Magenspiegelung gehen sollten, um Krampfadern der Speiseröhre rechtzeitig entdecken und veröden zu können, bevor sie größer werden und platzen.

Noch etwas: Man bekommt nicht bei allen Leberschädigungen eine Zirrhose. Das ist aber leider keine so gute Nachricht, wie Sie jetzt vielleicht denken. Denn wenn Sie Ihre Leber akut vergiften, zum Beispiel weil Sie Knollenblätterpilze essen, dann löst sich die Leber einfach so auf, und man stirbt innerhalb weniger Tage am **akuten Leberversagen,** ohne dass es zu einer Zirrhosebildung kommt (**Knollenblätterpilzvergiftung**). Das Gleiche passiert auch, wenn Sie größere Mengen (über 10 Gramm) des Wirkstoffs Paracetamol zu sich nehmen, das allgemein als harmloses (Kopf-)Schmerzmittel angesehen wird (**Paracetamolvergiftung**). Ich nehme nicht an, dass Sie Lust haben, das auszuprobieren.

Wenn am Ende die Leber völlig im Eimer ist, egal ob wegen Zirrhose oder akuter Vergiftung, dann ist es wie beim Herzen: Dann hilft nur noch eine Transplantation. Hier sehen Sie wieder, warum man viel mehr Spenderorgane bräuchte, als man hat, weil zu wenige Menschen Organspender sind.

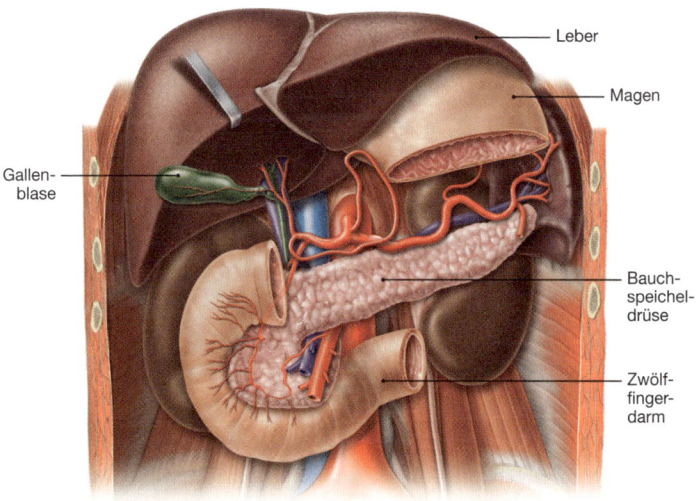

■40 Die Leber und ihre Nachbarorgane

Da kommt mir doch die Galle hoch!

Das sagt man mal so, aber was ist damit überhaupt gemeint? Ich hoffe nicht, dass Sie damit gleich die ganze **Gallenblase** meinen. Die bleibt bitteschön da, wo sie hingehört, nämlich in den rechten Oberbauch direkt unter den Rippenbogen. Nein, mit diesem Sprichwort ist die Gallenflüssigkeit gemeint, die (wie ich ja schon erwähnt habe) von der Leber gebildet wird. Sie wird in der Gallenblase gespeichert wie in einem kleinen Sack. Haben Sie immer bei sich, so wie Asterix sein Fläschchen mit dem Zaubertrank. Die Gallenblase kann ungefähr 70 Milliliter **Galle** aufnehmen und ist gefüllt so groß wie eine Kiwi. Sie kuschelt sich von unten an die Leber. Aus Ihrem Baukasten holen Sie jetzt den Luftballon mit einem überdurchschnittlichen langen und am Ende T-förmig verästelten Hals. Die Verästelungen des Halses stöpseln Sie oben in die Leber ein und unten in den Zwölffingerdarm. Jetzt haben Sie eine Verbindung zwischen Leber und Darm geschaffen, an die seitlich ein kleines Vorrats-Säckchen angebracht ist. Die Gallenblase kann man nicht durch die Bauchdecke tasten – außer sie ist vergrößert oder entzündet. Das merken Sie, wenn Sie in der Gegend plötzlich Schmerzen haben. Warum beschreibe ich so ausführlich, wo die Gallenblase liegt? Weil sie ein gutes Beispiel dafür ist, dass Sie besser einschätzen können, was mit Ihrem Körper los ist, wenn es irgendwo im Bauchraum zwickt. Wenn Sie wissen, wo die Galle zu finden ist, können Sie bei Schmerzen schon grob abschätzen, ob es sich tatsächlich um eine **Gallenkolik** handelt oder eher nicht. Krampfartige Schmerzen im rechten Oberbauch, also unter den Rippen, nach dem Essen sprechen dafür!

Warum nach dem Essen? Da müssen wir uns kurz anschauen, wofür man Galle, also die Gallenflüssigkeit, braucht und wie sie gebildet wird. Die Gallenflüssigkeit besteht grob gesagt aus Gallensäuren, Gallefarbstoff und Wasser. Die Gallensäuren werden aus Cholesterin gebildet – so kann der Körper schon mal ganz elegant Cholesterin loswerden. In die Gallenflüssigkeit können aber noch mehr körpereigene Stoffe geschwemmt und dann zusammen mit der Gallenflüssigkeit ausgeschieden werden: Zum Beispiel das Bilirubin, das als Gallefarbstoff beim Abbau der roten Blutkörperchen anfällt. Aber auch viele Medikamente werden mit der Gallenflüssigkeit abgegeben – die vorher in der Leber abgebaut wurden. Tja, und dann braucht man Galle, damit Fette, die wir mit der Nahrung aufgenommen haben, im Zwölffingerdarm von den Enzymen der Bauchspeicheldrüse überhaupt aufgespalten werden können. Vier Funktionen in einem also. Deshalb werden nach dem Essen je nach Bedarf bis zu drei Stamperl Gallenflüssigkeit in den Zwölffingerdarm gekippt. Besonders wenn mal wieder die Schweinshaxe auf dem Teller lag.

Vermutlich haben Sie auch schon davon gehört, dass sich in der Galle Steine bilden können – vor allem bei Frauen kommt das häufig vor. So ein **Gallenstein** kann durch den Ausführungsgang (also den Hals des Luftballons) rausgespült werden. Dabei kann er stecken bleiben, da der Gang meist nur 6–9 Millimeter weit ist und so ein Stein schon einen Durchmesser von mehreren Zentimetern haben kann. Das merken Sie daran, dass Sie dann Krämpfe bekommen und stärkste, wellenartig verlaufende Schmerzen im rechten Oberbauch – eine **Gallenkolik**. Sie können dann nur hoffen, dass der Stein seinen Weg in den Darm findet. Man kann den Patienten manchmal nicht nur die Schmerzen ansehen, sondern die Krankheit ist ihnen im Wortsinne ins Gesicht geschrieben: Wegen des verstopften Kanals staut sich die Galle in die Leber zurück und von dort in das Blut. Da in der Galle ja auch der Gallenfarbstoff Bilirubin enthalten ist, wird dieser so im ganzen Körper verteilt. Und das sieht man dann an der Haut: Die färbt sich gelb – ebenso auch die weiße Lederhaut des Auges. Man nennt das **Gelbsucht** oder auf schlau auch **Ikterus**. Auch die **Neugeborenengelbsucht** hat mit dem Gallefarbstoff zu tun: In diesem Fall funktionert das Enzym in der Leber, das das Bilirubin wasserlöslich macht, noch nicht so gut. Das gibt sich aber nach ein paar Tagen spontan.

Wenn das Steinchen brav in der Galle herumschwimmt und nicht im Kanal stecken bleibt, merken Sie gar nichts davon. Da können Sie sogar mehrere Steinchen mit sich herumtragen, wie andere einen Beutel Murmeln. Es kann aber passieren, dass sich die Gallenblase im Laufe der Zeit entzündet. Sie haben dann eine **Gallenblasenentzündung** und merken es an Schmerzen im rechten Oberbauch. Im Gegensatz zu einer Gallenkolik strahlen diese Schmerzen dann manchmal in die rechte Schulter aus. Das liegt daran, dass der Nerv, der für die Gallenblase zuständig ist, kurioserweise eigentlich vom Hals kommt und wie andere Nerven von dort auch die Schulterregion versorgt.

Jetzt schauen wir uns noch mal kurz den Weg der Gallenflüssigkeit an. Damit nicht permanent etwas davon in den Zwölffingerdarm schwappt, ist die Einmündung durch einen Schließmuskel eng gestellt. Ein bisschen so, wie Sie einen Wasserhahn zudrehen, damit er nicht permanent vor sich hintröpfelt. Wenn der Schließmuskel zu ist, staut sich die Galle zurück in die Gallenblase, wo sie gespeichert wird. Und wie Sie vielleicht nach jedem Essen Ihre Hände waschen und den Hahn aufdrehen, macht auch der Schließmuskel nach dem Essen den Weg frei für die Galle: Während des Essens zieht sich die Gallenblase zusammen und presst die Galle aus, die dann im Zwölffingerdarm ankommt. Es sei denn, ein armer Stein verlegt den Weg. Und das passiert leider oft genau an der Einmündung, weil es hier eng zugeht. An dieser Stelle vereinigt sich der Gallengang mit einem Gang der **Bauchspeicheldrüse** (**Pancreas**). Das ist zwar praktisch, da auch der Saft der Bauchspeicheldrüse nach dem Essen ausgeschüttet wird. Dieser Saft enthält alle Enzyme, die wir brauchen, um Nahrung zu verdauen und ihre Nährstoffe im Darm aufzunehmen. Wenn Gallenflüssigkeit und Saft der Bauchspeicheldrüse in den Darm fließen, ist das ein bisschen so (um beim Beispiel des Wasserhahns zu bleiben), wie dank der Mischbatterie gleichzeitig kaltes und warmes Wasser (die durch zwei verschiedene Leitungen fließen) aus dem Hahn kommet. Der Nachteil dieser Konstruktion ist aber, dass ein Gallenstein, der an der Einmündung in den Dünn-

darm stecken bleibt, auch zu einem Rückstau des Bauchspeichel-
drüsensekrets führen kann. Dann wird es wirklich ernst, weil sich
die Bauchspeicheldrüse selbst verdaut, was man **Bauchspeicheldrüsen-Entzündung** nennt – oder medizinisch: **Pankreatitis.** Zu der
kommen wir gleich im nächsten Kapitel. Aber auch eine Entzündung der Gallenblase sollte man nicht auf die leichte Schulter nehmen, da sich die Entzündung über das Blut im ganzen Körper ausbreiten kann. Dann hat man eine **Blutvergiftung** oder **Sepsis,** die
ungefähr bei einem Viertel der Betroffenen zum Tode führt! Daher
sollte eine entzündete Gallenblase einfach von einem Chirurgen entfernt werden, was meist ein schonender Eingriff ist. Auch eine mit
Steinen gefüllte Blase nimmt man raus, bevor die nächste Gallenkolik ansteht. So gesehen kommt die Galle dann nicht hoch, sondern raus, bevor sie hochgeht! Da sehen Sie mal, wozu so ein harmloses und anatomisch eigentlich simples Organ, das aussieht wie ein
Luftballon, fähig ist.

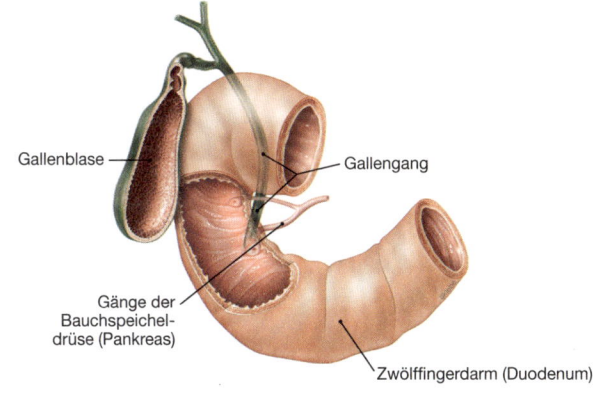

Gallenblase

Gallengang

Gänge der
Bauchspeichel-
drüse (Pankreas)

Zwölffingerdarm (Duodenum)

41 Zwölffingerdarm und Gallenblase

Bauchspeichel für alle

Wenn ich hier so flapsig drüber schreibe: „Bauchspeichel für alle", meine ich damit, dass die **Bauchspeicheldrüse** lebensnotwendig ist. Das liegt aber weniger am Bauchspeichel, der zwar wichtig ist, aber zur Not geht's auch ohne. Nein, lebenswichtig ist die Bauchspeicheldrüse wegen der Bildung von **Insulin**. Hier noch was für Ihr „Aufschneider"-Wissen: Auf lateinisch heißt diese Drüse „das Pancreas". Wenn jemand „der" Pancreas sagt, dann merkt man schon, dass er medizinisch keine Ahnung hat. Und das gilt leider auch für Medizinstudenten. Nach vielen hundert Prüfungen, die ich mir inzwischen angehört habe, kann ich fast sicher prophezeien, dass jemand medizinisch keine Leuchte ist, wenn er oder sie „der" Pancreas sagt. Mir stellen sich dann immer die Armhaare auf. Fortan schreibe ich Bauchspeicheldrüse – da kann nichts passieren.

Diese Drüse wiegt etwa 70–100 Gramm, also so viel wie eine Tafel Schokolade. Und jetzt kommt gleich das nächste Beispiel aus der Küche: Sie sieht ein bisschen so aus wie eine Wurst mit einem kleinen Haken am rechten Ende. Diese Wurst liegt waagerecht im Oberbauch, gut versteckt hinter dem Magen. Das Interessante an der Bauchspeicheldrüse ist, dass sie eine Art Zwitter ist. Sie bildet nämlich mit ihrem größeren Teil den Bauchspeichel, der über zwei Gänge in den Zwölffingerdarm abgegeben wird, wenn hier Speisebrei aus dem Magen ankommt. (Denken Sie an unseren Muffin!) Der Saft enthält Vorstufen aller Enzyme, die man braucht, damit die Nährstoffe im Darm aufgespalten und dann aufgenommen werden können. Diese Vorstufen werden erst im Darm aktiviert, damit sich die Bauchspeicheldrüse nicht selbst verdaut. Das kann passieren, wenn der Abfluss verstopft ist, zum Beispiel weil ein Gallenstein am Ausgang des Ganges sitzt – haben wir ja oben schon erfahren. Diese Selbstverdauung führt zu einer Bauchspeicheldrüsen-Entzündung (**akute Pankreatitis**). Aber auch Alkohol kann der Grund sein, dass jemand eine Bauchspeicheldrüsen-Entzündung bekommt. Diese verläuft meist in Schüben und wird damit zu einer **chronischen Pankreatitis**.

Der andere, kleinere Teil der Bauchspeicheldrüse gehört zum Hormonsystem. Hier bilden kleine Gruppen von Zellen (die sogenannten Langerhans-Inseln) verschiedene Hormone. Das wichtigste von ihnen ist das **Insulin.** Insulin braucht man, damit Muskeln oder Fettzellen Zucker aus dem Blut aufnehmen können. Fehlt dieses Insulin, schwimmt der Zucker munter im Blut herum und bewirkt einen erhöhten Blutzucker. Und erhöhter Blutzucker kann zu **Arteriosklerose** führen – die haben wir ja schon kennengelernt. Manchmal sind diese Hormonzellen, die das Insulin bilden, zerstört, dann ist man an **Diabetes mellitus** (Typ 1) erkrankt. Beim viel häufigeren Diabetes mellitus Typ 2 ist zwar Insulin da, aber die übersättigten Gewebe reagieren nicht mehr darauf. Jetzt verstehen Sie, warum bei sehr schweren Formen einer Bauchspeicheldrüsen-Entzündung, bei denen mehr als 90 Prozent der Drüse über den Jordan gehen, zusätzlich auch ein Diabetes auftritt. Wenn die Bauchspeicheldrüse hin ist, muss eine neue transplantiert werden. Das ist aber im Unterschied zu Herz, Nieren und Leber nur selten nötig.

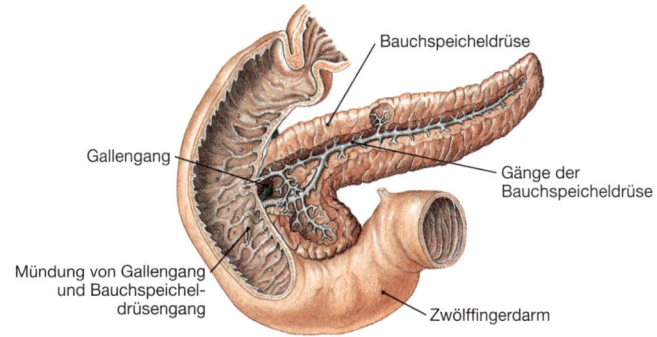

Bauchspeicheldrüse

Gallengang

Gänge der
Bauchspeicheldrüse

Mündung von Gallengang
und Bauchspeichel-
drüsengang

Zwölffingerdarm

■42 Zwölffingerdarm und Bauchspeicheldrüse

Milz, komm raus!

Die **Milz** ist auch so ein Organ, mit dem man als Laie nicht viel anfangen kann. Als ich mit dem Medizinstudium begann, hatte ich zumindest keine Ahnung, wer oder was die Milz ist oder macht. Inzwischen kann ich Ihnen aber weiterhelfen. Die Milz sieht ein bisschen wie eine von diesen dicken weißen Bohnen aus – nur viel größer. Schauen Sie mal in Ihrem Baukasten nach. Sie ist etwa 10 Zentimeter lang und wiegt so viel wie anderthalb Tafeln Schokolade, also 150 Gramm. Dieses Organ liegt gut versteckt relativ weit hinten im linken Oberbauch und verschwindet komplett unter den Rippen. Sie schmiegt sich zwischen Magen und Zwerchfell, mit denen sie durch Aufhängebänder verbunden ist. In den Aufhängungen gibt es manchmal auch eine kleine **Nebenmilz,** die die Funktionen der Milz übernehmen kann, wenn diese entfernt wird. Das ist praktisch – aber leider hat nicht jeder so eine Reservemilz. Und leider ist das auch nicht immer von Vorteil – aber das erkläre ich Ihnen später noch. Jetzt schauen wir erst mal, was die Milz so macht, den lieben langen Tag. Milzt so vor sich hin. Soll heißen, sie filtert das Blut – so wie die Lymphknoten die Lymphflüssigkeit filtern.

In der Milz werden Krankheitserreger abgefangen, wenn diese sich in das Blut verirrt haben. Das verhindert (meistens zumindest), dass jemand eine Blutvergiftung bekommt. Die Milz dient also der Immunabwehr und gehört wie die Mandeln und die Lymphknoten zu den lymphatischen Organen. Das ist doch ein Super-Abwehrsystem, das der Körper da aufgebaut hat: Die Mandeln fangen Erreger gleich ab, wenn sie mit der Atemluft oder der Nahrung aufgenommen werden. Erreger, die durch die Haut eindringen oder die Schleimhaut des Darms überwinden, werden von Lymphknoten aufgehalten. Die letzte Abwehreinheit ist dann die Milz, die noch einmal das Blut wäscht. Aber auch alte und vor allem veränderte rote Blutkörperchen (der Mediziner sagt „Erythrozyten" oder „Erys" dazu) werden in der Milz abgebaut. Nach vier Monaten – oder 120 Tagen – ist ein altes rotes Blutkörperchen durch. Es wird dann von Fresszellen in der Milz gefressen. Mit diesen Funktionen ist die Milz zwar nicht absolut lebensnotwendig, aber gut ist es schon, wenn man eine Milz hat.

Obwohl sie so gut versteckt und gut geschützt im Körper liegt, ist die Milz anfällig für Verletzungen – vor allem für „stumpfe Bauchtraumata", das sind innere Verletzungen der Bauchorgane. So ein Bauchtrauma holen Sie sich zum Beispiel, wenn Sie bei einem Sturz aus ein paar Metern Höhe platt auf den Bauch fallen. Etwa beim Äpfelernten. Sie stehen danach vielleicht gleich wieder auf, schütteln sich einmal durch und denken, super, nichts gebrochen. Auch äußerlich stellen Sie keine Verletzung an sich fest. Aber wenn Sie dann ein paar Stunden später Bauchschmerzen bekommen und schlapp werden, kann das ein Anzeichen einer inneren Blutung bei einem **Milzriss** sein. Meist muss die Milz dann entfernt werden, wenn man Glück hat, nur teilweise. Menschen ohne Milz sind zeitlebens anfälliger für bakterielle Infektionen, und selbst banale Infekte können schnell zu einer lebensbedrohlichen Blutvergiftung ausufern. Dann ist es natürlich praktisch, wenn Sie eine Nebenmilz haben, die bei der Erreger-Abwehr einspringen kann.

In seltenen Fällen ist es aber so, dass nicht nur eine Milz, sondern auch eine Reservemilz unpraktisch ist: Und zwar dann, wenn Sie zu den Zeitgenossen gehören, die von Geburt an veränderte rote Blutkörperchen haben. Diese baut die Milz immer ab – weil sie ja nicht so aussehen, wie normalerweise. Das führt zu **Blutarmut** (Anämie) und entsprechender Müdigkeit. Wenn die zu schlimm wird, entfernt man die Milz bei diesen Patienten einfach (daher die Überschrift!). Blöd, wenn der Chirurg aber eine Nebenmilz übersieht: Dann geht das Spiel nach ein paar Monaten wieder los.

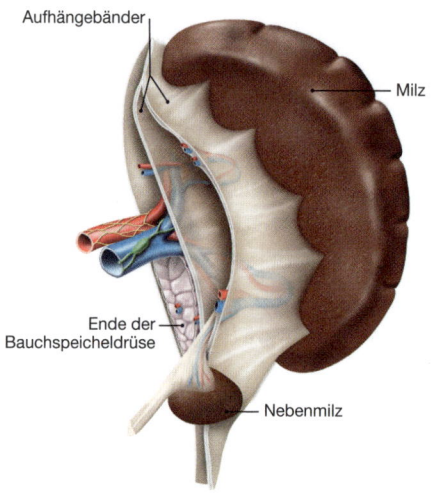

Aufhängebänder

Milz

Ende der
Bauchspeicheldrüse

Nebenmilz

■43 Die Milz

BECKENHÖHLE

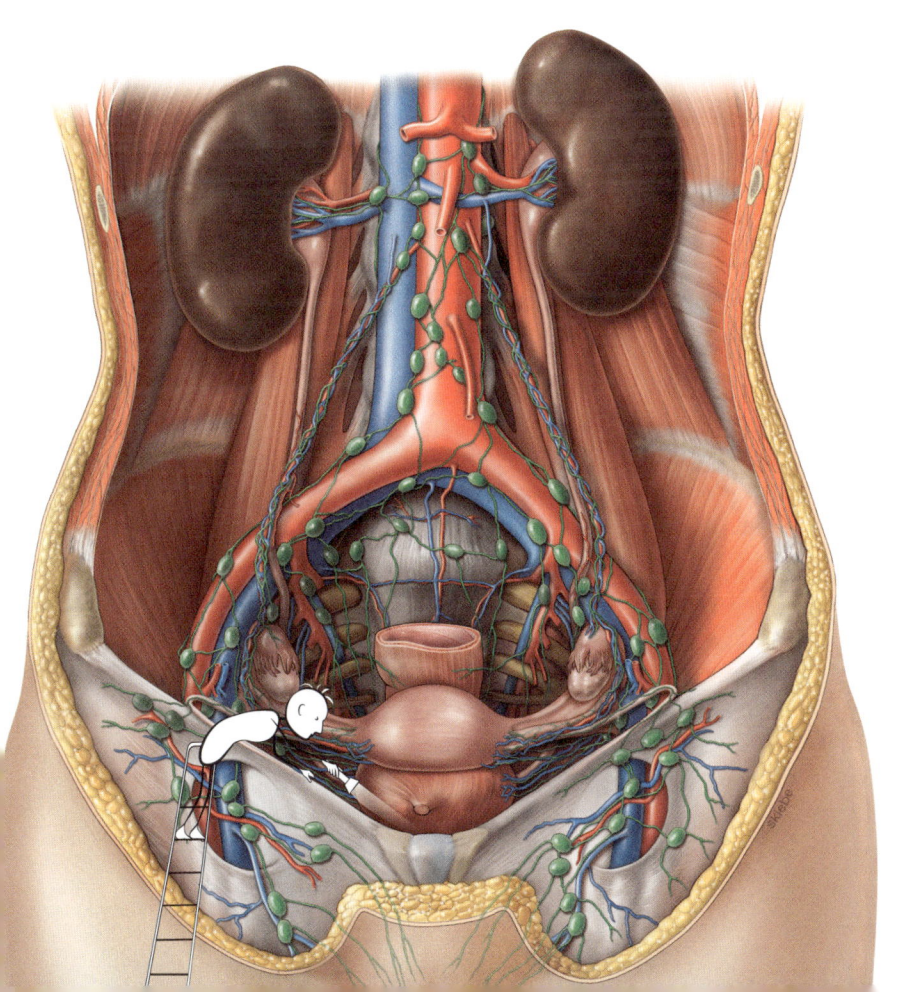

Wo geht Pipi?

So, die Verdauung haben wir jetzt durchgekaut – Sie erinnern sich bestimmt an unseren Muffin. Den haben wir aber nicht einfach so trocken vor uns hin verspeist. Sondern einen Tee dazu getrunken. Und der will auch irgendwann wieder raus. Als **Urin** oder **Harn**. Wie der gebildet und ausgeschieden wird, erkläre ich Ihnen jetzt. Die Harnorgane sind bei Mann und Frau weitgehend gleich aufgebaut. Der Harn wird in den beiden Nieren gebildet, die an der Rückwand der Bauchhöhle liegen, und dann über die **ableitenden Harnwege** abtransportiert – das sagt ja schon der Name.

Bleiben wir erstmal bei der **Niere,** die auch zu den lebenswichtigen Organen gehört. In Ihrem Baukasten finden Sie jetzt noch einmal zwei Bohnen. Sie sind ungefähr so groß wie die Bohne „Milz", nämlich je etwa 11 Zentimeter lang und 5 Zentimeter breit. Und auch genauso schwer – nämlich wieder etwa je 150 Gramm. Ganz schöne Bröckchen also. Man sagt auch (und daran sieht man, wie schön die deutsche Sprache ist), sie sind „nieren(!)förmig". An der eingekerbten Stelle haben sie eine Öffnung. An dieser Stelle münden die Blutgefäße und der Harnleiter. Sie müssen hier also die entsprechenden Schläuche aus Ihrem Bausatz andocken. Die Niere besteht aus Nierengewebe, in dem der Harn gebildet wird, und einem Nierenbecken, das ihn sammelt. Stellen Sie sich einen Wandbrunnen vor – aus der Wand plätschert das Wasser, von unsichtbarer Hand erzeugt, und sammelt sich im Brunnen darunter. Damit das Wasser aus dem Brunnen ablaufen kann, hat es ein Abflussrohr. So einen Abfluss hat auch das Nierenbecken, und zwar den Harnleiter.

Nun möchte ich Ihnen das Nierengewebe noch ein bisschen erklären, in dem der Harn gebildet wird. Wo der Tee zum Urin wird, oder besser, wie aus Blut Pipi wird. Das Bauprinzip sieht ein bisschen wie ein Baum aus, mit all seinen Verästelungen. Auch die Arterienäste aus der Nierenarterie verzweigen und verästeln sich immer weiter, bis zu einer winzigen Baueinheit, die man **Nephron** nennt. In diesem Nephron wird durch den Blutdruck aus dem Blut ein vorläufiger Harn abgepresst. Und zwar permanent und von unzähligen Nephronen. Jetzt können Sie sich vorstellen, dass da im Laufe eines Tages eine Menge zusammenkommt. Nämlich 120 Liter. Wenn wir diese Menge täglich zur Toilette tragen müssten und vor allem die gleiche Menge trinken, damit wir nicht austrocknen, wären wir den ganzen Tag mit Teetrinken und Wasserschleppen beschäftigt. Da hat der Körper wieder vorgesorgt und eine Art Recyclinganlage eingebaut. Deshalb wird im Nephron die größte Menge dieses vorläufigen Harns zurückgewonnen. Über den Tag verteilt geben die Sammelrohre, die von einem Nephron abgehen, letztlich nur 1,5 Liter Harn in das Nierenbecken ab. Und das ist die Menge, die wir jeden Tag zur Toilette tragen. Der Vorteil an diesem Prinzip ist, dass der Körper erst mal mit einem Grobfilter alles in das Nephron gibt und dann hier unter strenger Kontrolle mehrerer Hormone genau das zurückfiltert, was er braucht. Wie in einer Recyclinganlage eben. Was er nicht brauchen kann, wird abgegeben – beispielsweise auch die Rückstände von Medikamenten.

Wenn es heiß ist und wir stark schwitzen müssen, verlieren wir auf diese Weise schon viel Flüssigkeit. Sie haben vielleicht schon mal gemerkt, dass Sie an solchen Tagen selten aufs Klo müssen. Dann ist auch der Urin dunkel und sieht aus wie Starkbier. Wenn man viel trinkt, wird wenig Wasser aus dem Nephron zurückgeholt. Ich muss dann oft auf die Toilette und pinkel fast Mineralwasser, zumindest von der Farbe her. Job der Niere ist es also, den Wasserhaushalt des ganzen Körpers zu kontrollieren – und darüber hinaus übrigens auch den Blutdruck. Ein kompliziertes System also, in dem auch noch Herz und Hormondrüsen mitspielen und sich gegenseitig beeinflussen.

Von der Niere wird der Harn dann über den Harnleiter in die Harnblase geleitet. Dazu stöpseln Sie unten an den Harnleiter das Säckchen an, das Sie jetzt in Ihrem Bausatz finden.

Der **Harnleiter** ist ein 30 Zentimeter langer dünner Schlauch und leider an drei Engstellen etwas platt gequetscht, immer wenn er auf seinem Weg irgendwo andere Organe oder Blutgefäße über-

oder unterkreuzt. Das ist ein bisschen ungeschickt geplant, muss ich zugeben. Wegen dieser Engstellen bleiben **Nierensteine,** wenn sie aus dem Nierenbecken rausflutschen, gerne im Harnleiter stecken. Und das macht dann **Nierenkoliken.** Genau wie Gallensteine bilden sich auch Nierensteine aus eingedicktem Sekret. Ob jemand zu Nieren- oder Gallensteinen neigt, liegt an seiner Ernährung und genetischen Veranlagung. Bei Nierenkoliken hat man starke, krampfartige und in Wellen verlaufende Schmerzen bis in die Genitalien hinein, die erst weggehen, wenn der Stein durchrutscht. Dabei können Sie ein bisschen nachhelfen: viel trinken, Treppen rauf- und runtergehen und hoffen, dass der Stein bald ins Rollen kommt.

In der **Harnblase** wird der Urin gespeichert, bis der Harndrang zu groß wird und man den Tee loswerden will. Die Harnblase liegt hinter der Schambeinfuge, das ist die Verbindung der beiden Beckenknochen oberhalb der Schamregion – also unter dem Bauch. Die Harnblase fasst einen halben bis anderthalb Liter Urin, ist aber bei jedem unterschiedlich groß. Es ist auch sehr verschieden, wann der Einzelne Harndrang verspürt. Der eine kann sich den Tee länger verkneifen, während der andere in dieser Zeit schon zweimal zur Toilette gerannt ist. Wenn Sie Ihre Harnblase mal sehen wollen, ohne dass Sie dazu gleich Ihren Bauch aufschneiden müssen, drücken Sie mal auf Ihren Bauch, wenn die Harnblase richtig voll ist. Das, was sich da über der Schambeinfuge nach oben wölbt, ist Ihre Blase. Wobei: Eigentlich merken Sie eher, dass Sie beim Drücken Harndrang bekommen, als dass Sie die Vorwölbung wirklich sehen oder fühlen können. Anatomisch gesehen ist die Harnblase eher uninteressant: ein einfacher Sack mit einer Muskelwand, über den wir nicht weiter zu sprechen brauchen.

Nun hat sich unser Tee also in der Blase angesammelt und will raus: Dazu muss er durch die **Harnröhre.** Wieder ein Schlauch, den Sie jetzt unten an die Blase dran stecken. Also Niere–Leiter–Blase–Röhre–Klo, um es auf den Punkt zu bringen. Der Tee saust aber nicht nonstop durch die Organe. Ähnlich wie der Analkanal hat auch die Harnblase an ihrem Ausgang Schließmuskeln, die zum

Teil ohne Zutun ihren Dienst machen. Aber es gibt auch einen Schließmuskel, der es uns ermöglicht, den Harn zu halten, wenn gerade keine Toilette in der Nähe ist.

Im Gegensatz zu allen anderen Harnorganen, die bei Männern und Frauen gleich aufgebaut sind, unterscheidet sich die Harnröhre bei beiden Geschlechtern. Um es kurz zu machen: Der Mann hat eine längere. Der Unterschied kommt daher, dass die Harnröhre beim Mann erst durch die Prostata muss und dann noch durch den Penis, der auch ein gewisse Länge hat. Da kommen insgesamt schon mal 20 Zentimeter Röhre zusammen. Bei der Frau mündet die Harnröhre dagegen schon nach 3–5 Zentimetern in den Scheidenvorhof. Das hat einen Nachteil. Und damit meine ich nicht, dass Frauen nicht im Stehen pinkeln können, zumindest nicht in einer relativ menschlichen Körperhaltung. Sondern dass aufsteigende Infektionen, also Bakterien, die durch die Röhre in die Blase wandern, bei Männern sehr selten sind, bei Frauen dagegen häufig. Die allermeisten **Harnwegsinfekte** sind nur eine harmlose **Blasenentzündung**. Oder Zystitis, wie der Mediziner sagt (ich stelle fest, ich habe schon lange nichts mehr für Ihr „Aufschneider"-Wissen getan). Man erkennt sie daran, dass es im Unterbauch wehtut und beim Pinkeln brennt, als pinkle man Zitronensaft. Die Bakterien stammen meist aus dem eigenen Analbereich und sind besonders nach wildem Sex häufig. Daher gibt es Begriffe wie die „**Honeymoon-**" oder „**Flitterwochen-Zystitis**". Bei speziellen Entzündungen der Harnwege und der Genitalien wie dem **Tripper** (**Gonorrhö**) kann man sich dagegen sicher sein, dass man sie von einem Sexualpartner geerbt hat und nicht so sehr die eigenen anatomischen Gegebenheiten schuld an der Krankheit sind.

Die banalen Infekte heilen meist von selbst ab, viel Trinken reicht. Wer sichergehen will, dass die Blasenentzündung wirklich verschwindet, kann auch eine Kurztherapie mit Antibiotika machen. Wenn die Blasenentzündung aber nicht schnell weggeht, muss man sie unbedingt mit einem Antibiotikum behandeln. Die Bakterien können nämlich von der Blase aus auch weiter über den Harnleiter ins Nierenbecken kriechen und dort eine fetzige **Nierenbeckenentzündung** auslösen. Dann hat man meist Fieber und Schmerzen im Lendenbereich, also hinten am Rücken unter den untersten Rippen. Ärzte testen das immer, indem sie mal mit Schmackes dahin boxen. Und dann schauen, wie der Patient reagiert: Erschrickt er einfach nur? Oder zuckt er vor Schmerz zusammen – was bei einer Nierenbeckenentzündung der Fall ist. Ist also eine gut gemeinte kleine Fiesheit. Denn mit einer Nierenbeckenentzündung ist nicht zu spaßen. Sie kann zum **Nierenversagen** führen. Bestimmte Schmerzmittel übrigens auch. Dann ist es so wie beim Herz- und Leberversagen, und die Chirurgen müssen eigentlich transplantieren – zumindest wenn beide Nieren kaputt sind. Mit einer alleine kann man noch ganz normal weiterleben. Der Unterschied zu Herz und Leber ist aber, dass die Kollegen vom Fachbereich Niere noch eine künstliche Niere zur **Blutwäsche** heranziehen können, um die Zeit bis zu einer möglichen Transplantation zu überbrücken. Dies nennt man dann **Dialyse**. Diese künstlichen Nieren sind aber nicht so putzig klein, wie die aus Ihrem Bausatz, sondern es sind richtig große Maschinen, an die der Patient jeden zweiten oder dritten Tag für mehrere Stunden angeschlossen wird.

Allerdings möchte ich hier noch erwähnen, dass eine Niere mehr macht als nur den Körper zu entgiften sowie den Flüssigkeits- und Ionenhaushalt und den Blutdruck genau einzustellen. Sie dopt uns nämlich immer mit **Epo**, das eigentlich **Erythropoetin** heißt, was aber kein Radfahrer nach einer Bergetappe der Tour-de-France noch aussprechen kann. Versuchen Sie mal, zehn Treppen rauf und runter zu rennen und dann Ery-thro-po-etin zu sagen. (Bis dahin ist das gelbe Trikot schon über den Berg und Ihre Karriere dahin.) Das Epo ist ein Hormon, das in der Niere gebildet und vom Knochenmark gebraucht wird, um rote Blutkörperchen (Erythrozyten oder Erys) zu bilden. Willst du Ery, brauchst du Epo!

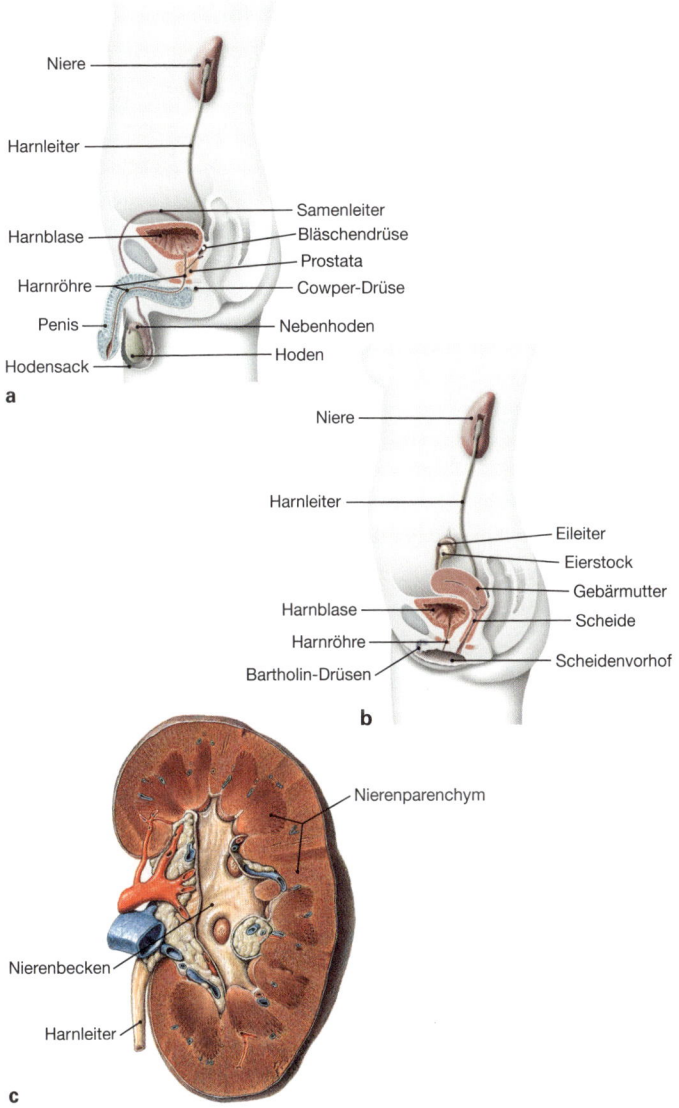

44 Harnsystem und Geschlechtsorgane beim Mann (a), Harnsystem und Geschlechtsorgane bei der Frau (b), Niere (c)

Noch 'ne Niere über der Niere

Jetzt kommt es noch besser: Wir haben auf jeder Seite noch eine zweite Niere. Vom Bau her sind die beiden Organe allerdings so verschieden, dass sich die Anatomen mal wirklich eine andere Bezeichnung hätten einfallen lassen können. Diese zweiten Nieren sehen wie kleine Zipfelmützen aus, die auf den eigentlichen Nieren sitzen. Auf lateinisch heißen diese Zipfelmützen Glandula suprarenalis – auf deutsch bedeutet das „Drüse über der Niere" und ist absolut korrekt übersetzt. Wer das dann mit „Niere neben der Niere", also **Nebenniere**, übersetzt hat, möchte ich gerne mal wissen. Drüberniere, wenn schon. Daneben könnte ja auch eine Drunter-, Vor- und Hinterniere sein. Aber Drüberniere klingt schon schräg. Also schreibe ich halt auch Nebenniere. Ich will Sie ja nicht komplett verwirren.

Diese Nebenniere hat nichts mit der Niere zu tun, außer dass sie sich die Hüllen teilen, die beide umgeben. Und sie teilen sich die gleichen Leitungsbahnen, also Blutgefäße und Konsorten. Was den Job der Nebenniere betrifft, so ist sie ein reines Hormonorgan. Eigentlich sind es sogar zwei Hormonorgane in einem, und das auf jeder Seite: Denn die Nebenniere hat eine Rinde, die wie beim Baum außen ist, und ein Mark, das wie beim Knochen innen liegt. Und diese zwei Teile bilden ganz unterschiedliche Hormone. Wenn ich Ihnen die jetzt alle aufzähle, rollen sich Ihre Fußnägel hoch und Sie werfen das Buch in die Ecke. Deswegen erwähne ich nur, dass die Rinde auch das Stresshormon Cortisol bildet. Also nicht das Medikament Kortison, sondern dessen körpereigene Variante. Das nur für Sie als Info, wenn Sie mal Kortison nehmen müssen: Seien Sie ihm nicht ablehnend gegenüber – Ihr Körper kennt diesen Stoff schon.

Die Hormone der Nebennieren regulieren viele Vorgänge im Körper. Grob gesagt, braucht man sie, damit der Körper Stressreaktionen ausführen kann. Vielleicht erinnern Sie sich noch, dass der Sympathikus, der ja ein Teil des vegetativen Nervensystems ist, an der Stressreaktion beteiligt ist. Damit aber überhaupt etwas passiert, muss auch der Stoffwechsel angeworfen werden, indem der

Körper Energie bereitstellt, und auch der Blutdruck muss steigen. Das geht nur mit Nebenniere, ohne bricht man erschöpft zusammen. Das ist ein bisschen so wie ein Auto zu haben, das Ihnen auch nichts nutzt, wenn der Tank leer ist.

Jetzt nähern wir uns langsam, aber sicher den anatomischen Unterschieden von Mann und Frau. Und dabei geht es gar nicht mal so ungerecht zu – jedes Geschlecht hat nämlich so seine Baustellen. Ich sage nur Beckenboden und Prostata …

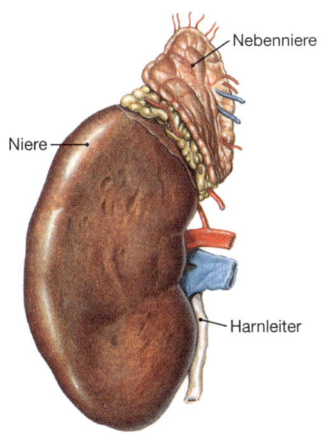

45 Die Niere mit Nebenniere

Beckenbodeninsuffizienz – immer noch eine Area 51!

Oder hätten Sie jetzt gewusst, wo, wer oder was der Beckenboden genau ist? Genauso ist es bei dem militärischen Sperrgebiet der US-Army mit der Bezeichnung Area 51, das in der Nevada-Wüste liegt und um das sich viele Legenden ranken, seit vor zwanzig Jahren erste Informationen an die Öffentlichkeit kamen. Es soll dort geheim gehaltene Außerirdische geben und zwischengelagerte UFOs.

Ganz so spektakuläre Legenden ranken sich um den Beckenboden nicht. Aber bestimmt ist Ihnen der Begriff „Beckenbodengymnastik" schon mal begegnet – entweder in der Presse oder in der Werbung von Medizinern und Physiotherapeuten. Daran erkennen Sie schon, dass es sich dabei um ein wichtiges Thema handelt, das leider zu Unrecht manchmal ins Lächerliche gezogen wird. Was also ist der Beckenboden? Es handelt sich um eine trichterförmige Muskelplatte, die von oben in das Becken eingehängt ist, wie ein Trichter in einen Eimer. Genau, deshalb liegt da auch dieser Trichter in Ihrem Baukasten. Den stecken Sie einfach in das Becken. Der **Beckenboden** verschließt das Becken nach unten, so wie das Zwerchfell den Brustkorb verschließt. Das bedeutet, der Beckenboden ist von seinem Bau her ein Muskel und unterscheidet sich in seinem Feinbau nicht vom Bizeps am Arm. Er wird auch von Nerven des willkürlichen Nervensystems angesteuert, die aus dem Beckengeflecht hervorgehen. Leider können wir diesen Muskel aber nicht so gezielt anspannen wie andere Muskeln. Das hat auch damit zu tun, dass das Hirnareal, das ihn kontrolliert, nicht so groß ist wie für andere Muskeln. Trotzdem können wir ihn trainieren, indem wir Beckenbodengymnastik machen. Wofür das gut ist, erfahren Sie gleich.

Dazu müssen wir uns erst einmal anschauen, welche Funktion der Beckenboden eigentlich hat. Er stabilisiert alle Beckenorgane, die direkt auf ihm sitzen wie Harnblase und Mastdarm und bei Frauen zusätzlich die Gebärmutter, die sich oben auf die Blase legt.

Er ist sozusagen wie eine große Trichterschale, in die alles reingelegt wird. Ist der Trichter, den wir uns aus Kautschuk vorstellen, schön straff, hängt nichts durch, und alle Organe bleiben schön drin liegen. Blase und Mastdarm können kontrolliert verschlossen werden, was man **Kontinenz** nennt. Bei der Kontinenz geht es ans „Eingemachte" – ein bisschen sogar im Wortsinne. Der Verlust der Kontinenz, also **Harn- und Stuhlinkontinenz,** sind für jeden, der schon mal erlebt hat, dass es zu tröpfeln anfängt, wenn man hustet, niest oder lacht, unangenehm und belastend. Besonders wenn die Inkontinenz zu einem dauerhaften Problem wird. Dann kann sich die Rückwand der Harnblase oder die Vorderseite des Mastdarms absenken, was man bei Frauen von der Scheide aus sehen kann. Auch die Gebärmutter richtet sich auf und kann sich bei Erhöhung des Drucks im Bauch, etwa beim Husten oder wenn man mit Verstopfung auf dem Klo hockt, aus der Scheide ausstülpen.

Warum nur bei Frauen? Ist der Waschke frauenfeindlich? Nein, das Problem der **Beckenbodenschwäche oder -insuffizienz,** das sich meist durch ungewollten Urin-Abgang bemerkbar macht, betrifft tatsächlich fast nur ältere Frauen. Der Grund sind die anatomischen Unterschiede von Mann und Frau. Der Beckenboden hat vorne eine Öffnung, durch die Harnröhre, Scheide und Mastdarm durchtreten. Und unter dem Beckenboden liegen weitere Muskeln, die man als Dammmuskeln zusammenfasst. Diese Dammmuskeln bilden die Schließmuskeln für die Harnröhre und den Analkanal. Der Beckenboden wird besonders bei Schwangerschaften durch das Gewicht von Gebärmutter und Kind belastet. Die Gebärmutter wiegt zum Geburtstermin etwa 1 Kilo und nicht nur 50–100 Gramm wie vor der Schwangerschaft. Dazu kommen dann natürlich noch 2,5–4,5 Kilo für das Kind, je nachdem, ob es sich um einen echten Wonneproppen handelt oder nicht. Denken Sie an die Kautschukschale: Je mehr Gewicht Sie hineinlegen, desto stärker beult sie sich aus und leiert aus. Der „Overkill" (natürlich aus Sicht des Beckenbodens gesprochen) ist dann die Geburt, bei der der Wonneproppen durch die Scheide und damit die vordere Öffnung im Beckenboden durchgepresst werden muss. Da leiert er gleich noch mal ein bisschen aus. Naja, können Sie jetzt einwenden, dann kann man doch künftig alle Kinder per Kaiserschnitt auf die Welt holen und die Krankheit Beckenbodeninsuffizienz ist damit ausgerottet. So leicht ist es leider nicht. Schließlich drückt der Wonneproppen ja vorher schon neun Monate auf den Beckenboden und leiert ihn aus. Also wieder kein Argument für den Kaiserschnitt!

Es bleibt aber dabei, dass die Wahrscheinlichkeit, dass der Beckenboden schlappmacht, bei Frauen mit jeder Schwangerschaft zunimmt, während Männer fast nie an Beckenbodeninsuffizienz leiden. Wie wir aber noch sehen werden, haben auch Männer Probleme mit der Harnkontinenz, wenn sie nur alt genug werden. Das hat dann aber mehr mit der Prostata zu tun und nicht mit dem Beckenboden.

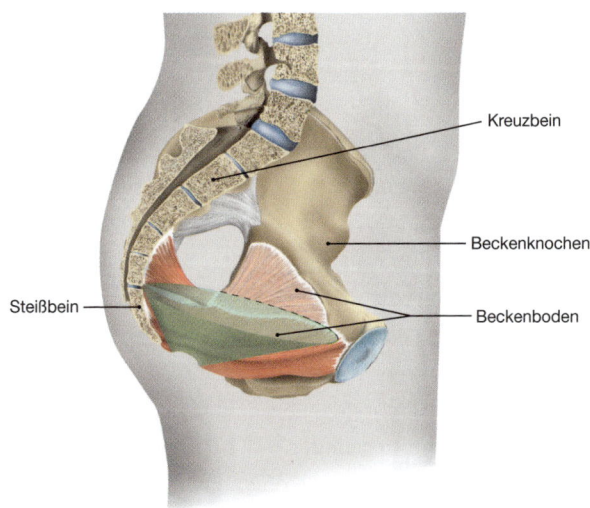

Kreuzbein

Beckenknochen

Steißbein

Beckenboden

46 Der Beckenboden

Hast du Prostata, hast du Problem!

Wenn du als Mann allerdings keine Prostata mehr hast, hast du auch ein Problem! Der Name **Prostata** ist lateinisch und bedeutet auf deutsch **Vorsteherdrüse**. Vorsteher ist ein bisschen hochgestapelt, denn diese Drüse ist eigentlich mehr ein Anhängsel der inneren männlichen Geschlechtsorgane. Aber ein entscheidendes. Schließlich ist die Prostata (zusammen mit den paarigen **Bläschendrüsen** auf der Rückseite der Harnblase) für die Spermaproduktion zuständig. **Sperma** besteht zu einem kleineren Teil aus Spermien, die in den beiden Hoden gebildet werden, und zu einem größeren Teil aus dem wässrig-schleimigen Sekret aus der Prostata und eben diesen beiden Bläschendrüsen. Schätzen Sie doch mal, wie hoch das durchschnittliche Sperma-Volumen eines Samenergusses ist. Zur Auswahl stehen: 3 Milliliter, 13 Milliliter oder 30 Milliliter. Na? Mickrige 3 Milliliter sind es – nicht 13, wie kürzlich die Mehrheit unserer Medizinstudierenden im ersten Staatsexamen vermutete.

Nur der Vollständigkeit halber: Die inneren Geschlechtsorgane haben noch zwei Anhänge, nämlich eine paarige, erbsengroße Drüse, die in die Dammmuskulatur unterhalb des Beckenbodens eingebettet ist. Auch sie gibt ihr Sekret wie die beiden anderen Drüsen in die Harnröhre ab. Allerdings zu einem anderen Zeitpunkt, nämlich nicht während der Ejakulation, sondern ganz am Anfang des Geschlechtsverkehrs. Es dient dazu, den pH-Wert der Harnröhre zu neutralisieren, damit die Spermien nicht geschädigt werden, und kann gleichzeitig als **Sehnsuchtstropfen** die Scheide der Frau befeuchten. Diese Drüsen haben keinen eingängigen Namen, sondern werden nach ihrem Beschreiber **Cowper-Drüsen** genannt.

Auch wenn die Prostata nur die Hälfte der Menschheit betrifft, gucken wir uns dieses Organ einmal genauer an. Die Prostata wiegt circa 20 Gramm und ist 4 × 3 × 2 Zentimeter groß. Kastaniengroß heißt es oft. Aber im Unterschied zur Erbse, die eine ziemlich konstante Größe hat, gibt es große und kleine Kastanien, wie man sich jeden Herbst wieder vor Augen führen kann. In Ihrem Baukasten liegt dafür trotzdem eine eher große Kastanie. Die Prostata liegt unter der Harnblase und wird von der Harnröhre durchbohrt. Das ist so, als würde eine Abwasserleitung direkt durch das Wurzelwerk eines Baums führen. Denn wie wir gleich sehen werden, kann eine Prostata tatsächlich wachsen. Nur eher in die Breite als in die Höhe. Einen Handwerker würden wir für einen derartigen Pfusch ziemlich zusammenstauchen, denn selbst einem Laien ist klar, dass so eine Fehlkonstruktion irgendwann Probleme macht. Deswegen auch die Überschrift: Hast du Prostata, hast du Problem!

Man kann im Prinzip sagen, jeder Mann bekommt im Laufe seines Lebens ein Problem mit seiner Vorsteherdrüse, sofern er alt genug wird. Denn ungefähr ab dem 30. Lebensjahr wächst die Prostata und kommt bei über 70-Jährigen meist vergrößert daher. Sie kann dann vergleichsweise riesig und richtig schwer sein, nämlich 80 Gramm oder in einzelnen Fällen sogar über 100 Gramm. Also vier- bis fünfmal so schwer wie normal. Leider wächst die Drüse nicht vor allem außen, sondern in ihrem Inneren. Für Ihr „Aufschneider"-Wissen: So eine gutartige Vergrößerung nennt man **Prostataadenom** oder auch **Prostatahyperplasie** – suchen Sie sich aus, was Ihnen besser gefällt. Beides bedeutet das Gleiche.

Bei dieser Vergrößerung wächst besonders das Gewebe um die Harnröhre herum – so wie das Wurzelwerk des Baums immer stärker um die Wasserleitung herum- und irgendwann sogar hineinwächst. Dann kann das Wasser nicht mehr ungehindert ablaufen. Und so geht es auch dem Mann: Er bekommt früher oder später Probleme beim Pinkeln. Man kann das daran erkennen (und das ist wirklich ein standardisierter Test beim Urologen), dass man nicht mehr schön weit im Strahl pinkeln kann wie in jungen Jahren! Das allein wäre nicht schlimm, da Männer ihre Wettbewerbe im höheren Alter ja eher auf anderen Gebieten austragen als beim Weitpinkeln. Doch die Folge ist, dass Restharn in der Blase bleibt. Das kann man daran erkennen, dass es nach dem Pinkeln nachtröpfelt. Dieser Pipi-Rest ist ein Ponyhof für Bakterien: Sie können nämlich Entzündungen in den Harnwegen hervorrufen. Weil die Blase außerdem nie richtig leer wird, staut sich in ihr immer mehr Resturin. Das kann so weit gehen, dass er sich über die Blase und die Harnleiter bis in die Nieren zurückstaut und diese durch Druck und Entzündungen zerstört. So kann eine zunächst einfache Störung des Tröpfchen-Träufelns am Ende zum Nierenversagen führen. Und dann muss eine neue Niere her oder das Blut von einer künstlichen Niere gewaschen werden. Das hatten wir oben schon mal, als wir uns die Niere angeschaut haben. Daher gilt: Wenn der Strahl nicht mehr in hohem Bogen plätschert, gehen Sie unbedingt zum Urologen! Der kann in einfachen Fällen mit pflanzlichen Präparaten wie Sägepalmenextrakt helfen.

Wenn die Vergrößerung stärker ausgeprägt ist, muss man die Prostata entfernen. Bis etwa 80 Gramm Prostata-Lebendgewicht kann man sie durch den Penis von innen ausschälen. Bei größeren Apparaten muss man durch den Damm oder die Bauchdecke ran. In beiden Fällen können Sie nur hoffen, dass der Operateur vom Fach ist und Sie nach der OP keine Nebenwirkungen spüren. Denn außen an der Prostata laufen genau die Nerven aus dem Becken zum Penis, die man für eine Erektion braucht. Wenn der Operateur diese Nerven verletzt, haben Sie künftig beim Sex ein Problem. Man ist also impotent oder braucht zumindest Viagra®. Und innen in der Prostata, auf Höhe des Blasenausgangs, befinden sich Teile des Verschlussapparats der Blase. Wenn die mit ausgeschält werden, kann man inkontinent werden. Dann geht das Getröpfel weiter – hat jetzt aber eine andere Ursache.

Der Grund für das ungebremste Wachstum der Prostata ist übrigens nicht genau bekannt, scheint aber mit unserem Lebensstil und besonders der westlichen Ernährung zusammenzuhängen. Dieses Prostata-Phänomen hat man übrigens auch bei Hunden festgestellt. Es heißt ja, dass sich Hund und Herrchen mit der Zeit immer ähnlicher werden …

Nun gut. So eine gutartige Vergrößerung darf man allerdings nicht mit dem bösartigen **Prostatakarzinom** verwechseln, also dem **Prostatakrebs.** Dieser Tumor ist mit einem Viertel aller Tumorerkrankungen der häufigste Krebs des Mannes und wird bei Obduktionen oft auch als Zufallsbefund festgestellt, der nicht zum Tode geführt hat. Er entsteht meist in der Randzone der Drüse und macht daher erst spät Probleme beim Pinkeln. Weil man ihn selbst kaum bemerkt, sollten Männer ab 45 Jahren die entsprechende Vorsorgeuntersuchung wahrnehmen. Der Arzt kann die Prostata und besonders ihre Außenzone mit dem Finger vom Anus aus leicht tasten. Das nennt sich **digitale rektale Untersuchung** – wobei man sagen muss, dass sich die Untersuchung bei der Durchführung für alle Beteiligten doch eher recht „anal-og" anfühlt als virtuell. Wenn man Prostatakrebs zu spät bemerkt, kann er bereits in die Umgebung eingewachsen sein oder sich mit Metastasen im Körper ausgebreitet haben. Diese sind besonders gemein, da sie meist die Knochen befallen oder sogar Wirbel brechen lassen. Wenn das in der unteren Wirbelsäule passiert, kann sogar eine Querschnittslähmung die Folge sein. Im Unterschied zu anderen Krebsarten aber gilt beim Prostatakrebs zumindest oft: Gefahr erkannt, Gefahr gebannt. Denn er lässt sich oft mit Tabletten gut in Schach halten: Für sein Wachstum braucht er nämlich das männliche Sexualhormon Testosteron – und das kann man mit Tabletten hemmen. Da Prostatakrebs oft erst bei Männern über 70 Jahren auftritt, in der Regel wenige Probleme macht und außerdem recht gut behandelbar ist, wird klar, warum die Patienten meist mit diesem Tumor und nicht an ihm sterben. So ist der Tumor zwar der häufigste Krebs beim Mann; unter den häufigsten zum Tode führenden Tumoren aber ist er nach Lungenkrebs und Dickdarmkrebs „nur" auf Platz 3, was aber schon schlimm genug ist.

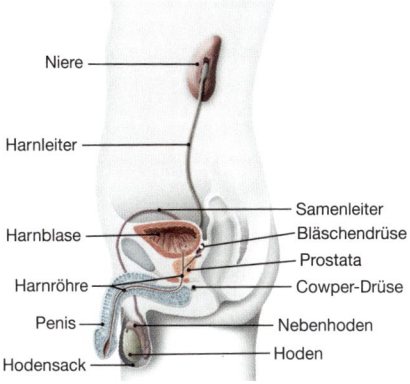

Niere
Harnleiter
Harnblase
Harnröhre
Penis
Hodensack

Samenleiter
Bläschendrüse
Prostata
Cowper-Drüse
Nebenhoden
Hoden

■47 Harnsystem und Geschlechtsorgane beim Mann

Eier und Stöcke – oder: der kleine Unterschied

Zur Auflockerung spielen wir jetzt mal eine Runde „Ich packe meinen Koffer". Das kennen Sie, nehme ich an. Einpacken dürfen Sie diesmal aber nur Geschlechtsorgane. Also los geht's. „Eierstock", „Penis", „Hoden" – stopp. Jetzt geht es hier schon bunt durcheinander zwischen inneren und äußeren Genitalien. Ich muss erst mal kurz Ordnung in den Laden bringen, denn in diesem Kapitel geht es nur um die inneren Geschlechtsorgane. Außerdem muss ich in diesem Kapitel ein paar Dinge zurechtrücken, die ich oft gefragt werde, weil sie offenbar bei der Aufklärung durch Mama und Papa in der Geschichte von Bienen und Blumen nicht vorkommen.

Die Geschlechtsorgane dienen der Fortpflanzung und dem Sex. Mal mehr dem einen, mal mehr dem anderen. Daran, dass diese beiden Funktionen nicht mehr Hand in Hand gehen, kann man erkennen, dass wir die Evolution zumindest für uns Menschen weitgehend außer Kraft gesetzt haben.

Beginnen wir bei der Frau. Bei ihr werden alle **äußeren Geschlechtsorgane** als **Vulva** zusammengefasst. Das sind der **Scheidenvorhof,** der von den großen und nach innen hin kleinen **Schamlippen** begrenzt wird, und der **Kitzler (Clitoris).** Über beiden erhebt sich vorne der Schamhügel mit den Schamhaaren.

Beim Mann gibt es bei den äußeren Genitalien nur **Penis** und **Hodensack.** Nur der Sack, nicht die Hoden selbst! Die **Hoden** gehören nämlich zu den inneren Geschlechtsorganen. Und daran scheitern schon einige Studierende. Medizinisch ist das wichtig, für Sie als Leser wohl eher nicht so. Die **inneren Geschlechtsorgane** liegen bei beiden Geschlechtern entweder noch im Becken, dann ist die Zuordnung einfach. Oder sie sind zumindest mal dort entstanden: So wie der Hoden, dem es dann aber dort zu heiß geworden ist, sodass er aus dem Körper in den Hodensack verlagert wurde. Unsere Körper(betriebs)temperatur von 37 Grad ist nicht gut für die männlichen Keimzellen, die **Spermien.** Die werden nämlich in den Hoden gebildet. Stellen Sie sich vor, Sie würden dauerhaft in einer 37 Grad warmen Badewanne rumliegen. Sie würden recht träge, und so richtig auf Befehl schwimmen würden Sie dann auch nicht mehr wollen und können. Das sollen die Spermien aber tun, wenn sie bei der Ejakulation losgelassen werden.

Wenn Sie jetzt in Ihren Baukasten blicken, finden Sie ein paar blaue und ein paar rosafarbene Teile – das sind die männlichen und weiblichen Geschlechtsteile. Die beiden blauen Zwetschgen stellen die Hoden dar. Sie sind jeweils etwa 3 Zentimeter lang und nicht ganz so dick. Eigentlich sind sie eher oval als eiförmig, aber das kann man durch den Hodensack nicht so gut ertasten, sodass sich der Begriff „Eier" durchgesetzt hat. Im Englischen sagt man übrigens „balls", also Bälle, was die Form auch nicht besser wiedergibt. Eigentlich müsste ich Ellipsen sagen. (Stellen Sie sich mal vor, wie das klingt: „Voll auf die Ellipsen!") Die Hoden sind auch kleiner als man denkt. Auch wenn manch ein Geschlechtsgenosse eher mit sehr „dicken Eiern" daherkommt, sind sie bei ihm meist nicht viel größer. Das entsprechende Pendant bei den Frauen ist der **Eierstock** (das Ovar – wie die Mediziner sagen). In Ihrem Baukasten sind das die beiden rosa Zwetschgen. Die Keimzellen, die der Eierstock bildet, werden **Eizellen** genannt. Eierstock und Hoden haben eine ähnliche Größe, allerdings bleiben die Eierstöcke in der Beckenhöhle – und sind nicht nach außen verlagert, so wie die Hoden. Der innere Bau und die Abläufe bei der Bildung von Spermien und Eizellen sind aber sehr verschieden.

Der Hoden ist in ein mikroskopisch feines Netz aus Samenkanälchen gegliedert, in deren Wand sich die Spermien bilden. Das dauert ungefähr 75 Tage (für Ihr „Aufschneider"-Wissen: das nennt man **Spermatogenese**). Dann werden die Spermien vom Hoden in den Nebenhoden und durch den Nebenhoden transportiert. Der Nebenhoden ist von außen betrachtet nur 2 Zentimeter lang und sitzt dem Hoden auf, wie einem Wanderer die Kraxe auf dem Rücken. Da der Nebenhoden in seinem Inneren aber aus einem 6 Meter langen Gang besteht, dauert dieser Spermientransport noch einmal etwa 14 Tage. Macht zusammen also circa drei Monate. In der

Wand der Samenkanälchen sitzen sogenannte Stammzellen, die zeitlebens immer wieder neue Spermien bilden können. Und das auch dauernd tun, sodass jeden Tag frische Spermien fertig werden. Bei jedem Samenerguss werden gut 200 Millionen davon in der Welt verspritzt, meist ohne dass dabei eine Eizelle befruchtet wird. Das bedeutet, dass Männer theoretisch bis in ein hohes Alter von über 80 Jahren zeugungsfähig sein können. Wann die Zeugungsfähigkeit nachlässt, ist bei jedem Mann sehr unterschiedlich. Ungewollte Kinderlosigkeit hat sehr oft damit zu tun, dass die Väter zeugungsunfähig sind, also keine intakten Spermien mehr bilden können. Ob jemand zeugungsunfähig oder unfruchtbar ist, können Mediziner ganz einfach überprüfen: Sie mikroskopieren dafür eine Ejakulat-Probe und zählen die funktionstüchtigen Spermien. Das nennt man: ein **Spermiogramm** anfertigen. Wenn weniger als 40 Millionen Spermien in einem Ejakulat zu finden sind oder wenn sich weniger als ein Drittel aller Spermien schön flott bewegt und damit funktionstüchtig ist, spricht dies für eine **Unfruchtbarkeit**.

An dieser Stelle müssen wir Männer uns mal einem Vergleich mit den Frauen stellen. Es heißt ja immer, dass Frauen früher dran sind als Männer. Was die Bildung der Keimzellen betrifft, ist das leider wahr. Die männlichen Keimzellen, die Spermien, bilden sich erst ab der Pubertät. Die weiblichen Keimzellen sind schon viel früher da. Und da können wir Männer einfach nicht mithalten: Die Vorläufer der Eizellen werden bereits vor der Geburt angelegt und in sogenannte Follikel gepackt. Und das gleich sechs Million mal. Dieses Eizellenanlegen nennt man **Oogenese** – so viel noch für Ihr „Aufschneider"-Wissen. Aber jetzt kommt's: Ab jetzt sind die Frauen im Nachteil. Denn diese sechs Millionen Eizellen nehmen ab sofort ab. Das ganze Frauenleben lang. Zum Zeitpunkt der Geburt hat frau noch eine Million Eizellen. Zu Beginn der Pubertät sind in beiden Eierstöcken nur noch ungefähr 400.000 Eizellen vorhanden, die aber noch nicht fertig ausgereift sind. Das klingt erst mal viel, wenn man bedenkt, dass ein Mädchen mit circa zwölf Jahren in die Pubertät kommt und geschlechtsreif wird und ab dann jeden Monat eine Eizelle bei Eisprüngen springen lässt. Und jetzt rechnen wir ein bisschen: Das macht im Jahr zwölf Eizellen, in zehn Jahren hundertzwanzig, in zwanzig Jahren zweihundertvierzig Eizellen. Da sollte doch genug übrig bleiben für lebenslanges Zeugen, möchte man meinen. Leider gehen aber während des restlichen Lebens mehr als 99 Prozent der Eizellen mit ihren Follikeln kaputt. Von den 400.000 Eizellen bleiben nur etwa 400 übrig. Mehr Eisprünge kann eine Frau daher nicht haben. Jetzt rechnen wir noch ein bisschen weiter: 400 Eisprünge – das reicht für 33,33 Jahre (wenn wir zwölf Zyklen pro Jahr nehmen). Das bedeutet, dass etwa 33 Jahre nach Beginn der Pubertät, also mit 45 Jahren, die Eizellreserve erschöpft ist. Da die Bildung der Geschlechtshormone in der Follikelhülle stattfindet, werden ab diesem Zeitpunkt auch weniger Hormone gebildet, und es kommt zu grundlegenden hormonellen Umstellungen. Diesen Vorgang bezeichnet man als **Wechseljahre** oder **Menopause**. Frauen werden deshalb ungefähr zu dieser Zeit unfruchtbar.

Nun habe ich oben schon erwähnt, dass die Eizellen noch nicht ganz ausgereift sind. Was ich damit meine, ist dies: Vor der Geburt werden die Eizellvorläufer in ihren Follikeln in ihrer Zellteilung quasi „eingefroren". Ab der Pubertät reift in jedem Monat eine Gruppe von etwa 20 Follikeln aus. Doch nur ein Follikel wird sprungreif, und zwar in der Mitte des (**Menstruations-)Zyklus**, das heißt am 14. Zyklustag (ab dem ersten Tag der Monatsblutung gerechnet). Die Eizelle dieses einen Follikels teilt sich erst beim Eisprung weiter und kann den Vorgang nur bei einer Befruchtung abschließen. Eine fertige Eizelle, die ihre komplette Reifung abgeschlossen hat, entsteht damit höchstens einmal pro Monat, meistens aber nur wenige Male im Leben, je nachdem wie oft eine Befruchtung stattfindet. Das ist anders als bei den Spermien, bei denen zeitgleich mehrere Millionen ihre Reifung abschließen, bevor sie bei einer Ejakulation das Licht der Welt „erblicken". Augen haben sie natürlich keine, da es sich um einfache Zellen handelt, auch wenn sie einen Schwanz haben, mit dem sie sich fortbewegen, und von ihrer Gestalt her etwas an Kaulquappen erinnern.

Der **Eisprung** wird durch einen Hormonschuss aus der Hirn-anhangsdrüse ausgelöst (das ist gut zu wissen, wenn man an eine künstliche Befruchtung denkt: Denn diesen Hormonschuss kann man durch Tabletten herbeiführen und den Eisprung so recht exakt timen). Beim Eisprung durchbricht die Eizelle die Wand des Eier-stocks und hüpft. Meist wird sie dabei vom Eileiter-Trichter aufge-fangen – wenn nicht, dann kann es bei einer Befruchtung zu einer Bauchhöhlenschwangerschaft kommen (das hatten wir ganz am An-fang schon mal, vielleicht erinnern Sie sich). Wie dieser Eilei-ter-Trichter rein anatomisch aussieht, erkläre ich Ihnen später noch.

Wenn keine Befruchtung stattfindet, wird die Eizelle einfach aus der Scheide ausgeschieden, was man gar nicht merkt. Es handelt sich dabei nicht um die Monatsblutung, wie mir mal eine Studentin im Staatsexamen weismachen wollte. Die Monatsblutung hat mit den Veränderungen in der Gebärmutter zu tun, die sich parallel ab-spielen und auf die ich gleich noch komme. Aus der Hülle des ge-sprungenen Follikels wird dann der sogenannte **Gelbkörper**. Dieser bildet Hormone und geht nach ungefähr zwei Wochen zugrunde, wenn keine Schwangerschaft stattfindet. Dann geht der weibliche Zyklus wieder von vorne los. Er dauert also ungefähr 28 Tage – wo-bei die zweite Hälfte des Zyklus unregelmäßig ist, die erste bis zum Eisprung aber ziemlich konstant 14 Tage lang ist. Wenn es zu einer Schwangerschaft kommt, verhindert ein Hormon aus den Vorläu-ferzellen des Mutterkuchens die Rückbildung des Gelbkörpers, und der normale Zyklus ist unterbrochen. Dieses Hormon, das man **HCG (humanes Chorion-Gonadotropin)** nennt, ist dann im Urin vorhanden. Und das machen sich **Schwangerschaftstests** zunutze: Mit einem Teststreifen kann man dieses HCG etwa zwei Wochen nach einer Befruchtung im Urin nachweisen und damit eine Schwan-gerschaft feststellen.

Dieser regelmäßige und genau bestimmbare Zyklusablauf ist auch praktisch, wenn man eine **natürliche Verhütung** plant. Da man den ersten Tag der Monatsblutung genau bestimmen kann (näm-lich dann, wenn es anfängt zu bluten) und bei der Eizelle davon ausgehen muss, dass sie bis zu drei Tage lang befruchtungsfähig ist, kann man sich ungefähr ausrechnen, wann man als Frau fruchtbar ist und wann nicht. Das heißt, um den 14. Tag herum noch drei Tage. Davor und danach ist man relativ safe. Also relativ sicher unfruchtbar. Um die Sicherheit zu erhöhen, können Frauen dann noch um die Zyklusmitte die eigene Körpertemperatur messen. Wenn diese um circa ein halbes Grad ansteigt, hat der Eisprung stattgefunden, und man muss noch drei Tage lang aufpassen. Auf diesen Berechnungen basieren all die Apps, die einem beim Kinderbekommen oder -nichtbekommen helfen sollen. Genau wie diese Apps übernehme ich an dieser Stelle keine Haftung, wenn es klappt oder nicht klappt. Wobei hier jeder für sich selbst festlegen kann, welches Ereignis oder Ausbleiben eines Ereignisses er/sie als „klappen" bezeichnen möchte!

Tritt aber trotz aller Berechnungen keine Schwangerschaft ein, kann auch bei einer Frau abgeklärt werden, ob sie unfruchtbar ist. Allerdings ist es bei Frauen wegen des Zyklus und seiner Steuerung durch Hormone viel aufwendiger, eine **Unfruchtbarkeit** abzuklären als beim Mann. Zudem sind auch die Eizellen nicht einfach so zugänglich wie die Spermien. Frauen müssen deshalb meist Zyklusprotokolle anfertigen und aufwendige Hormonbestimmungen mitmachen.

Nun ist die Bildung der Keimzellen nicht der einzige Job von Hoden und Eierstöcken. Sie haben bestimmt schon gemerkt, dass unser Körper ein Leistungsträger ist – da wird schon erwartet, dass die meisten Organe mehr können als nur eine Sache. Der zweite Job ist es, Geschlechtshormone zu bilden. Die Hoden bilden **Testosteron,** die Eierstöcke **Östrogene.** Die Hormonproduktion wird wie auch die Follikelreifung von der Hirnanhangsdrüse gesteuert und bleibt nicht über das ganze Leben gleich. Der Beginn der Hormonproduktion ist zudem bei Jungs und Mädchen unterschiedlich – diesmal sind die Jungs früher dran. Bei ihnen wird das Testosteron in den Hoden schon vor der Geburt gebildet, gleich zu Beginn der Schwangerschaft. Das Testosteron bewirkt, dass sich die übrigen männlichen Geschlechtsorgane überhaupt ausbilden. Damit aber am Anfang Hoden entstehen und Testosteron produzieren, braucht es ein Y-Chromosom – und das haben Jungs im Unterschied zu Mädchen (vielleicht erinnern Sie sich noch an den Biologie-Unterricht in der Schule: Junge = XY-Chromosom, Mädchen = zwei XX-Chromosomen). Dieses Y-Chromosom enthält die Information „Hoden ausbilden". Mädchen dagegen haben ein zweites X-Chromosom. Daher bildet sich aus der Keimanlage der Mädchen kein Hoden, sondern ein Eierstock. Ab der **Pubertät** befiehlt die Hirnanhangsdrüse, dass bei den Jungs vermehrt Testosteron gebildet wird. So wird die Spermienbildung angeworfen, und es bilden sich die typischen männlichen Geschlechtsmerkmale wie Schambehaarung und ein breites Kreuz aus. Bei Mädchen geht es mit der Östrogenbildung erst während der Pubertät richtig los: Denn erst dann reifen die Follikel aus, in deren Hülle die Hormone gebildet werden. Das Östrogen führt dann zur Ausprägung der weiblichen Geschlechtsmerkmale wie Schambehaarung und Brustwachstum.

Es kommt übrigens auch vor, dass die Geschlechtsorgane weder eindeutig männlich noch weiblich ausgebildet sind. In diesem Fall spricht man von **Intersexualität** (oder auch Inter*). Und auch wenn ihre Genitalien anatomisch betrachtet eindeutig aussehen, kann es sein, dass sich eine Person nicht einem Geschlecht zugehörig fühlt: Das nennt man dann **transsexuell** (oder Trans*). Für alle, die sich weder eindeutig weiblich noch eindeutig männlich fühlen, gibt es beim Standesamt seit Januar 2019 daher im Geburtenregister den Geschlechtseintrag **divers**.

Machen wir aber weiter für den Fall, dass eine eindeutige geschlechtliche Zuordnung vorhanden ist, und kommen jetzt zum nächsten Unterschied zwischen Männern und Frauen: Die Testosteron-Bildung hält bei Männern ein Leben lang an, lässt aber unterschiedlich stark nach. Bei Frauen ist es dagegen so, dass die Follikel irgendwann zu Ende gehen und folglich kein Östrogen mehr bilden.

Dann folgt die Menopause. Lange Zeit haben Mediziner gedacht, man könne viele Beschwerden, die sich während der Menopause einstellen, einfach durch die Gabe von Östrogenen aufhalten.

Da dies aber das Risiko für verschiedene Krebserkrankungen steigert, ist man davon weitgehend abgekommen. Dieses Thema ist aber zu speziell, als dass ich mich hier einmischen möchte.

Bei Männern fällt mir das Urteil dagegen leichter. Auch hier könnte man natürlich denken, dass man Testosteron oder Vorstufen davon geben könnte, wenn man merkt, dass man körperlich (und geistig) nachlässt. Sei es beim Sport, beim Sex oder bei der Arbeit. Dass man einfach nicht mehr die Standhaftigkeit und den Biss hat wie in jungen Jahren. Man ist vielleicht im Beruf auch nicht mehr so ausdauernd oder kann mit den jüngeren Kollegen nicht mehr so mithalten. Aber auf Erfahrung und Altersweisheit will man das auch noch nicht schieben und zugeben, dass man halt nicht mehr der Jüngste ist. Oft fällt die Abnahme der körperlichen Leistungsfähigkeit mit einer „Midlife-Crisis" zusammen, bei der man grundsätzlich den Verlauf des bisherigen und aktuellen Lebens und die weitere Lebensplanung kritisch betrachtet. Ich denke, diese Phase ist natürlich und sinnvoll, da einem zunehmend die Begrenztheit des eigenen Lebens bewusst wird. Besonders wenn man das Gefühl hat, manche Entwicklungen wären aufgrund eigener Versäumnisse oder äußerer Umstände nicht optimal gelaufen.

Zu kurz gedacht ist in meinen Augen nur die Annahme, man könne durch einen Hormonschub alles wieder in die Bahnen bringen. Die Muskeln mögen dann tatsächlich wieder mehr Spannung haben (weshalb man Testosteron ja auch beim Bodybuilding zum Dopen nimmt). Und man ist vielleicht auch wieder aggressiver als der eigene Kampfhund, den man sich angeschafft hat, damit wenigstens einer in der Familie noch „Biss" hat. Doch den Alterungsprozess hebt man durch Testosterongaben nicht auf. Vor allem nicht den der lebenswichtigen Organe wie Herz und Hirn. Im Gegenteil, Tumore der Geschlechtsorgane, besonders das Prostatakarzinom, das bei älteren Männern ohnehin schon den häufigsten Tumor darstellt, können regelrecht explodieren, wenn man sie noch mit Hormonen füttert. Dann kann das Leben schnell vorbei sein und eine Midlife-Crisis nahtlos in eine Endzeitkrise übergehen.

Daher sind Hormone in der Krise keine Lösung! Aber wer weiß, vielleicht fragen Sie mich mal in ein paar Jahren, ob ich nicht doch Hormone spritze oder schlucke. Auch Einsichten sind ja manchmal nur vorübergehender Natur ...

Nach diesem etwas philosophischen Ausflug kehren wir wieder zur Anatomie zurück. Wir waren dabei zu klären, was die inneren Geschlechtsorgane sind. Beim Mann gehören dazu neben den Hoden auch die **Nebenhoden,** die die Spermien lagern. Die haben wir ja schon kennengelernt. Ebenso **Samenleiter** und auch die **Harnröhre,** die bei der Ejakulation die Spermien rauskatapultieren. In Ihrem Bausatz ist das der kleine lila Bogen mit dem Schlauch, den Sie nun als Nebenhoden samt Samenleiter an den Hoden dranklipsen – so wie die Perücke auf einen Playmobilkopf. Der Nebenhoden ist nur einen Zentimeter lang und geht an seinem Ende in den Samenleiter über. Der ist wieder ein dünner Schlauch von circa 40 Zentimeter Länge. Er muss wegen der exklusiven Lage des Hodens einen langen Weg durch die Leiste in das Becken zurücklegen, wo er die Prostata durchbohrt und dort an die Harnröhre angeschlossen ist. Der Samenleiter hat eine so dicke Muskelwand, dass er sich eher wie ein Elektrokabel anfühlt als wie ein hohler Schlauch. Diese Muskeln braucht er auch, weil er bei der Ejakulation die Spermien so beschleunigen muss, dass sie vorne aus der Harnröhre noch mit etwas Speed rauskommen. Sonst müssten die Spermien am Ende noch mehr schwimmen.

Außerdem gehören zu den inneren Geschlechtsorganen beim Mann noch die **Anhangsdrüsen: Prostata, Bläschendrüsen** und **Cowper-Drüsen.** Aber die kennen Sie ja schon.

Für die Frau finden Sie in Ihrem Bausatz nun ein paar rosa Teile: eine umgedrehte Birne mit zwei Henkeln für die **Gebärmutter** („medizinisch": Uterus) und die **Eileiter.** Außerdem eine Art Blüte mit einem Gummischlauch als Stiel – das ist die **Scheide** (**Vagina**). Diese Geschlechtsorgane entsprechen dem Nebenhoden und dem Samenleiter. Sie wurden allerdings in ihrer Form umgestaltet, da das biologische Ziel hier ein anderes ist. Die Eizelle soll ja nicht möglichst schnell in die Umgebung ausgeworfen werden. Sondern soll nach einer erfolgreichen Befruchtung im Eileiter (für die sich Spermien und Eizelle treffen müssen) gemütlich in die Gebärmutter trudeln und sich dort einnisten. Was dort weiter passiert haben wir im Kapitel „Wie entsteht mein Körper?" schon angeschaut. Die beiden Eileiter sind je etwa 12 Zentimeter lange Schläuche und rechts und links an der Gebärmutter befestigt – wie zwei Henkel an einer Tasse. Am Ende ist jeder Schlauch zu einem kleinen Trichter erweitert und hat viele kleine Fortsätze, die aussehen wie Fangarme oder Tentakeln. Von diesen Tentakeln umfangen ist der Eierstock. Mit dem Trichter nimmt der Eileiter beim Eisprung die Eizelle aus dem Eierstock auf. Die Gebärmutter ist vor und nach einer Schwangerschaft recht klein. Sie ist 8 Zentimeter lang, wiegt nur 50–100 Gramm und hat die Form einer Birne, die auf dem Kopf steht. In der Schwangerschaft wächst die Gebärmutter deutlich und erreicht dann ein Gewicht von über einem Kilo. Unten ist die Birne an der Scheide befestigt. Dazu müssen Sie jetzt den Gummischlauch der rosa Blütenvagina unten über die Birne ziehen – so als würden Sie ein Kondom über die Birne ziehen. Die Scheide ist nichts anderes als ein 10 Zentimeter langer Muskelschlauch. Der Teil des Uterus, der in die Scheide hineingesteckt ist, ist der **Gebärmutterhals** (**Zervix**). Der umgebende Scheidenabschnitt heißt Scheidengewölbe.

Neben Muskulatur bestehen Eileiter, Gebärmutter und Scheide aus einer Schleimhaut. Diese Schleimhaut bleibt nicht immer gleich, sondern macht im weiblichen (**Menstruations-)Zyklus** große Veränderungen durch. Besonders in der Gebärmutter, die sich jeden Monat wieder darauf vorbereitet, dass nach dem Eisprung eine Einnistung einer befruchteten Eizelle und damit eine Schwangerschaft stattfinden könnte. Diese zyklischen Veränderungen werden durch die Hormone aus dem Eierstock gesteuert.

Also zur Erinnerung: Die Hirnanhangsdrüse reguliert die Follikelbildung im Eierstock. In der ersten Zyklushälfte fördert das Östrogen aus dem Eierstock das Wachstum der Gebärmutterschleimhaut, das heißt, sie wird dicker. Nach dem Eisprung führt eine Mixtur aus den Hormonen Östrogen und Gestagen dazu, dass die Schleimhaut schwammartig wird und damit den optimalen Nährboden für eine Einnistung einer befruchteten Eizelle liefert. Wenn es aber nicht zu einer Befruchtung kommt und sich wie oben besprochen der Gelbkörper zurückbildet, hat auch die Schleimhaut im Uterus keine Hormone mehr, die sie zum Überleben braucht. Dann geht sie zugrunde und wird bei der **Monatsblutung (Menstruation)** ausgespült. Bei der Blutung geht die Schleimhaut zusammen mit mehreren Millilitern Blut ab. Die Blutmenge ist individuell sehr verschieden und kann sogar so stark sein, dass es zu einem **Blutmangel** kommt – Anämie sagen die Mediziner dazu. Die Frauen sind dann sehr müde und abgeschlagen. Wenn Mädchen oder Frauen dann noch **Vegetarierin** oder **Veganerin** sind, wird es unter Umständen kritisch: Denn für die Blutbildung ist Eisen nötig – und das ist vor allem im Fleisch enthalten. Daher müssen Veganer und Vegetarier sehr genau darauf achten, dass sie genug Eisen und Vitamin B_{12} zu sich nehmen, damit es nicht zu einer Blutarmut kommt.

So sachlich und rational betrachtet ist die Menstruation einfach ein weiterer Kreislauf im weiblichen Körper. Ein ganz natürlicher Ablauf und auch nicht in irgendeiner Weise unhygienisch. Aber natürlich ist für die Mädchen in der Pubertät und vielleicht auch deren Eltern und Geschwister die Überraschung groß, wenn der Körper das erste Mal blutet (was man **Menarche** nennt), ohne dass eine Verletzung der Grund dafür ist. Deshalb sollten Mädchen darauf vorbereitet sein. Aufklärung dient ja nicht nur der Vermeidung ungewollter Schwangerschaften, sondern auch dazu, den jungen Erwachsenen eine sorgenfreie Pubertät zu ermöglichen.

Eigentlich war das bis hier ein relativ erfreuliches Kapitel, das Sie vielleicht besonders aufmerksam gelesen haben. Ist doch immer interessant, wenn es um den kleinen Unterschied geht. Aber leider gibt es auch im Genitalbereich unschöne Krankheiten, die in manchen Altersgruppen nicht gerade selten auftreten: Ich meine die Tumore. Bei den Männern sind das die Hodentumore, bei den Frauen der Eierstockkrebs. Beide Tumore verhalten sich sehr unterschiedlich und betreffen interessanterweise auch andere Altersgruppen. Das hat damit zu tun, dass sie in den Organen aus ganz anderen Zellen hervorgehen. **Hodentumore** sind mit die häufigsten Tumore junger Männer bis 40 Jahre und bis 25 Jahre sogar die häufigsten Tumore überhaupt. Die Tumore fallen durch ein schmerzloses Wachstum des betroffenen Hodens auf. Wenn also ein Ei wächst, ohne dass es wehtut, muss man zum Arzt! Wenn es wehtut und der Hoden rot glüht, handelt es sich eher um eine **Hodenentzündung,** eine aufsteigende Infektion, die dann doch mal über die Harnröhre den Weg bis in den Hoden gefunden hat.

Wie gravierend so ein Hodentumor zu bewerten ist, hängt sehr vom genauen Typ des Tumors ab, da Hodentumore aus verschiedenen Zellen hervorgehen können. Grundsätzlich ist die Prognose aber sehr gut, da die Tumore zum großen Teil durch eine Kombination aus operativer Entfernung, Bestrahlung und Chemotherapie geheilt werden können. Bei **Eierstockkrebs** ist das leider genau umgekehrt. Betroffen sind meist ältere Frauen über 60 Jahre. Die Tumore fallen meist erst auf, wenn sie schon sehr groß sind oder Metastasen gesetzt haben, da sie in der Bauchhöhle keine Probleme machen und nicht fühlbar sind. Entsprechend sind die Heilungschancen oft nicht gut. So gesehen, hat die exklusive Lage des Hodens außerhalb des Körpers sogar einen Vorteil.

Bei Frauen gibt es noch zwei weitere Tumorarten im Bereich der Gebärmutter: einmal den **Gebärmutterhalskrebs.** Das ist ein Tumor, der durch Papilloma-Viren hervorgerufen wird und den vor allem Frauen unter 50 Jahren bekommen. Da die Gebärmutter bei einer Scheidenspiegelung gut einsehbar ist und mit einem Wattestäbchen erreicht werden kann, kann die Frauenärztin bei einer Vorsorgeuntersuchung einen Abstrich machen und so Krebsvorstufen erkennen und entfernen. Daher sollte jede Frau ab 20 Jahren einmal im Jahr zur Vorsorgeuntersuchung beim Gynäkologen. Zukünftig kann der Tumor wohl zuverlässig verhindert werden, da inzwischen empfohlen wird, Mädchen zu Beginn der Pubertät gegen Papillomaviren zu impfen.

An der Gebärmutter kann aber nicht nur unten am Hals ein Tumor entstehen, sondern auch am oberen Abschnitts der Gebärmutter. So ein **Gebärmuttertumor** kommt dagegen eher bei älteren Frauen in der Menopause vor. Den erkennt man daran, dass bei diesen Frauen plötzlich wieder unregelmäßige Blutungen auftreten. Diesen Tumor darf man nicht mit einem gutartigen **Myom** des Uterus verwechseln, das im Prinzip nichts anderes ist als ein Knoten der Gebärmuttermuskulatur. Gutartig heißt aber nicht, dass Myome keine Probleme machen. Sie können stark bluten oder Schmerzen verursachen und sogar der Grund für eine Unfruchtbarkeit sein. Und zwar dann, wenn sie die Einnistung von befruchteten Eizellen schlicht dadurch verhindern, dass sie einfach im Weg sitzen.

Tumore des äußeren Genitales sind dagegen selten – gibt es aber auch. **Peniskarzinome** und **Vulvakarzinome** bilden offene Geschwüre mit verhärteten Rändern, die einen zum Urologen oder Gynäkologen gehen lassen sollten. Verwechseln kann man die Tumore mit den Geschwüren bei **Syphilis,** bei der es sich um eine bakterielle Infektion handelt, die man sich von einem Sexualpartner durch ungeschützten (und hier ist natürlich ein Kondom und nicht die Pille gemeint) Geschlechtsverkehr eingehandelt hat. Aber auch damit ist man beim Arzt gut aufgehoben, bevor man andere Leute ansteckt! Besonders weil die Syphilis immer noch häufiger vorkommt, als man so denkt. Man sieht also, dass eine Pille, auch wenn sie für die Verhütung sicherer ist, ein Kondom nicht ersetzt.

Nach diesem etwas unerfreulichen Ende zum Thema widmen wir uns wieder einem etwas erfreulicheren Aspekt. Wo Spermien und Eizellen herkommen, wissen Sie jetzt. Nun müssen wir nur noch klären, wie sie zusammenkommen. Also, wie geht Sex?

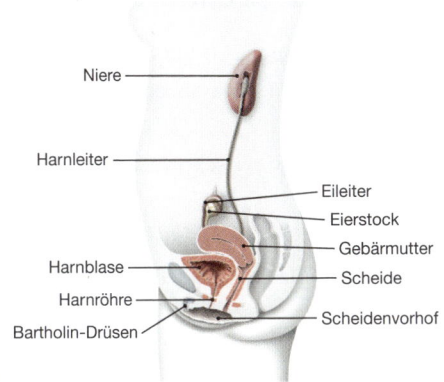

Niere

Harnleiter

Eileiter
Eierstock
Gebärmutter
Harnblase
Scheide
Harnröhre
Bartholin-Drüsen
Scheidenvorhof

a

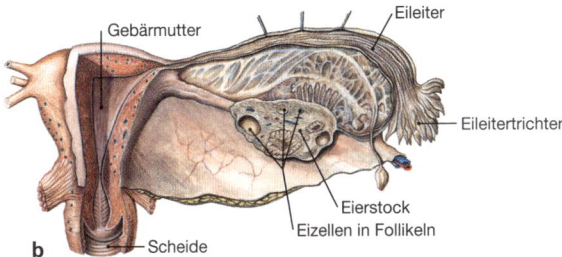

Gebärmutter

Eileiter

Eileitertrichter

Eierstock
Eizellen in Follikeln

b

Scheide

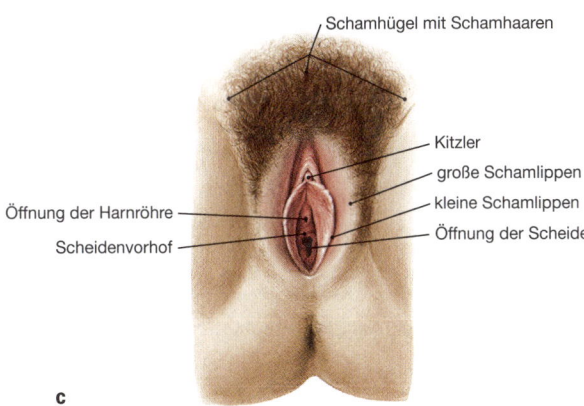

Schamhügel mit Schamhaaren

Kitzler
große Schamlippen
kleine Schamlippen
Öffnung der Harnröhre
Öffnung der Scheide
Scheidenvorhof

c

■48 Harnsystem und Geschlechtsorgane (a), innere (b) und äußere Geschlechtsorgane bei der Frau (c)

Wie geht Sex?

Heikles Kapitel. Ich frage mich, ob Sie als Mutter oder Vater aus diesem Kapitel etwas für Ihr Blümchengespräch mit Sohn oder Tochter mitnehmen können. Vermutlich hat aber für die Aufklärung auch das vorherige Kapitel schon einiges an Verständnis gebracht. Damit Sie am Ende alles richtig erklären können, müssen wir uns noch den Bau der äußeren Geschlechtsorgane anschauen und dann sehen, wie man das alles zusammenbringen kann beim **Sex**.

Der **Penis** ist im schlaffen Zustand meist 10 Zentimeter lang, auch wenn diese Tatsache jetzt bei beiden Geschlechtern vielleicht zu Enttäuschung führen mag. Der Schaft des Penis geht in die Eichel über, die im schlaffen Zustand von einer Vorhaut bedeckt wird. Übersetzt heißt Penis am ehesten „Anhängsel" oder „Schwanz", sodass der Begriff Penis anderen umgangssprachlichen Bezeichnungen vorzuziehen ist, weil er wenigstens stimmt. Das Faszinierende am Penis ist, dass er wachsen kann. Also eigentlich wächst er nicht, wenn er steif wird, sondern pumpt sich mit Blut auf. Auslöser ist eine sexuelle Erregung, die entweder über das Nervensystem ausgelöst wird oder durch einen Berührungsreiz am Penis selbst. Die Eichel ist besonders gut mit Nerven versorgt – und zwar von den Nervenästen des **Pudendus-Nerv,** auf Deutsch: des Schamnervs. Dieser Nerv versorgt auch bei Frauen den größten Teil der äußeren Geschlechtsorgane. Die weibliche Entsprechung des Penis ist der Kitzler: Bei Frauen ist dieser daher für die Erregung entscheidend. Vulva und Penis entwickeln sich sehr ähnlich, folglich sind auch die Mechanismen bei der Erregung sehr ähnlich. Das zeigt auch eine Fehlbildung, die bei Frauen gelegentlich auftritt: Beim **Adrenogenitalen Syndrom** ist der weibliche Kitzler penisartig verlängert. In diesem Fall führt eine gesteigerte Testosteronmenge bei Mädchen dazu, dass die Klitoris-Anlage sich so umbildet, dass sie eine gewisse Ähnlichkeit zu einem Penis bekommt.

Nun fragen Sie sich vielleicht, warum der Penis steif wird, nur weil da ein paar Nerven rumliegen. Das liegt daran, dass der Penis

Schwellkörper besitzt, die sich mit Blut so vollpumpen können, dass sie den Blutabfluss aus dem Penis blockieren. Es kommt gewissermaßen zu einem Blutstau im Penis – und dadurch wird er steif. Streng genommen tragen nur die beiden sogenannten Rutenschwellkörper zur Steifigkeit bei. Dann gibt es noch einen Schwellkörper an der Harnröhre: Dieser stabilisiert zwar die Harnröhre, damit bei der Ejakulation das Sperma auch einigermaßen zielsicher nach vorne aus der Harnröhrenöffnung rausspritzt, er wird aber nicht ganz steif. Biologisch wäre das unsinnig, da er sonst die Harnröhre abpressen würde und es gar keine Ejakulation gäbe. Wäre aber eine tolle Verhütung …

Meine Studierenden fragen mich manchmal, ob das jeweils vorliegende Organ ein „Fleischpenis" oder „Blutpenis" ist. Die Begriffe sind total unwissenschaftlich und sollen wohl vor wem auch immer als Erklärungsansatz herhalten, warum manche Männer einen „Kleinen" haben, der dann bei Erektion stark wächst. Das wäre dann der Blutpenis, wenn ich es richtig verstanden habe. Beim Fleischpenis passiert dagegen nicht viel, und er bleibt entweder groß oder klein. Ich kann als Anatom nur sagen, dass die Penisse, egal wie groß sie sind, innen immer den gleichen Bau haben, zumindest was die Schwellkörper angeht. Hier gebe ich wie immer auch kein Urteil darüber ab, inwieweit für das sexuelle Vergnügen der Frau die Länge entscheidend ist oder eher die Technik nach dem Motto: „Rein und raus machen die Meter", da es sich hier zudem um ein „un-anatomisches" und nichtmedizinisches Thema handelt. Möglicherweise ist sich hier auch die Damenwelt uneins, und ich bin daher der falsche Ansprechpartner.

Wie wird die Erektion jetzt aber kontrolliert? Wieso kontrolliert, denken Sie sich jetzt vielleicht. Was kann ich da kontrollieren? Damit meine ich die Kontrollmechanismen und Befehlszentren im Körper: Entweder meldet das Gehirn die Erregung an das vegetative Nervensystem im Becken, oder Berührungen über den Schamnerv geben die Erregung an dieses Nervensystem im Becken weiter. Dann erhöhen diese Nerven den Blutzufluss über die tiefe Penisarterie.

Der Druck steigt dabei übrigens auf 1.200 mmHg, also das Zehnfache des Blutdrucks. Deswegen würde es hier auch entsprechend spritzen, wenn man sich den Penis in diesem Zustand verletzt.

Nun habe ich ja oben schon erwähnt, dass sich die Schwellkörper im Penis so mit Blut vollpumpen, dass es zu einem Stau kommt, und weil der Blutabfluss über die Venen unterbrochen wird, kommt es zu einer Erektion. Die Frage ist aber: Wenn dieser Blutabfluss permanent unterbrochen ist, hält dann eine Erektion für immer an? Nein – tut mir leid. Da die Botenstoffe in der Gefäßmuskulatur der Arterien ständig abgebaut werden, lässt die Erektion von selbst wieder nach und stoppt irgendwann. Es kommt aber tatsächlich vor, dass manche Erektionen nicht aufhören: Das nennt man **Priapismus** und das kann sehr schmerzhaft sein. Da die Erektion durch parasympathische Nerven vermittelt wird – und damit nicht willkürlich gesteuert werden kann –, kann man es mit Sport als Gegenmaßnahme versuchen: Denn Sport aktiviert den Gegenspieler Sympathikus – und der drosselt den Bluteinstrom in den Penis wieder. Oft ist aber eher das Gegenteil ein Problem. Dass die Erektion nicht lange genug dauert. Dann kommt es zu keiner Ejakulation oder es reicht nicht, dass mindestens einer der beiden Partner zu einem **Orgasmus** kommt. Man bezeichnet das auch als **Impotenz,** obwohl die Zeugungsfähigkeit hier prinzipiell nicht beeinträchtigt ist, solange eine Ejakulation stattfindet. Die Frage ist, ab wann der Begriff dann überhaupt gerechtfertigt ist.

Es stellt sich auch die Frage, ob Ejakulation und Orgasmus verknüpft sind, beziehungsweise warum es überhaupt einen Orgasmus gibt. Männer haben tatsächlich meist beim Orgasmus eine Ejakulation. Man kann sich jetzt vorstellen, dass die Erfindung des Orgasmus als Höhepunkt der sexuellen Lust biologisch sinnvoll ist, da dann beide Partner auch Lust auf Sex haben. Stellen Sie sich mal vor, Sie empfinden nichts beim Sex. Dann ist es wirklich schwierig, sich vielleicht nach einem Arbeitstag oder wenn die Kinder im Bett sind noch mal zu einer körperlich mehr oder minder anstrengenden Unternehmung aufzuraffen.

Da Männer (zumindest im Durchschnitt, einige hochdifferenzierte Geschlechtsgenossen mögen hier eine Ausnahme sein) einfach gestrickt sind, was ihre sexuelle Psyche angeht, reicht es beim Mann tatsächlich, seine Erektion so zu verlängern, bis er zur Ejakulation und damit auch zum Orgasmus kommt. Hier gibt es Medikamente – das erste war **Viagra**®. Diese Pillen verzögern den Abbau des Botenstoffs in den Muskelzellen der Arterien, sodass mehr und länger Blut in den Penis fließt und der Penis länger steif bleibt. Einfaches und sehr effizientes Prinzip! Allerdings gibt es ähnliche Botenstoffe auch im Herzen, sodass es kein Zufall ist, wenn der ein oder andere mit Viagra® getunte „Best-Ager" beim Sex am Herzinfarkt verstirbt, wenn er sich recht reinhängt!

Bei Frauen ist die Sache komplizierter. Aufgrund der anatomischen Ähnlichkeiten zwischen Penis und Kitzler, der auch Rutenschwellkörper und eine Eichel hat, dachte sich die Pharmaindustrie anfangs, man könne die Wahrscheinlichkeit für einen weiblichen Orgasmus erhöhen, indem auch die Frauen Viagra® einnehmen. Ich weiß nicht genau, wie die Studien ausgegangen sind, aber dieser Ansatz hat wohl nicht viel gebracht. Zumindest sind Potenzpillen für Frauen seit einigen Jahren anders angelegt: Sie sollen den sexuellen Antrieb erhöhen. Sie wirken also nicht wie beim Mann am Schwanz, sondern im Gehirn. Allerdings gibt es hier nicht den einen Knopf, auf den man nur drücken muss, und pling ist die Erregung da. Deshalb funktioniert auch die Stimulation durch ein Medikament nicht so wirklich, und die Erfolge sind auch nicht so durchschlagend wie bei Viagra®. Frauen sind auch etwas komplexer gestrickt als Männer – zumindest in diesem Punkt und rein anatomisch gesehen: Bei Frauen spielt sich die Erregung am Genitale nicht so lokalisiert ab wie am Penis, an dessen Eichel und auch am Schaft der Pudendus-Nerv nur etwas gestreichelt werden muss. Bei Frauen liegt in den großen Schamlippen der Schamlippenschwellkörper (er entspricht dem Harnröhrenschwelkörper beim Mann), der auch bei der Erregung stimuliert wird. Zudem sind auch die kleinen Schamlippen und die Vagina dicht mit Nerven versehen. Wenn wir im Präpsaal bei den

Geschlechtsorganen angekommen sind, fragen mutige Jungs und Mädels auch immer, wo denn jetzt der **G-Punkt** (Gräfenberg-Punkt) liegt – der soll für besonders intensive Orgasmen der Frau zuständig sein. Leider muss ich dann zur Enttäuschung aller zugeben, dass es keine gesicherten Daten gibt, dass wirklich ein einzelner, besonders reich mit Nerven versorgter Punkt vorhanden ist, der eine Frau zum Orgasmus kommen lässt. Der beschriebene G-Punkt soll an der Vorderwand der Scheide liegen, ungefähr 5 Zentimeter vom Eingang aus zur Harnröhre hin. Hört sich ein bisschen nach einer Schatzkarte an und ist vielleicht auch einfach zu schön, um wahr zu sein. Trotzdem denke ich, ein bisschen anatomisches Verständnis für den Bau und die Funktion des eigenen Genitales und die Geschlechtsorgane des Sexualpartners können nicht schaden.

Und wie passt das beim Sex jetzt alles zusammen? Wenn beide Partner erregt sind, entweder aufgrund der reinen Vorfreude oder weil sie sich gegenseitig über den Pudendus-Nerv stimuliert haben, der Penis, Kitzler und Schamlippen versorgt, führt der Mann seinen steifen Penis in die Scheide ein.

An dieser Stelle ist natürlich der Einwand vorprogrammiert, dass ich in meiner Schilderung nicht allen sexuellen Orientierungen und auch nicht allen Neigungen und Sexualpraktiken gerecht geworden bin, sondern nur den Vaginalverkehr beschrieben habe. Das stimmt zwar, aber das Buch soll ja kein anatomisches Kamasutra sein, sondern nur eine Beziehung herstellen zwischen dem anatomischen Bau und der Funktion. Natürlich braucht man zur Stimulation der äußeren weiblichen Geschlechtsorgane keinen Penis. Umgekehrt brauchen Sie zur Erregung des Penis auch keine Vagina. Sie können natürlich auch andere Körperöffnungen wählen, die entweder durch einen Schließmuskel unter Dauerspannung stehen oder über einen willkürlichen Verschluss durch einen Ringmuskel verfügen. Und damit meine ich nicht Harnröhre oder Augenhöhle, sonst hieße es ja nicht Analverkehr und Oralverkehr, sondern Urethral- und Orbital-Sex. Wer das Buch aufmerksam gelesen hat, kommt also mit etwas Kreativität selbst zurecht.

Bleiben wir also beim Vaginalverkehr und beim Einfädeln des Penis in die Scheide: Im Bereich des Scheidenvorhofs muss der Mann dabei etwas zielen, da die Harnröhre, die vor der Vagina ebenfalls in den Vorhof mündet, kein geeigneter Weg ist. Das kann man mal so rundheraus sagen, da die Harnröhre schlichtweg zu eng ist. Das Ganze wird im Idealfall dadurch erleichtert, dass die **Bartholin-Drüsen** in den großen Schamlippen die Scheide und den Vorhof befeuchtet haben. Auch das Sekret der Cowper-Drüsen des Mannes ist bei der Vereinigung hilfreich. Beim Sex steigt die Erregung dann bis zum Höhepunkt. Wenn nun am Ende beide zum Orgasmus gekommen sind, wird das Sperma durch einen Befehl des Sympathikus ejakuliert, indem sich die Muskeln der Samenleiter zusammenziehen. Dabei werden die Spermien überwiegend in das obere Scheidengewölbe abgegeben, von wo aus sie dann durch den Gebärmutterhals in die Gebärmutter und weiter in die Eileiter kriechen. Dort treffen sie dann auf eine frisch gesprungene Eizelle, dringen in sie ein und befruchten sie, indem sie mit ihr verschmelzen. Dann sind alle glücklich, der Parasympathikus schaltet den Sympathikus ab, und der Körper entspannt sich. Die mimischen Muskeln zaubern allen (außer den Spermien und der befruchteten Eizelle) ein postkoitales Lächeln auf die Lippen:
Happy End!

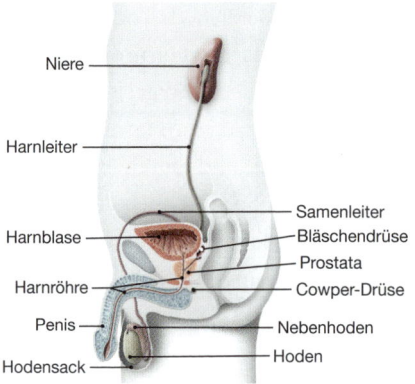

Niere

Harnleiter

Samenleiter
Bläschendrüse
Harnblase
Prostata
Harnröhre
Cowper-Drüse
Penis
Nebenhoden
Hodensack
Hoden

a

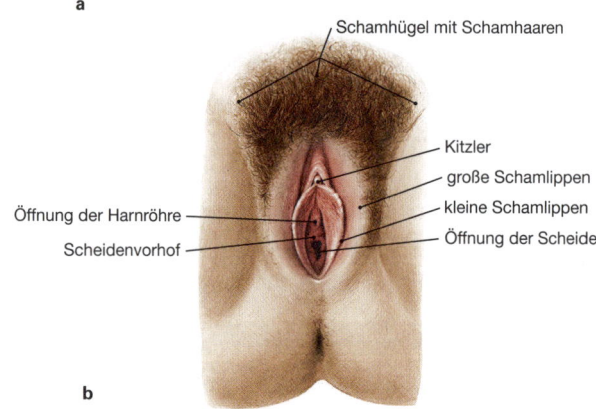

Schamhügel mit Schamhaaren

Kitzler
große Schamlippen
kleine Schamlippen
Öffnung der Harnröhre
Öffnung der Scheide
Scheidenvorhof

b

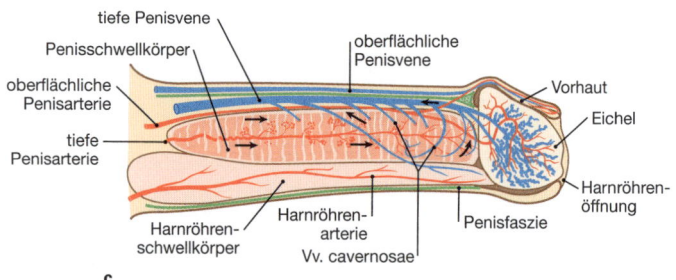

tiefe Penisvene

Penisschwellkörper
oberflächliche
Penisvene
oberflächliche
Penisarterie
Vorhaut

Eichel
tiefe
Penisarterie
Harnröhren-
öffnung
Harnröhren-
schwellkörper
Harnröhren-
arterie
Penisfaszie
Vv. cavernosae

c

■49 Harnsystem und Geschlechtsorgane beim Mann (a), äußere Geschlechtsorgane bei der Frau (b), Penis mit Blutgefäßen (c)

EPILOG

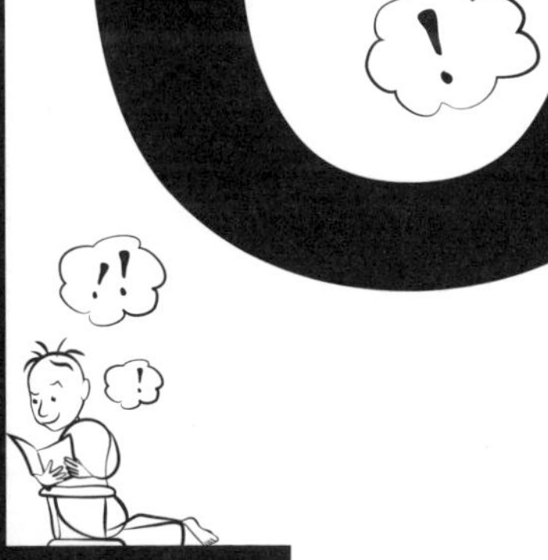

Der Anatom

So, jetzt haben wir die Anatomie besprochen. Von der Locke bis zur Socke, und Sie haben vielleicht schon eine Vorstellung davon bekommen, was ein Anatom so macht und sieht – zumindest, wenn er im Präpariersaal steht. Aber was ist denn nun ein Anatom, außer offensichtlich eine Person mit einer unklaren Ausbildung, die zu Lehrzwecken anatomisiert? Was macht er sonst so, zum Beispiel in seinen Semesterferien? Viele Studierende fragen mich das. Die einen denken, wir sitzen auch dann im Keller bei unseren Leichen und präparieren. Die anderen meinen, wir machen die ganze Zeit Urlaub.

Nein, ein Anatom ist jemand, der das Fach Anatomie (in seiner ganzen Breite) in Forschung und Lehre vertritt. So allgemein, wie es in den Ausschreibungstexten für Anatomie-Professuren steht, würde ich die Definition auch belassen. Alles andere ist schwierig und unklar, und schon der Zusatz „in seiner ganzen Breite" ist wohl nur ein Wunschgedanke.

Zum Beispiel die Frage, ob ein Anatom Mediziner sein muss, also Ärztin oder Arzt, ist in meinen Augen unsinnig oder zumindest überholt. Wenn man als Mediziner Anatom wird, fragen einen immer alle, ob man nicht den Beruf verfehlt hat, da man üblicherweise ja Medizin studiert, um Menschen zu heilen. Umgekehrt vermitteln die Studierenden den Nichtmedizinern unter unseren Mitarbeitern gerne den Eindruck, man müsste Arzt sein, um qualifiziert Anatomie zu unterrichten. Inzwischen sind wohl ungefähr die Hälfte aller Wissenschaftler und Dozenten in anatomischen Instituten keine Mediziner, sondern Biologen, Biochemiker oder Physiker.

Es gibt inzwischen zwei Abschlüsse, die man haben kann, um sich „Anatom" zu nennen: Die Anatomische Gesellschaft hat den Abschluss „Fachanatom" eingeführt, den Mediziner und Nichtmediziner erwerben können. Für Mediziner gibt es zudem noch den „Facharzt für Anatomie", der von den Ärztekammern der Bundesländer vergeben wird. Im amerikanischen Ausbildungssystem ist das

Studium der Anatomie sogar nur für Naturwissenschaftler zugelassen und der Abschluss nennt sich entsprechend „Master of Science".

Für mich ist egal, was jemand studiert hat, Hauptsache er kennt sich in der Anatomie aus. Natürlich muss man in der modernen Anatomie auch wissen, warum und wofür man als Ärztin oder Arzt ein anatomisches Detail kennen muss. Wenn jemand also eine Weiterbildung im Fach Anatomie hat, ist er für mich ein Anatom. Weitere Abschlüsse wie die Habilitation, nach der man sich „Privatdozent" für Anatomie oder für Anatomie und Zellbiologie nennen kann, oder Berufsbezeichnungen wie „Professor" sagen oft auch nicht mehr aus als die Weiterbildungsbezeichnungen. Zumal hier häufig nicht gefragt wird, wie viel und wie lange jemand das Fach gelehrt hat. Das sollte zwar in allen Fächern so sein, die Medizinstudentinnen und -studenten während ihres Studiums belegen müssen. Erschreckenderweise geht dieser Ansatz zum Teil komplett unter, und die Universitäten rekrutieren stattdessen nur die „besten" Forscher.

Um zu verstehen, warum Anatomen heute nicht zwangsläufig auch Mediziner sein müssen, ist ein Blick in die Geschichte hilfreich: In den Anfängen der Medizin waren Anatomie und Medizin eins. Bei Hippokrates (460–370 v. Chr.), dem Urvater der Medizin, war noch so wenig Wissen über Bau und Funktion des Körpers und dessen Erkrankungen verfügbar, dass es ihm und seinen Zeitgenossen neben ein paar wilden Heilversuchen im Wesentlichen darum ging, den Bau und die Funktion des Körpers zu beschreiben. Nur auf dieser Grundlage konnte man die Medizin weiterbringen. Auch in der Renaissance waren alle Anatomen gleichzeitig Chirurgen – das grenzte sie von den Bader-Chirurgen ab, die keine ausgebildeten Mediziner waren. Das bedeutete aber, dass es bis in die Neuzeit selbstverständlich war, dass ein Anatom Medizin studiert hat und gleichzeitig als Arzt am Patienten arbeitete. Geändert hat sich das, als auch die Anatomen irgendwann angefangen haben, mit naturwissenschaftlichen Methoden zu experimentieren. Über Jahrhunderte hatte es gereicht, den Körper in seinem Bau so exakt wie möglich zu beschreiben. Aber wer einmal die „La Specola"-Ausstellung in Florenz besucht hat (die ich aufgrund der kunstvollen Schönheit ihrer anatomischen Wachsexponate jedem ans Herz legen kann), weiß, dass spätestens seit dem Ende des 18. Jahrhunderts alles beschrieben ist, was man mit dem bloßen Auge sehen kann: also die makroskopische Anatomie. Das Wissen war über die Jahrhunderte auch so angewachsen, dass man in der Mitte des 19. Jahrhunderts an den Universitäten die Fachbereiche Botanik, Physiologie und Pathologie aus der Anatomie ausgegliedert hatte. Inzwischen konnte niemand mehr das gesamte Wissen dieser Fächer überblicken, geschweige denn durch Forschung auf allen Gebieten (also „in seiner ganzen Breite") weiterentwickeln.

Mit der Entwicklung des Mikroskops und der Erfindung des Elektronenmikroskops in der Mitte des 20. Jahrhunderts, mit dem man die einzelnen Bestandteile von Zellen als kleinste Baueinheiten des Körpers sichtbar machen konnte, ging es für die beschreibende (mikroskopische) Anatomie auch noch eine Weile weiter. Kurz nach der Einführung des Nobelpreises 1901 waren noch Anatomen unter den Laureaten wie der Italiener Camillo Golgi (1844–1926) und der Spanier Santiago Ramón y Cajal (1852–1934): Golgi, der als Erster die nach ihm benannte Eiweiß-Versandfabrik in unseren Zellen – den Golgi-Apparat – gesehen hat (aber nicht wusste, wofür sie gut ist), und Cajal, der viele grundlegende Arbeiten über das Nervensystem verfasst hat. Beide bekamen den Nobelpreis 1906. Vor Einführung des Preises hätten wohl auch andere Anatomen eine Auszeichnung verdient, wie etwa der Italiener Alfonso Corti (1822–1876), der das Hörorgan in unserem Innenohr beschrieben hat, oder der in der Schweiz und in Deutschland tätige Albert von Koelliker (1817–1905) für seine vielen Verdienste um die mikroskopische Anatomie. Aber die beiden waren einfach zu früh dran mit ihren Entdeckungen.

Aber dann war Ende Gelände! Dann kam das Zeitalter, als man mit Techniken der Visualisierung alleine nicht mehr weiterkam, mit denen man nur Dinge in ihrem Bau beschreiben, nicht aber ihre Funktion verstehen kann. Die anderen Grundlagenfächer der Medizin wie Physiologie und Biochemie mussten von Anfang an naturwissenschaftliche Methoden entwickeln, um zu forschen. Damit waren sie den Anatomen weit voraus. Einzelne Anatomen, die die wissenschaftlichen Entwicklungen verschlafen hatten, fokussierten sich vielleicht auch deshalb auf das Bücher-Schreiben, sodass sich eine Zeit lang in der Anatomie der Eindruck hielt, wer ein Buch schreibt, sei ein toller Hecht.

Der Anatom Hermann Braus (1868–1924, Professor in Heidelberg und Würzburg) und seine Schüler Curt Elze (1885–1972, Professor in Rostock, Gießen und Würzburg) und Alfred Benninghoff (1890–1953, Professor in Kiel und Marburg) machten sich schon damals Gedanken über die Zukunft unseres Faches. Nach dem Zweiten Weltkrieg war es vor allem auch die Schule von Wolfgang Bargmann (1906–1978, Professor in Königsberg, Göttingen und Kiel), die begann, auf breiter Ebene experimentielle Studien in der Anatomie zu etablieren. Viele später führende Köpfe der Anatomie gingen aus dieser Schule hervor.

In meinen Augen ist Anatomie ein Traumberuf! Auf der einen Seite handelt es sich um ein Fach, das als Basis der Medizin von höchster Bedeutung für den Arztberuf ist. Man kann im Unterricht mit hochqualifizierten und -motivierten Studierenden zusammenarbeiten. Was ein Privileg ist, da diese immer jung sind und man ein gewisses Gefühl bekommt, was einen als jungen Menschen so bewegt. Darüber hinaus haben Anatomen in meinen Augen auch eine große Verantwortung, vor allem in ethisch-moralischer Hinsicht. Das liegt zum einen an der Geschichte, wie etwa der Rolle der Anatomie im Nationalsozialismus, zum anderen aber auch an aktuellen Aufgabengebieten wie dem Leichenwesen.

All das reicht aber nicht, um Professor für Anatomie zu werden, sondern man muss zusätzlich an biomedizinisch relevanten Themen forschen. Daher ist es nur konsequent, dass verschiedenste Naturwissenschaftler in unser Fach kommen, in dem man an allen Themen rund um den menschlichen Körper arbeiten kann. Und letztlich ist ja alles Anatomie: Auch Protein-Biochemie, Strukturbiologie und Molekularbiologie beschäftigen sich mit der Aufklärung der Struktur und Funktion von Eiweiß- oder DNA-Komplexen. In dieser Forschung kann man neben der Palette der hochauflösenden Mikroskopiertechniken auch auf alle experimentellen Verfahren der Physiologie und Biochemie zurückgreifen.

Und damit hat es sich ergeben, dass sich in der Anatomie vier experimentelle Forschungsgebiete herausgebildet haben, die sich inhaltlich und methodisch unterscheiden: Neben der klinischen Anatomie, die sich mit medizinisch relevanten Fragestellungen weiterhin eher mit dem makroskopischen Bau des Körpers auseinandersetzt, sind dies die Entwicklungsbiologie, die Zellbiologie und die Neurobiologie. Man sieht schon an den Bezeichnungen, dass hier die Fachgrenzen aufgehoben sind und man Anatomie und Biologie nicht mehr unterscheiden kann. Die Entwicklungsbiologen beschäftigen sich mit den Abläufen bei der Entwicklung unseres Körpers von der Eizelle bis zur fertigen Differenzierung aller Organe. Zellbiologen konzentrieren sich vor allem auf die Vorgänge in einzelnen Zelltypen und deren Funktionen. Neuroanatomen untersuchen zum einen grundlegende Vorgänge wie die Steuerung von Synapsen bei der Gedächtnisbildung, zum anderen aber auch die Entstehung von Erkrankungen wie Alzheimer, Parkinson, Multiple Skerose oder Autismus.

Inzwischen sind noch zwei Forschungsfelder dazugekommen: zum einen die Geschichte der Anatomie mit Fokus auf der Anatomie zur Zeit des Nationalsozialismus. Und dann noch die Didaktik-Forschung, in der die anatomische Lehre durch Schnittbildverfahren aus der Klinik wie CT und Kernspintomografie oder neue Lehrtechniken aus der virtuellen Anatomie weiterentwickelt wird.

Die Neuroanatomie ist das momentan stärkste Forschungsgebiet innerhalb der Anatomie, wie man unschwer an der Zahl und Qualität der Beiträge auf unserer Jahrestagung der Anatomischen Gesellschaft, aber auch an den Neuberufungen von Professorinnen und Professoren erkennen kann. Die Anatomische Gesellschaft hält all die Forschungsfelder zusammen und gibt uns Anatomen die Möglichkeit, uns bei wichtigen Fragestellungen zu organisieren:

Etwa wenn über eine neue Approbationsordnung für das Medizin-studium nachgedacht wird. Die jährlichen Versammlungen haben schon fast den Charakter von Familientreffen, da man sich schon lange kennt, aber eben doch mit vielen nur aus diesem Anlass zu-sammenkommt. Die Gesellschaft wurde 1886 gegründet und ist da-mit die älteste anatomische Gesellschaft der Welt, älter als die Ana-tomical Society der Briten und die American Association of Anato-mists. Die International Federation of Associations of Anatomists ist ein weltweiter Verband, in dem sich die Anatomen der verschie-denen Anatomiegesellschaften aus aller Welt treffen. Jetzt im Jahr 2019 freue ich mich besonders, dass mit der Anatomical Society of Ethiopia (deren Gründung ich ein bisschen mitbegleiten durfte) eine sehr junge Gesellschaft mit meinem Kollegen Desalegn Tadesse Egu als Vizepräsident in diesen Verband aufgenommen wurde.

Wir, und damit meine ich mein Team in München, sind auch Zellbiologen. Wir konzentrieren uns auf Zellkontakte. Wow, wer-den Sie sagen: Das klingt aber echt spannend und ist ganz bestimmt ein Forschungsgebiet, das die Medizin revolutionieren wird ... Naja, vielleicht nicht ganz. Aber spannend ist es schon. Wie wir ja am An-fang gesehen haben, besteht unser ganzer Körper aus einzelnen Zel-len. Diese Zellen bilden Gewebe, entweder indem sie durch Binde-gewebe zusammengefasst werden oder indem sie untereinander über Zellkontakte verbunden sind. Diese Zellkontakte sind nötig, damit man den Körper an einer äußeren oder inneren Oberfläche, also an der Haut außen oder an der Darmschleimhaut innen, gegen die Umwelt und auch gegen die Mikroorganismen des Mikrobioms abgrenzen kann. Durch diese Zellkontakte bauen die Zellen einen Verband und damit eine Barriere auf. Deshalb nenne ich auch die Vorlesungsstunden, in denen wir unseren Studierenden unsere For-schungsthemen näherbringen wollen, „Kontakte und Barrieren", also englisch „Contacts and Barriers", was dann schon etwas span-nender klingt. Trotzdem sind Sie vielleicht weiterhin skeptisch, wa-rum ein Mediziner wie ich ein Interesse daran hat, Zellkontakte zu untersuchen. Früher war das auch nicht spannend, da man lange dachte, die Zellen sind durch die Kontakte wie mit Kleber zusammengepappt. Heute weiß man, dass die Kontakte sehr genau gesteuert werden und auch selber das Verhalten der Zellen kontrollieren: zum Beispiel die Vermehrung von Zellen oder das Wandern von Zellen bei der Wundheilung. Wenn die Kontakte falsch gesteuert werden, brechen die Zellhaftung und die Barrierefunktion der Gewebeverbände zusammen. Das passiert zum Beispiel bei einer Entzündung, wenn in den kleinsten Blutgefäßen die Haftkontakte aufgehen und Flüssigkeit aus den Blutgefäßen in das umgebende Gewebe läuft und dann beispielsweise in den Atemwegen zu zum Teil lebensbedrohlichen Schwellungen führen kann.

Ein anderes Forschungsthema, an dem wir arbeiten, sind zum Beispiel die Zellkontakte im Herzmuskel: Bei genetischen Veränderungen können sie durch plötzliche Herzrhythmusstörungen bei Jugendlichen zum plötzlichen Herztod führen. Indem wir diese Zellkontakte erforschen, wollen wir verstehen, was eigentlich genau bei dieser Form der Herzrhythmusstörungen passiert. Dabei wenden wir unser Wissen aus der Haut an, in der bei der Autoimmunerkrankung Pemphigus ganz ähnliche Zellkontakte in ihrer Funktion gestört sind. Außerdem vermuten wir aufgrund unserer Forschungsergebnisse auch, dass bei Morbus Crohn, einer chronisch entzündlichen Darmerkrankung, die Haftkontakte in der Darmwand den Krankheitsverlauf beeinflussen. Aber das ist Zukunftsmusik!

Homo meus: Mensch und Technik

Wie ganz am Anfang geschrieben, ist es momentan en vogue, sich gegenseitig in Dystopien zur weiteren Entwicklung der Menschheit zu übertreffen. Grundsätzlich ist es natürlich zu begrüßen, wenn sich Philosophen und Intellektuelle Gedanken machen, wie sich der Mensch von heute die Technik zu eigen machen kann, um sich weiterzuentwickeln. Ob daraus nun eine neue Spezies nach dem Homo sapiens hervorgehen kann, wie der Philosoph Yuval Noah Harari annimmt, die er Homo deus oder deutsch „göttlicher Mensch" nennt, sei dahingestellt.

Wir haben besprochen, wie unser Körper aufgebaut ist, und auch grob, wie er funktioniert. Diese Körperlichkeit ist für mich ein Privileg. Und mit Körperlichkeit meine ich die bewusste Wahrnehmung und das Erleben des eigenen Körpers. Mir scheint, dass die Evolution, das heißt die Weiterentwicklung der Arten, für den Menschen weitgehend außer Kraft gesetzt ist. Da es keine Selektion mehr gibt, fehlt in meinen Augen die Triebkraft zur Veränderung. Zudem wird kaum eine Veränderung eines Körpermerkmals zu einer höheren Fortpflanzungswahrscheinlichkeit führen. Außer vielleicht, ein Kind wird demnächst statt mit fünf Fingern mit einem Handy-Daumen geboren, der über ein Kugelgelenk so beweglich ist, dass die mögliche Zeichenfrequenz auf Twitter ihn zum Begründer einer neuen Dynastie von US-amerikanischen Präsidenten prädestiniert.

Von daher ist es vielleicht tatsächlich eine Möglichkeit, den Körper mit maschinellen Komponenten wie Computerprozessoren zu verbinden. Wenn solche Prozessoren in den Körper integriert wären, wäre eine direkte Kommunikation mit dem Internet möglich – und damit eine Leistungssteigerung des menschlichen Gehirns. Eine Erweiterung des Arbeitsspeichers wie bei einem Computer quasi. Auch will ich nicht ausschließen, dass für militärische oder kommerzielle Zwecke eine computergestützte Weiterentwicklung der menschlichen Spezies als attraktiv erscheinen mag. Man könnte diese Geschöpfe dann wie mit einer Fernsteuerung manipulieren. Aber kein vernünftiger Mensch würde das doch je bei sich selbst umsetzen! Da wird die Frage nach dem freien Willen, der uns antreibt, dann endgültig unbeantwortbar. Von daher würde ich das nicht Weiterentwicklungsmöglichkeit nennen wollen, sondern eher die Herstellung humanoider, degenerierter Kreaturen.

Manche Wissenschaftler arbeiten bereits an der Aufhebung des Alterungsprozesses selbst. Damit würde sich die menschliche Spezies des Homo sapiens zwar nicht weiterentwickeln, er könnte aber als menschlicher Dauerbrenner, quasi als ein „Homo aeternus", seine eigene Endlichkeit aufheben oder hinausschieben und so sein Leben verlängern. Ein Ansatz, der vorgeschlagen wurde, ist, die Alterung und dabei die Degeneration der einzelnen Zelltypen in unseren Organen zu stoppen, um dadurch die Alterung des Körpers aufzuhalten. Die Idee, dass diese Zellen, anstatt abzusterben, als Zombie-Zellen weiterleben, ist sehr interessant. Eine regelmäßige Beseitigung dieser Zombies durch das Immunsystem kann vielleicht wirklich dazu beitragen, dass verschiedene Erkrankungen wie Arteriosklerose künftig verzögert oder gar nicht mehr auftreten. Für die Entwicklung neuer Medikamente gegen eine Gruppe von Erkrankungen ist dieser Ansatz sicher vielversprechend.

Warum aber immer wieder auch das Ziel formuliert wird, als Mensch wirklich unsterblich zu sein oder zumindest das Leben deutlich zu verlängern, leuchtet mir nicht ein. Mein Sohn ist gerade großer Fan von Angela Sommer-Bodenburgs Serie „Der kleine Vampir" und Vampiren im Allgemeinen, und wir sprechen öfter darüber, ob es erstrebenswert ist, für immer zu leben. Wer mal den „Herrn der Ringe" oder das „Silmarillion" von J.R.R. Tolkien gelesen hat, ist mit dem Thema eigentlich durch. Dazu verurteilt zu sein, wie die Elben für immer zu leben und alle zukünftigen Entwicklungen der Welt und Lebensentwicklungen unserer Nachfahren mitzuerleben, muss schrecklich sein. Für mich klingt das eher nach Höchststrafe! Ich zumindest bin froh, wenn ich bei einem normalen Verlauf meines Lebens nicht den Tod meiner Kinder miterleben muss. Jetzt wenden Sie vielleicht ein, dass meine Kinder ja auch unsterblich wären, wenn sie dieselben Medikamente schlucken würden wie ich, die den Alterungsprozess der Zellen zuverlässig verhindern oder zumindest das Absterben der gealterten Zellen einleiten. Aber was, wenn die Medikamente nicht bei allen Menschen gleich gut wirken? Und manche Menchen wie bisher altern und mein Sohn bald ein alter Falter ist, während ich noch galant durch die Welt hüpfe?

Zu kurz gedacht ist wohl auch, dass die Mechanismen in allen Organsystemen gleich funktionieren oder ähnlich gut beeinflussbar sind und die Menschen auch in hohem Alter noch gesund wären. Schon jetzt sagen die Urologen, dass jeder Mann ein Prostatakarzinom bekommt, wenn er nur lange genug lebt. Vielleicht sind wir dann von einer Reihe bösartiger Tumore gequält, und die Frage ist nicht, ob wir im Leben Krebs bekommen, sondern wann und wie viele Sorten gleichzeitig. Jedenfalls stelle ich mir ein solches Leben nicht besonders glücklich vor, auch wenn es vielleicht sehr lange dauern würde.

Ich denke, der Wunsch, ewig oder zumindest länger zu leben, resultiert vor allem aus der Tatsache, dass es vielen Menschen, die diesen Wunsch hegen, zum aktuellen Zeitpunkt einfach gut geht im Leben. Und das ist ja schön. Ohne jetzt die Plattitüden zu reiten, sollten wir also versuchen, das Leben, das uns gegeben ist, zu genießen. Das fängt schon mal damit an, uns nicht an dem „aufzuhängen", was nicht gut ist oder nicht optimal, sondern in der Gesamtbilanz zu überlegen, ob nicht das eigene Leben im Großen und Ganzen gut ist. Das wird für die zukünftigen Generationen wohl nicht einfacher: Denn die auf Facebook und Instagram zur Schau gestellten Hochglanzleben können schnell den Eindruck vermitteln, nur das eigene Leben sei zum Teil „beschissen" oder zumindest über weite Strecken schlichtweg unspektakulär. Seit meiner Arbeit als Arzt im Praktikum (AiP) in der Onkologie, in der es um die Behandlung von Tumorpatienten geht, weiß ich zumindest genau, dass das Leben an sich, wie wir es jetzt gerade kennen und vielleicht schätzen, nicht garantiert ist. Vielmehr kann es sich von einem Tag auf den anderen schlagartig verändern, und bei manchen führt eine als

Zufallsdiagnose festgestellte bösartige Erkrankung zum Tode. Seitdem lebe ich bewusster und genieße öfter die Gegenwart als von der unklaren Zukunft zu träumen.

Doch ich bin nicht wegen der Erfahrungen auf der Tumorstation Anatom geworden. Meine Entscheidung dazu habe ich bereits vorher während meiner AiP-Zeit in der Anatomie getroffen. Ich wollte selbstbestimmt arbeiten können und nicht in die Routine einer Klinik eingebunden sein. Dass meine Entscheidung richtig war, hat sich bestätigt.

Und hier kommt für mich die Körperlichkeit wieder ins Spiel. Es ist nicht abzusehen, dass uns irgendeine App demnächst den Stuhlgang abnimmt. Aber Körperlichkeit ist ja auch nicht überwiegend negativ, ganz im Gegenteil. Was gibt es Schöneres, als wärmende Sonnenstrahlen auf der Haut zu erleben? Oder das Wasser im Badesee um die Ecke zu spüren? Oder sich mit Genuss Speisen und Getränke einzuVERLEIBEN. Das heißt, unsere Anatomie befähigt uns zum Glücksempfinden, indem wir unseren Körper positiv wahrnehmen. Das kann einem keiner nehmen – das kann aber auch kein Medikament zur Lebensverlängerung bieten. Keine virtuelle Schnittstelle im Hirn kann das simulieren. Vielleicht ist es sogar besser, wenn sich beim Sonnenbaden oder Internet-Surfen nicht der Mikrochip im Hirn überhitzt und unser Hirn von innen gart. Allerdings könnte der Chip dann gleich die Temperatur anzeigen – so wie die Temperaturfühler, die man beim Grillen ins Fleisch bohren kann. Dann immer dran denken: Bei 53 Grad ist medium, und ich wünsche einen guten Appetit und Prost auf die Unsterblichkeit!

Meine Hoffnung ist, dass die beschriebenen Dystopien, die man überall lesen kann, doch nicht eintreten. Und zwar deshalb, weil sich die Menschheit darauf besinnt, dass wir einfach körperliche Wesen sind. Die Weiterentwicklung unseres Körpers oder Geistes, nur um vielleicht noch schneller oder effektiver denken zu können, ist eigentlich gar nicht erstrebenswert. Für diese Aufgaben haben wir Computer und das Internet. Und ich finde es schön, diese technischen Errungenschaften zu nutzen, um sich Informationen zu besorgen oder diese zu verbreiten. Andererseits ist es aber doch hervorragend, dass wir die Geräte, mit denen wir das tun, dann auch wieder ausschalten können. Eine vollständige Fusion des Körpers mit der Technik ist daher in meinen Augen alles andere als wünschenswert. Zumindest wenn man nicht durch schwerste Erkrankungen dazu gezwungen ist, über implantierte Chips mit der Umwelt zu kommunizieren. Die Bereitschaft, sich Dinge zu merken, nimmt ja auch jetzt schon eher ab, weil man gewohnt ist, jede Information zu jeder Zeit aus dem Internet abrufen zu können. Ich denke, dass sich nicht zuletzt auch die Aufmerksamkeitsspanne eher verringert, wenn man zunehmend gewohnt ist, jede Tätigkeit nach kurzer Zeit zugunsten neu eingehender Nachrichten zu unterbrechen.

Bei vielen Menschen ist es ja auch heute schon fast so weit, dass sie mit der Technik nahtlos verbunden sind – auch wenn die Prozessoren der Computer nicht direkt auf die Großhirnrinde aufgebracht werden, sondern sich noch ein paar Gewebeschichten dazwischen befinden. Schließlich tun die Smart-Watches, Fitnessbänder und anderen Gadgets ja nichts anderes, als die Körperfunktionen kontinuierlich zu überwachen. Dieses unterbrochene Feedback aus dem eigenen Körper mit den Informationen zu integrieren, die uns aus der ganzen Welt über die Kommunikationskanäle aus dem Netz erreichen, ist doch wahnsinnig anstrengend. Wenn ich mitbekomme, wie panisch nach einer erzwungenen Offline-Phase viele Menschen um mich herum sich bemühen, wieder alle Nachrichten aufzuarbeiten, um wieder up-to-date zu sein, bin ich doch etwas betrübt. Der Antrieb, das alles auf sich zu nehmen, ist wohl hauptsächlich unserem Bedürfnis nach Selbstbestätigung geschuldet. Und wenn man sich erst mal daran gewöhnt hat, für jedes Statement, das man auf Facebook hinterlässt, oder für jedes Bild, das man auf Instagram unter irgendeinem schwachsinnigen Hashtag postet, einen Haufen an positiven Rückmeldungen zu erhalten, wird man anscheinend ja auch körperlich süchtig, da die Belohnungszentren unseres Hirns angesteuert werden. Das führt dann auch zu einer völligen Enthemmung, wenn erwachsene Menschen mit ihren Selfiesticks durch die Gegend laufen und sich permanent filmen, während sie die belanglosesten Dinge tun, oder in der S-Bahn wie Zombies auf der Stange sitzen und auf ihr Smartphone starren.

Und da kommen wir jetzt zu dem Punkt, dass sich vielleicht nicht die menschliche Spezies weiterentwickelt, wohl aber das Leben der Menschen sich in verschiedenen Regionen der Erde, aber auch zwischen Großstadt und Land noch viel mehr unterscheiden wird als bereits jetzt. So wie es in Städten bereits seit Jahrzehnten normal ist, seine Lebensmittel nicht mehr auf dem eigenen Acker anzubauen, wird es möglicherweise in der Zukunft für Stadtbewohner selbstverständlich werden, wie alle anderen Gegenstände auch alle Lebensmittel online zu bestellen und direkt mit einer Drohne ins Haus liefern zu lassen. Oft schon fertig zubereitet, sodass auch das Kochen entfällt. Da in Großstädten aufgrund des Verkehrs und der beruflichen Verfügbarkeit alle anderen Optionen auch zu aufwendig werden, ist diese Entwicklung ja vielleicht nicht nur attraktiv, sondern sogar alternativlos.

Vielleicht ist es irgendwann mal so weit, dass sich die Stadtflucht umkehrt und die ländliche Idylle nicht nur in entsprechenden Zeitschriften zelebriert wird. Sondern dass es Luxus ist, in mancherlei Hinsicht wieder so leben zu können wie vor der Jahrtausendwende. Das soll jetzt nicht als Kulturpessimismus verstanden werden. Denn ich glaube ausdrücklich, dass die Welt und besonders das alltägliche Leben vieler Menschen auf dieser Welt in den letzten hundert Jahren besser geworden ist dank des medizinischen und ökonomischen Fortschritts und politischer Stabilität in vielen Teilen dieser Erde. Vielleicht irre ich mich aber auch, und gerade in der Großstadt gibt es sogar eine schnellere Evolution als auf dem Land, so wie es kürzlich für die Stechmücken beschrieben wurde. Dabei scheinen sich die Mücken-Populationen verschiedener U-Bahn-Linien in ihren Erbanlagen zu unterscheiden, weil sie immer nur in der einen Linie bleiben und nie „umsteigen" und damit auch keine Tiere „kennenlernen" können.

Zusammenfassend denke ich, jeder sollte sich überlegen, welche technischen Errungenschaften das eigene Leben wirklich verbessern – und welche das eigene Leben eher unfrei machen! Ob man also wirklich ein „Homo digitalis" sein will, wenn man schon kein „Homo deus" wird. Mir reicht schon, ein „Homo meus" zu sein, das heißt, mein Ding zu machen und mein Leben zu genießen, solange das geht. Dies stellt für mich eine zentrale Bestimmung dar, egal ob „sapiens" oder nicht. Außerdem heißt „sapiens" ja „weise". Ich denke, wir haben da noch eine ganze Strecke vor uns, bevor man das auch nur von einem Großteil unserer Spezies behaupten kann (und da schließe ich mich natürlich nicht aus)! Da waren Bezeichnungen früherer Menschen wie „Homo erectus" schon viel bescheidener, wenn man mal davon ausgeht, dass „erectus" hier nicht „erhaben", sondern nur „aufrecht (gehend)" heißen soll! Aber deshalb bin ich ja auch kein Philosoph geworden, sondern Anatom, und schließe dieses Buch wie auch meine Vorlesungen immer mit dem Zitat des Begründers der Psychoanalyse, Sigmund Freud (1856–1939): *Anatomy is destiny!*

Zum Abschied: Lust auf Anatomie?

Natürlich ist mir bewusst, dass meine Darstellung der Anatomie aus wissenschaftlicher Sicht etwas oberflächlich war und dass die Vereinfachung an manchen Stellen kritisch betrachtet einer Verfälschung nahekommen kann. Der Ansatz ist aber wie gesagt auch nicht, Mediziner auszubilden, sondern Laien von null auf hundert ein gewisses Grundverständnis von ihrem Körper zu vermitteln, das einem im Alltag nützlich sein kann.

Vor zehn Jahren hätte ich dieses Buch so nicht schreiben können. Hier werden wohl Kollegen einwerfen, das wäre auch besser so geblieben. Dieses Werk ist sicher das einfachste Anatomiebuch, das ich kenne – wenn wir mal von vorwiegend für Kinder geschriebenen Büchern absehen. So viele Details wegzulassen und sich auf das wirklich Relevante zu konzentrieren, traut man sich erst nach ein paar Jahren Erfahrung. Am Anfang ging es mir in meinen Büchern immer um Systematik und Vollständigkeit: Das „Taschenbuch Anatomie", von Benninghoff/Drenckhahn das basierend auf den Beiträgen einer Vielzahl von Kolleginnen und Kollegen zusammengestellt wurde, ist dahingehend immer noch vorbildlich für mich. Da steckt alles drin.

Trotzdem würde ich ein kurzes Lehrbuch heute anders gestalten, weil ich inzwischen denke, dass man künftig in der Anatomieausbildung auf ein Übermaß an Details und Systematik verzichten muss. Deshalb haben meine Kolleginnen und Kollegen für das „Kurzlehrbuch Anatomie" die Systematik und alle Fachbegriffe auf das medizinisch Relevante zusammengestrichen und dafür die Bezüge zum Klinikalltag im Vergleich zu größeren Lehrbüchern wie dem „Sobotta Lehrbuch Anatomie" ähnlich ausführlich dargestellt. Wem also die Anatomie in diesem Buch zu trivial erschien oder die Handy-Display-großen Abbildungen nicht alle Inhalte gut verdeutlichen konnten, oder aber bei wem das Interesse geweckt wurde, sich intensiver mit der Anatomie auseinanderzusetzen, all denen sei gesagt, dass es noch viele Bücher zum Thema gibt und ein paar Verlage wirklich schöne Anatomiebücher in ihrem Programm haben.

Mit dem dreibändigen „Sobotta Atlas der Anatomie des Menschen", der bereits seit 115 Jahren erscheint, haben mein Kollege Professor Friedrich Paulsen und ich beispielsweise eine riesige Anzahl von Abbildungen übernommen und entwickeln diese auch kontinuierlich weiter.

Wenn Sie sich lieber digital weiterbilden, habe ich auch etwas für Sie: Mit dem Arzt und Designer Andreas Dietz habe ich als virtuelle Anatomieplattform auch eine interaktive Lern- und Testsoftware entwickelt, um einzelnen Inhalten unterschiedlich stark zu gewichten und zudem die Bereicherungen des digitalen Lernens für unsere Anatomie-Lehre nutzen zu können.

Eines ist zumindest für mich an dieser Stelle klar: Kürzer als in diesem vorliegenden Buch kann ich die Anatomie nicht darstellen! Ich hoffe, Ihnen hat die Anatomie Spaß gemacht und Sie konnten für Ihr weiteres Leben etwas mitnehmen. Auch wenn mein Verdacht ist, dass Anatomiebücher und andere Bücher dieser Art nur selten ganz gelesen werden!

Vielleicht denken Sie auch darüber nach, einen Gesundheitsberuf in der Krankenpflege oder Physiotherapie zu ergreifen, oder Sie wollen Medizin studieren oder sich einfach nur so eingehend in der Medizin weiterbilden. Das ist bestimmt kein Fehler, auch wenn die Kombination mit einer Ausbildung zum Automechaniker und Bankkaufmann und vielleicht einem Informatikstudium dann schwierig umzusetzen sein wird …

Dank

Inzwischen hatte ich ja schon ein paar Mal das Vergnügen, mit Elsevier ein Anatomiebuch gestalten zu dürfen. Entweder handelte es sich dabei um ein Werk, das schon sehr lange existierte und das ich nun mit meinem Kollegen Professor Friedrich Paulsen weiterführen darf, wie etwa den Sobotta Atlas. Oder wir haben als Team ein neues Buch entwickelt, das in eine Buchreihe passte, oder sogar ein völlig neuartiges Lehrbuch gestaltet.

Diesmal war es so, dass ich schon länger die Idee mit mir herumtrug, ein Buch für ein breiteres Publikum zu schreiben, um die Anatomie allgemein verständlicher zu vermitteln. Eben Anatomie für alle. Nachdem ich im Februar 2018 die Idee mit einem Probekapitel an Frau Dr. Katja Weimann geschickt hatte, war ich doch etwas überrascht, dass man sich bei Elsevier sehr aufgeschlossen für diese Buchidee zeigte. Frau Dr. Weimann verdanke ich auch, dass sie dieses Buchprojekt im Verlag durchgefochten hat und wir es umsetzen konnten. Wir haben einige Gespräche über die Zielsetzung und eine mögliche Zielgruppe geführt, und sie hat die Redakteurin Angelika Dietrich mit ins Boot geholt. Daher gilt mein ganz besonderer Dank an dieser Stelle Frau Dr. Weimann!

Für die herstellerische Gestaltung danke ich ganz besonders Frau Dr. Andrea Beilmann, ohne die keines der oben genannten Anatomiebücher so hätte fertig gestellt werden können. Nicht zuletzt danke ich der Firma SOMSO® für die Überlassung des Schädelmodells für das Titelbild.

Meine Frau Susanne hat dankenswerterweise das Manuskript kritisch gegengelesen. Angelika Dietrich war eine große Hilfe bei der Überarbeitung so manch einer Formulierung, und ich hoffe, dass der Text am Ende tatsächlich auch dann verständlich ist, wenn man nicht Medizin studiert hat. Viele anschauliche Vergleiche stammen von Angelika Dietrich, und ich möchte mich für die vielen Diskussionen bedanken, in denen wir gemeinsam um eine anschauliche Darstellung gerungen haben. Dabei habe ich auch ein besseres

Bewusstsein für meine Zuhörer gewonnen und festgestellt, dass man als Dozent fälschlicherweise viele Grundlagen voraussetzt. Hoffentlich wird also nicht zuletzt auch meine Lehre von diesem Projekt profitieren.

Na also, sagen Sie jetzt, dann hat das Buch ja doch etwas gebracht, wenn wenigstens der Waschke was gelernt hat und seine Studentinnen und Studenten in Zukunft etwas mehr verstehen als bisher. Da haben Sie Recht!

Abbildungsnachweis

Alle nicht besonders gekennzeichneten Grafiken und Abbildungen sind dem Sobotta Atlas der Anatomie, 24. Aufl. Elsevier 2017 entnommen. © Elsevier GmbH, München.

Benninghoff A, Drenckhahn D. Anatomie, Band 2. 16. Aufl. München: Elsevier; 2004	Abb. 7
Dr. Katja Dalkowski, Buckenhof	Abb. 18b, 20, 30c, 31a, 32, 34d, 49c
Anne-Kathrin Hermanns, Maastricht, Niederlande	Abb. 29a
Martin Hoffmann, Neu-Ulm	Abb. 3, 9b, 25b, 27a, 33, 35, 36a, 43, Abschnittsaufmacher Zellen und Gewebe, Funktionelle Systeme, Männchen auf Abschnittsaufmacherseiten
Sonja Klebe, Löhne	Abb. 26c, 36b, 37a, 39, 40, 41, Abschnittsaufmacher Brusthöhle, Beckenhöhle
Jörg Mair, München	Abb. 4, 5a, 9a, 10b, 12, 17b, 21, 31c, 44a und b, 46, 47, 48a, 49a, Abschnittsaufmacher Bewegungsapparat
Mitchell B, Sharma R. Embryology 1st ed. Elsevier; 2005	Abb. 1a
Andreas Rumpf, Adelsdorf	Abb. 2
Simon Schneider, Geretsried	Abschnittsaufmacher Prolog im Präpsaal
Stephan Winkler, München	Abb. 34c

Quellenverzeichnis

Benninghoff A, Drenckhahn D (Hrsg.). Anatomie. 16./17. Aufl.: Elsevier; 2004, 2008.

Classen M, Diehl V, Kochsiek K et al. Differentialdiagnose auf einen Blick. 2. Aufl. Elsevier; 2009.

Dahlmann C, Patzelt J. BASICS Augenheilkunde. 4. Aufl. Elsevier; 2016.

Eckart W, Gradmann C. Ärzte-Lexikon. München: Beck; 1995.

Enders G. Darm mit Charme. Aktualisierte Neuauflage. Berlin: Ullstein; 2017.

Ficklscherer A. BASICS Orthopädie. 5. Aufl. Elsevier; 2017.

Garrison DH, Hast MH. The fabric of the human body (Kommentierte Übersetzung des Werks von Andreas Vesalius). Basel: Karger; 2014.

Gürkov R. BASICS HNO. 4. Aufl. Elsevier; 2016.

Hacke W (Hrsg.). Neurologie. 14. Aufl. Springer; 2016.

Hammes C, Heinrich E, Lingenfelder T, Cotic C. BASICS Urologie. 3. Aufl. Elsevier; 2015.

Harari YN. Homo deus. München: Beck; 2017.

Justice JM, Nambiar AM, Tchkonia T, et al. Senolytics in idiopathic pulmonary fibrosis: results from a first-in-human, open-label, pilot study. EBioMedicine 2019; 40: 554–563.

Keil W. BASICS Rechtsmedizin. 3. Aufl. Elsevier; 2017.

Leischner H. BASICS Onkologie. 4. Aufl. Elsevier; 2016.

Mons U, Gredner T, Behrens G, Stock C, Brenner H. Cancers due to smoking and high alcohol consumption – estimation of the attributable cancer burden in Germany. Dtsch Ärzteblatt Int 2018; 115: 571–577.

Mukherjee S. Der König aller Krankheiten: Krebs – eine Biografie. Köln: Dumont; 2012.

Paulsen F, Waschke J (Hrsg). Sobotta Atlas der Anatomie. 24. Aufl. Elsevier; 2017.

Persaud TVN, Loukas M, Tubbs RS. A history of human anatomy. Springfield: Thomas; 2014.

Rassner G. Dermatologie. 9. Aufl. Elsevier; 2009.

Schiergens T. BASICS Chirurgie. 4. Aufl. Elsevier; 2018.

Schilthuizen M. Darwin in der Stadt. dvg-Verlagsgesellschaft; 2018.

Standring S. Gray's Anatomy. 41st edition. Elsevier; 2016.

Statistisches Bundesamt, Wiesbaden.

Suttorp N, Möckel M, Siegmund et al. Harrisons Innere Medizin. 19. Aufl. Springer; 2016.

Volz A. BASICS Psychiatrie. 3. Aufl. Elsevier; 2015.

Waschke J, Böckers T, Paulsen F (Hrsg). Sobotta Lehrbuch Anatomie. 1. Aufl. Elsevier; 2015.

Weber S. BASICS Gynäkologie und Geburtshilfe. 6. Aufl. Elsevier; 2017.

Welsch U, Kummer W (Hrsg.), Deller T. Histologie. Lehrbuch. 5. Aufl. Elsevier; 2018.

Anatomisches Sachverzeichnis

Medizinisches Sachverzeichnis